高等学校创新教材
供专科护理类专业用

人体解剖学

（第4版）

主　编　丁自海　范　真
副主编　刘玉新　吕叶辉　杨光宇
编　委　（以姓氏笔画为序）

丁自海　南方医科大学　　　　　　　　张　帆　遵义医学高等专科学校
王　辉　南阳医学高等专科学校　　　　范　真　南阳医学高等专科学校
方　伟　哈尔滨职业技术学院　　　　　罗　滨　深圳职业技术学院
吕叶辉　上海健康学院　　　　　　　　郭庆河　济南护理职业学院
刘玉新　宁波卫生职业技术学院　　　　郭姗姗　河南护理职业学院
刘海荣　临汾职业技术学院　　　　　　黄阳生　丽水学院
杨光宇　武汉铁路职业技术学院　　　　程志超　雅安职业技术学院
吴龙祥　江西护理职业技术学院

人民卫生出版社
·北京·

图书在版编目（CIP）数据

人体解剖学 / 丁自海，范真主编. -- 4 版.
北京：人民卫生出版社，2024.7. -- ISBN 978-7-117
-36582-6

Ⅰ. R322
中国国家版本馆 CIP 数据核字第 2024AX7737 号

人卫智网	www.ipmph.com	医学教育、学术、考试、健康， 购书智慧智能综合服务平台
人卫官网	www.pmph.com	人卫官方资讯发布平台

人体解剖学
Renti Jiepouxue
（第 4 版）

主　　编：丁自海　范　真
出版发行：人民卫生出版社（中继线 010-59780011）
地　　址：北京市朝阳区潘家园南里 19 号
邮　　编：100021
E - mail：pmph @ pmph.com
购书热线：010-59787592　010-59787584　010-65264830
印　　刷：北京瑞禾彩色印刷有限公司
经　　销：新华书店
开　　本：889 × 1194　1/16　印张：19
字　　数：510 千字
版　　次：2010 年 8 月第 1 版　　2024 年 7 月第 4 版
印　　次：2024 年 8 月第 1 次印刷
标准书号：ISBN 978-7-117-36582-6
定　　价：89.00 元
打击盗版举报电话：010-59787491　E-mail：WQ @ pmph.com
质量问题联系电话：010-59787234　E-mail：zhiliang @ pmph.com
数字融合服务电话：4001118166　　E-mail：zengzhi @ pmph.com

前　言

护理类专业专科教材《人体解剖学（第 3 版）》自 2017 年出版以来，受到广大高等职业院校师生好评。我们在第 3 版的基础上，对书稿主要做了如下修订：

1. 调整内容结构，适应专业发展。适应我国高等职业教育专科层次护理类专业高质量发展的需求是本教材修订的主要目标。高等医学院校的学生都应该掌握人体解剖学的基本知识。因此，根据教学对象和培养目标，本教材对人体解剖学的基本知识，即各系统的组成，各主要器官的形态、位置和结构，均作了必要的描述，可满足教学大纲的相关要求。大部分高职专科学校没有单独设立组织学和胚胎学课程，此次修订我们将细胞、基本组织和胚胎学总论单列章节，将部分组织学内容融入相应的章节中。

2. 紧扣培养目标，突出护理特色。教材的编写紧密围绕培养目标，突出护理专业的特点，反映教学改革成果，服务专业建设，注意培养学生的综合素质和创新能力。本教材在解剖学内容的选择上，突出够用、实用，删繁就简，对涉及与护理技术操作的内容重点介绍。为了帮助学生树立正确的世界观、人生观和价值观，本次修订融入了课程思政相关要求和内容，进一步提升教材的育人功能。

3. 对接职业岗位胜任力要求，体现岗课赛证综合育人理念。考虑到护理类专业学生将来要参加护士执业资格考试，本教材在修订编写过程中参考了最新版《护士执业资格考试考试大纲（试行）》以及卫生专业技术资格考试（护理专业）对解剖学学科知识的要求。本教材基本涵盖了国家级考试中涉及的解剖学内容。结合近年来职业院校推进产教融合、护理技能大赛和 1+X 证书项目实践，精选相关内容，突出综合育人理念。

4. 适度拓展应用，体现早期临床。高等教育不仅要传授知识，还应该重视学生学习能力的培养。"授人以鱼，不如授人以渔"，以便让学生学会终身学习的能力和习惯。在内容安排上，每一章包括基础解剖学内容和应用模块，前者使学生掌握基本的解剖学知识；模块内容放入插入框内，介绍与护理专业相关内容的解剖学要点和临床意义，目的在于启发思考，提高阅读兴趣，拓宽解剖学知识面，为后续课程做些铺垫。

中国解剖学会护理解剖学分会同仁对本次修订工作给予了鼎力支持。编写过程中，参考了多个版本的人体解剖学教科书。在此，向所有给予我们关心、支持的同道们表示衷心感谢。

尽管各位编委尽心尽力，教材中仍会有缺点和错误，欢迎解剖学界、护理学界的专家和师生提出意见和建议，以便日臻完善，将其打造成为护理类专业的精品教材。

丁自海　范　真

2024 年 7 月

目 录

第一章 细胞 ……………………… 1

 第一节 细胞的形态 ……………… 1

 第二节 细胞的结构 ……………… 2

  一、细胞膜 ……………………… 2

  二、细胞质 ……………………… 3

  三、细胞核 ……………………… 4

 第三节 细胞增殖 ………………… 5

  一、有丝分裂 …………………… 5

  二、成熟分裂 …………………… 6

第二章 基本组织 ………………… 8

 第一节 上皮组织 ………………… 8

  一、被覆上皮 …………………… 8

  二、腺上皮和腺 ………………… 12

  三、感觉上皮 …………………… 13

 第二节 结缔组织 ………………… 13

  一、固有结缔组织 ……………… 13

  二、软骨组织和软骨的分类 …… 16

  三、骨组织 ……………………… 17

  四、血液 ………………………… 18

 第三节 肌组织 …………………… 20

  一、骨骼肌 ……………………… 20

  二、平滑肌 ……………………… 22

  三、心肌 ………………………… 22

 第四节 神经组织 ………………… 23

  一、神经元 ……………………… 23

  二、神经胶质细胞 ……………… 27

运动系统

第三章 骨学 ……………………… 29

 第一节 概述 ……………………… 29

  一、骨的分类 …………………… 30

  二、骨的构造 …………………… 31

 第二节 中轴骨 …………………… 32

  一、躯干骨 ……………………… 32

  二、颅骨 ………………………… 36

 第三节 四肢骨 …………………… 39

  一、上肢骨 ……………………… 39

  二、下肢骨 ……………………… 41

第四章 骨连结 …………………… 45

 第一节 概述 ……………………… 45

  一、直接连结 …………………… 46

  二、间接连结 …………………… 46

 第二节 中轴骨的连结 …………… 47

  一、躯干骨的连结 ……………… 47

  二、颅骨的连结 ………………… 49

 第三节 四肢骨的连结 …………… 50

  一、上肢骨的连结 ……………… 50

  二、下肢骨的连结 ……………… 52

第五章 肌学 ……………………… 58

 第一节 概述 ……………………… 58

  一、肌的形态和构造 …………… 58

  二、肌的起止、配布和作用 …… 59

三、肌的辅助结构 …………… 59
第二节 头肌 ………………… 60
　　一、面肌 ………………… 60
　　二、咀嚼肌 ……………… 61
第三节 颈肌 ………………… 61
　　一、浅群 ………………… 61
　　二、深群 ………………… 62
第四节 躯干肌 ……………… 62
　　一、背肌 ………………… 62
　　二、胸肌 ………………… 63
　　三、膈肌 ………………… 64
　　四、腹肌 ………………… 65
第五节 上肢肌 ……………… 67
　　一、肩肌 ………………… 67
　　二、臂肌 ………………… 67
　　三、前臂肌 ……………… 68
　　四、手肌 ………………… 69

第六节 下肢肌 ……………… 70
　　一、髋肌 ………………… 70
　　二、大腿肌 ……………… 71
　　三、小腿肌 ……………… 71
　　四、足肌 ………………… 73

第六章 表面解剖学 ………… 75

第一节 胸部的标志线和腹部分区 … 75
　　一、胸部的标志线 ……… 75
　　二、腹部分区 …………… 76
第二节 常用骨性标志 ……… 76
　　一、头颈部骨（软骨）性标志 … 76
　　二、躯干部骨性标志 …… 77
　　三、四肢骨性标志 ……… 79
　　四、不同卧位易受压的骨性突起 … 81
第三节 常用肌性标志 ……… 81

◇◆ 内脏学 ◆◇

一、中空性器官 …………… 83
二、实质性器官 …………… 84

第七章 消化系统 …………… 84

第一节 消化管 ……………… 85
　　一、口腔 ………………… 85
　　二、咽 …………………… 89
　　三、食管 ………………… 90
　　四、胃 …………………… 90
　　五、小肠 ………………… 92
　　六、大肠 ………………… 94
第二节 消化腺 ……………… 96
　　一、肝 …………………… 96
　　二、胰 …………………… 99

第八章 呼吸系统 ………… 102

第一节 呼吸道 …………… 103
　　一、鼻 ………………… 103
　　二、喉 ………………… 104

三、气管与主支气管 …… 106
第二节 肺 ………………… 108
　　一、肺的位置和形态 … 108
　　二、支气管树与肺段 … 109
　　三、肺的微细结构 …… 109
　　四、肺的血管 ………… 111
第三节 胸膜 ……………… 111
　　一、脏胸膜 …………… 112
　　二、壁胸膜 …………… 112
　　三、胸膜隐窝 ………… 112
　　四、肺和胸膜的体表投影 … 112
第四节 纵隔 ……………… 113
　　一、上纵隔 …………… 113
　　二、下纵隔 …………… 113

第九章 泌尿系统 ………… 115

第一节 肾 ………………… 116
　　一、肾的形态 ………… 116
　　二、肾的位置与毗邻 … 116

三、肾的被膜 ………………………… 116
四、肾的结构 ………………………… 117
五、肾动脉与肾段 …………………… 119
第二节　输尿管 …………………………… 119
一、输尿管的分部 …………………… 119
二、输尿管狭窄 ……………………… 120
第三节　膀胱 ……………………………… 120
一、膀胱的形态 ……………………… 120
二、膀胱的位置和毗邻 ……………… 120
三、膀胱内面的结构 ………………… 121
第四节　尿道 ……………………………… 121

第十章　男性生殖系统 ………………… 123
第一节　内生殖器 ………………………… 123
一、睾丸 ……………………………… 123
二、输精管道 ………………………… 124
三、附属腺 …………………………… 125
第二节　外生殖器 ………………………… 126
一、阴囊 ……………………………… 126
二、阴茎 ……………………………… 126
第三节　男性尿道 ………………………… 127

第十一章　女性生殖系统 ……………… 129
第一节　内生殖器 ………………………… 129
一、卵巢 ……………………………… 129
二、输卵管 …………………………… 131
三、子宫 ……………………………… 132
四、阴道 ……………………………… 134
五、前庭大腺 ………………………… 135
第二节　外生殖器 ………………………… 135
第三节　会阴 ……………………………… 136
一、会阴的定义和分区 ……………… 136
二、会阴的结构 ……………………… 136
【附】女性乳房 …………………………… 137

第十二章　腹膜 ………………………… 139
第一节　概述 ……………………………… 139
第二节　腹膜与脏器的关系 ……………… 140
第三节　腹膜形成的结构 ………………… 140
一、网膜 ……………………………… 140
二、系膜 ……………………………… 141
三、韧带 ……………………………… 142
第四节　腹膜襞、隐窝和陷凹 …………… 142

脉管系统

第十三章　心血管系统 ………………… 147
第一节　概述 ……………………………… 148
一、心血管系统的组成 ……………… 148
二、血液循环的途径 ………………… 148
三、血管吻合 ………………………… 149
四、血管的结构 ……………………… 149
五、微循环 …………………………… 152
第二节　心 ………………………………… 153
一、心的位置和外形 ………………… 153
二、心腔 ……………………………… 154
三、心壁的微细结构 ………………… 155
四、心传导系统 ……………………… 156
五、心的血管 ………………………… 157
六、心包 ……………………………… 158
七、心的体表投影 …………………… 158
第三节　动脉 ……………………………… 159
一、肺循环的动脉 …………………… 161
二、体循环的动脉 …………………… 161
第四节　静脉 ……………………………… 170
一、肺循环的静脉 …………………… 171
二、体循环的静脉 …………………… 171

第十四章　淋巴系统 …………………… 181
第一节　淋巴管道和淋巴结 ……………… 182
一、淋巴管道 ………………………… 182
二、淋巴结 …………………………… 183
第二节　全身各部的主要淋巴结 ………… 184

一、头颈部的淋巴结 ················ 184
二、上肢的淋巴结 ·················· 185
三、胸部的淋巴结 ·················· 186
四、腹腔器官淋巴结 ················ 187
五、盆部的淋巴结 ·················· 187
六、下肢的淋巴结 ·················· 187
第三节　脾与胸腺 ···················· 188
一、脾 ···························· 188
二、胸腺 ·························· 189

○●　感觉器　●○

第十五章　视器 ························ 191
第一节　眼球 ························ 191
一、眼球壁 ························ 192
二、眼球的内容物 ················ 194
第二节　眼副器 ···················· 195
一、眼睑 ·························· 195
二、结膜 ·························· 195
三、泪器 ·························· 195
四、眼球外肌 ······················ 196
第三节　眼的血管和神经 ············ 197
一、眼的血管 ······················ 197
二、眼的神经 ······················ 197

第十六章　前庭蜗器 ·················· 199
第一节　外耳 ························ 199
一、耳郭 ·························· 199
二、外耳道 ························ 200
第二节　中耳 ························ 200
一、鼓室 ·························· 200
二、咽鼓管 ························ 202
三、乳突窦和乳突小房 ············ 202
第三节　内耳 ························ 203
一、骨迷路 ························ 203
二、膜迷路 ························ 204
三、内耳道 ························ 206
【附】皮肤 ·························· 206

○●　神经系统　●○

一、神经系统的分部 ················ 209
二、神经系统的活动方式 ············ 210
三、神经系统的常用术语 ············ 210

第十七章　中枢神经系统 ·············· 211
第一节　脊髓 ························ 211
一、脊髓的位置与外形 ············ 211
二、脊髓的内部结构 ················ 212
三、脊髓的功能和脊髓反射 ········ 214
第二节　脑 ·························· 214
一、脑干 ·························· 215
二、小脑 ·························· 218
三、间脑 ·························· 219
四、端脑 ·························· 220

第十八章　周围神经系统 ·············· 226
第一节　脊神经 ···················· 226
一、脊神经的构成、纤维成分和分支 ······ 226
二、颈丛 ·························· 227
三、臂丛 ·························· 228
四、胸神经前支 ···················· 230
五、腰丛 ·························· 231
六、骶丛 ·························· 232
第二节　脑神经 ···················· 235
一、嗅神经 ························ 236
二、视神经 ························ 236
三、动眼神经 ······················ 236
四、滑车神经 ······················ 237

五、三叉神经 …………………………… 237

六、展神经 ……………………………… 239

七、面神经 ……………………………… 239

八、前庭蜗神经 ………………………… 240

九、舌咽神经 …………………………… 240

十、迷走神经 …………………………… 240

十一、副神经 …………………………… 241

十二、舌下神经 ………………………… 241

第三节　内脏神经 ………………………… 242

一、内脏运动神经 ……………………… 242

二、内脏感觉神经 ……………………… 245

三、内脏神经丛 ………………………… 245

第十九章　神经系统的传导通路 ………… 247

第一节　感觉传导通路 …………………… 247

一、意识性本体感觉和精细触觉
传导通路 …………………………… 247

二、痛觉、温觉和粗触觉传导通路 …… 248

三、视觉传导通路 ……………………… 250

第二节　运动传导通路 …………………… 251

一、锥体系 ……………………………… 251

二、锥体外系 …………………………… 254

第三节　常见的神经反射 ………………… 255

一、瞳孔对光反射 ……………………… 255

二、角膜反射 …………………………… 255

三、膝跳反射 …………………………… 256

四、排尿反射 …………………………… 256

五、咳嗽反射 …………………………… 257

第二十章　脑和脊髓的被膜、血管和
脑脊液循环 ………………… 258

第一节　脑和脊髓的被膜 ………………… 258

一、硬膜 ………………………………… 258

二、蛛网膜 ……………………………… 260

三、软膜 ………………………………… 261

第二节　脑和脊髓的血管 ………………… 261

一、脑的血管 …………………………… 261

二、脊髓的血管 ………………………… 264

第三节　脑脊液及其循环 ………………… 264

一、脑脊液的产生部位和引流 ………… 264

二、脑屏障及其意义 …………………… 265

内分泌系统

第二十一章　内分泌器官 ………………… 268

一、垂体 ………………………………… 268

二、甲状腺 ……………………………… 270

三、甲状旁腺 …………………………… 272

四、肾上腺 ……………………………… 273

五、松果体 ……………………………… 273

六、胰岛 ………………………………… 274

七、胸腺 ………………………………… 274

第二十二章　人体胚胎学总论 …………… 275

第一节　胚胎的早期发育 ………………… 275

一、受精卵的形成 ……………………… 275

二、卵裂、胚泡和植入 ………………… 277

三、胚层的形成和早期分化 …………… 279

四、胚体的形成 ………………………… 283

第二节　胎膜与胎盘 ……………………… 283

一、胎膜 ………………………………… 283

二、胎盘 ………………………………… 285

第三节　双胎、多胎和联体双胎（联胎）…… 287

一、双胎 ………………………………… 287

二、多胎 ………………………………… 288

三、联体双胎（联胎）…………………… 288

第四节　胎儿血液循环和出生后的变化 …… 288

一、胎儿血液循环 ……………………… 288

二、胎儿出生后血液循环的变化 ……… 288

第五节　常见先天性畸形及原因 ………… 289

一、常见先天性畸形 …………………… 289

二、先天性畸形发生的原因 …………… 290

第一章 细 胞

重点内容提示

1. 细胞的形态与基本结构。
2. 细胞膜的分子结构及功能。主要细胞器和细胞核的形态及功能。
3. 细胞周期的概念和成熟分裂的意义。

导学关键词

细胞、细胞器、细胞增殖、细胞周期、减数分裂

细胞是人体形态结构、生理功能和生长发育的基本单位,具有以新陈代谢为基础的生长、繁殖、分化、感应、衰老及凋亡等生命的特征。学习细胞的结构和功能,有利于深入地理解人体的形态结构和生理功能。

第一节 细胞的形态

构成人体的细胞形态多样,大小不一。细胞的形态有圆球形、扁平形、多边形、立方形、长方形、长梭形、锥体形和不规则形等(图1-1)。细胞形态因其功能及其所处环境的不同而异,如血液中的白细胞多数呈球形;输送氧气的红细胞为双面微凹的圆盘状;紧密排列的上皮细胞多呈扁平、立方或多边形;具有收缩功能的平滑肌细胞为长梭形;具有接受刺激和传导冲动的神经细胞则具有长短不同的突起等。

构成人体的细胞很小,多数细胞的直径为6~30μm(1μm=1/1 000mm),必须借助于光学显微镜(以下简称光镜)才能看到。最大的人卵细胞直径约200μm。

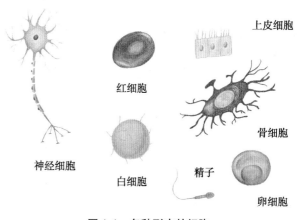

图 1-1 各种形态的细胞

第二节 细胞的结构

细胞的形态和大小虽有较大差异，但有共同的基本结构。在光镜下，细胞由细胞膜、细胞质和细胞核 3 部分构成。

一、细胞膜

（一）细胞膜的化学成分和结构

细胞膜是细胞表面的一层薄膜，也叫质膜。主要由类脂、蛋白质和少量糖类组成。

细胞膜的结构在光镜下很难分辨。在电子显微镜下（以下简称电镜）细胞膜可分为 3 层：内层和外层电子密度高，呈深暗色；中间层电子密度低，呈浅色。通常将这种 3 层结构的膜称为**单位膜**（图 1-2）。

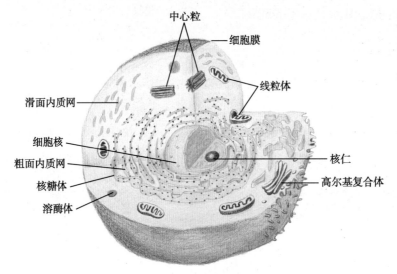

图 1-2　细胞的超微结构

细胞膜的分子结构，目前广泛采用"液态镶嵌模型"学说（图 1-3）。该学说认为构成细胞膜的类脂分子排列成为内、外两层，呈液态，可移动；蛋白质分子有的镶嵌在类脂分子之间，称为嵌入蛋白质，有的附着在类脂分子的内表面，称为附着蛋白质；少量的多糖多位于细胞膜的外表面，与膜上的类脂分子结合形成糖脂，与膜上的蛋白质结合则形成糖蛋白。

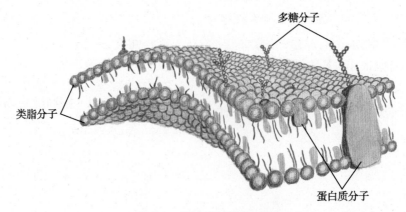

图 1-3　细胞膜的分子结构

（二）细胞膜的功能

细胞膜的功能主要有以下3种：

1. 保护功能　细胞膜维持细胞的一定形态，对细胞起保护作用。

2. 物质交换功能　细胞不断进行新陈代谢，它从周围环境中摄入营养物质和氧，排出代谢产物，细胞内、外物质的交换必须通过细胞膜。细胞膜是一层半透膜，它可有选择地摄取或排出某些物质，从而保持细胞代谢的正常进行。

3. 受体作用　细胞膜上有许多蛋白质，其中能和一定的化学物质（激素、神经递质和某些药物等）发生特异性结合的蛋白质，称为该化学物质的受体，与受体结合的化学物质叫这种受体的配体。受体能识别配体，并与之结合；受体一旦与配体结合，可立即引起细胞内一系列的代谢反应和生理效应。

二、细胞质

细胞质是细胞膜和细胞核之间的部分，由基质、细胞器和包含物等构成。

（一）基质

基质是细胞质内的透明胶状物质，主要由水、可溶性的酶、糖、无机盐等构成。

（二）细胞器

细胞器是细胞质中具有一定形态与功能的结构。细胞器包括线粒体、内质网、高尔基复合体、中心体、溶酶体、微丝和微管等（图1-4）。

1. 线粒体　光镜下呈线状或颗粒状，故名线粒体。电镜下观察，线粒体是由两层单位膜围成的椭圆形小体，外膜平滑，内膜向内折叠成许多嵴。线粒体内含有多种酶，能对细胞摄入的糖类、脂类及蛋白质进行氧化分解，释放出能量，供给细胞各种活动的需要。故线粒体有"细胞供能站"之称。

2. 核糖体　又称核蛋白体。电镜下观察，核糖体呈椭圆形小体，由核糖核酸（RNA）和蛋白质构成。核糖体附着在内质网的表面或游离于细胞质内。核糖体是细胞内合成蛋白质的场所。

3. 内质网　电镜下观察，内质网是由一层单位膜围成的管状、泡状或扁平囊状的结构，并相互吻合成网状。内质网根据其表面有无核糖体附着而分为**粗面内质网**和**滑面内质网**。粗面内质网表面有核糖体附着，其主要功能与蛋白质的

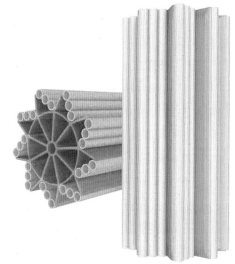

图1-4　中心体

合成有关；滑面内质网表面没有核糖体附着，其主要功能是参与脂类、糖原和激素的合成及分泌。

4. 高尔基复合体　位于细胞核的周围或一侧。光镜下高尔基复合体呈网状，故又名内网器。电镜下观察，高尔基复合体是由一层单位膜围成的一些扁囊和大小不等的泡状结构。高尔基复合体的主要功能是与细胞的分泌、溶酶体的形成和糖类的合成有关。

5. 溶酶体　溶酶体是由一层单位膜围成的囊状小体，内含多种水解酶。溶酶体能消化分解细胞吞噬的异物（如细菌等），称异溶作用；也能消化分解细胞本身的一些衰老或损伤的结构（如线粒体和内质网等），称自溶作用。故溶酶体有"细胞内消化器"之称。

6. 中心体　中心体位于细胞核的附近，由一团浓稠的胞质和包绕的1～2个中心粒组成。电镜下观察，中心粒为两个互相垂直的短筒状小体，其壁由9组微管构成，每组包括 A、B、C 3 个微管。中心

体参与细胞分裂,与细胞分裂期纺锤体的形成及染色体的移动有关。

7. 微管和微丝　电镜下观察,微管是微细的管状结构,微丝是实心的细丝状结构。二者对细胞有支持作用,是细胞的骨架,还与细胞的收缩、运动等有关。

(三)包含物

包含物是指积聚在细胞质中有一定形态的各种代谢产物的总称,如糖原、脂滴、蛋白质、分泌颗粒和色素颗粒等。

三、细胞核

人体内的细胞除成熟的红细胞外,都有**细胞核**。一个细胞通常只有一个细胞核,有的细胞有两个细胞核,如肝细胞,也有的细胞有几十个甚至几百个细胞核,如骨骼肌细胞。细胞核的位置多数位于细胞的中央,有的偏于一侧。细胞核的形状多与细胞的形状有关,大多数圆形、立方形的细胞,细胞核呈圆形;柱状、梭形的细胞,细胞核呈椭圆形;少数细胞的细胞核为不规则形,如马蹄形、分叶核形等。

细胞核的基本结构包括核膜、核仁、染色质和核基质(图1-5)。

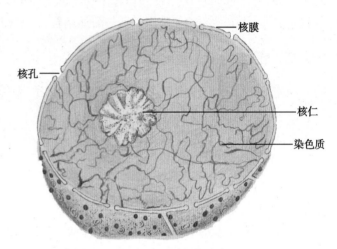

图1-5　细胞核的结构

(一)核膜

核膜为细胞核表面的一层薄膜。电镜下观察,核膜由两层单位膜构成,两层膜之间有间隙,称核周隙。核膜上有许多小孔,称核孔,它是细胞核和细胞质之间进行物质交换的孔道。核膜的主要作用是包围核内容物,起保护作用,也控制细胞核内外物质的交换。

(二)核仁

核仁呈圆形,一般细胞有1~2个核仁。电镜下观察,核仁无膜包裹,呈一团海绵状。核仁的主要化学成分是核糖核酸(RNA)和蛋白质。核仁是合成核糖体的场所。

(三)染色质与染色体

染色质与染色体是同一物质在细胞不同时期的两种表现,在细胞分裂间期,光镜下观察,染色质易被碱性染料染成深蓝色,呈粒状或块状;当细胞进入有丝分裂期时,染色质螺旋盘曲缠绕成具有特定形态结构的短棒状的染色体(图1-6)。

在HE染色的切片上,染色质有的部分着色浅淡,称为常染色质,是核中进行RNA转录的部位;有的部分呈强嗜碱性,染成深蓝色,称异染色质,是功能静止的部分。根据细胞核的染色体状态可推测其功能活跃程度。

每条染色体由两条纵向排列的染色单体构成。两条染色单体连接处有纺锤丝附着,称着丝点。染色体的主要化学成分是脱氧核糖核酸(DNA)和蛋白质。DNA是遗传的物质基础,所以染色体是遗传物质的载体。

染色体的数目是恒定的。人类体细胞有46条染色体,组成23对,称双倍体,其中22对为**常染色体**,1对为**性染色体**,性染色体与性别有关,男性为XY,女性为XX。人体成熟的生殖细胞有23条染色体,称单倍体,其中22条为常染色体,1条为性染色体,精子的性染色体为X或Y,卵子的性染色体为X。

分裂中期的染色体，按其形态特征顺序地排列成图案，称染色体组型。男性为46, XY，女性为46, XX。如果染色体的数目和结构发生改变，将导致遗传性疾病。例如，先天性睾丸发育不全的患者，染色体组型为47, XXY；先天性卵巢发育不全的患者，染色体组型为45, X0。临床上检查早期胎儿细胞（如羊水细胞）的染色体组型，可对某些遗传性疾病予以早期诊断并给予及时处理。

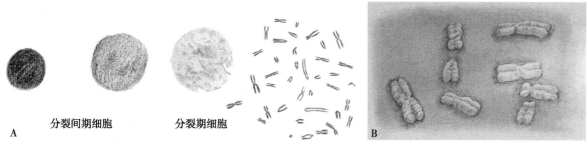

A.光镜下；B.扫描电镜下。

图 1-6　染色体的形态

唐氏综合征

唐氏综合征（Down syndrome）即21-三体综合征，又称先天愚型，是最早被确定的染色体病，95%的患儿体细胞染色体为47条，有一个额外的21号染色体，核型为47, XX（或XY），+21。有60%的患儿在胎内早期即夭折流产，存活者有明显的智能落后、特殊面容，生长发育障碍和多发畸形。

（四）核基质

核基质（核液）是细胞核内透明的液态胶状物质，由水、蛋白质、各种酶和无机盐等组成。

第三节　细胞增殖

细胞增殖是机体生长发育的基础，是通过细胞分裂的方式实现的。细胞分裂分无丝分裂、有丝分裂和成熟分裂。无丝分裂在人体少见，故不叙述；有丝分裂是人体细胞的主要分裂方式；成熟分裂见于生殖细胞。

一、有丝分裂

细胞从上一次细胞有丝分裂结束开始，到下一次细胞有丝分裂结束为止，其间所经历的全过程称为细胞增殖周期，简称细胞周期。细胞周期分为分裂间期和分裂期（图1-7）。

（一）分裂间期

细胞从上一次分裂结束后到下一次分裂开始的一段时间称为分裂间期。此期是细胞的生长阶段，主要进行 DNA 复制。分裂间期可分为3个阶段：

1. G_1 期（DNA 合成前期）　从上一次细胞周期完成后开始，主要是两个刚形成的子细胞迅速合成 RNA 和蛋白质，为下阶段 S 期的 DNA 复制做好物质和能量的准备。此期持续时间依据细胞类型不同，历时长短不一，有数小时、数天以至数月不等。

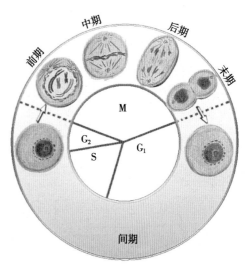

图 1-7　细胞周期分期

2. S期（DNA合成期）　主要是进行DNA复制，使DNA含量增加一倍，以保证将来分裂时2个子细胞的DNA含量不变。

从G_1期到S期是细胞周期的关键时刻，只要DNA的复制一开始，细胞增殖活动就会进行下去，直到形成两个子细胞为止。在S期，如果受到某些因素干扰，影响到DNA的复制，就能抑制细胞的分裂。

3. G_2期（DNA合成后期）　主要为分裂期做准备。这一时期DNA合成终止，但合成少量RNA和蛋白质。

（二）分裂期

分裂期又称M期。这一期的特点是复制的遗传物质平均分给2个子细胞。细胞分裂是一个连续的动态变化过程，以染色体的形态变化为主要依据，可将分裂期分为前期、中期、后期和末期。

1. 前期　中心粒分裂为二，向细胞两极移动，中间以纺锤丝相连。染色质形成具有一定形态和数量的染色体。在染色体形成的同时，核膜、核仁逐渐消失。

2. 中期　每条染色体纵裂成2条染色单体，2条染色单体中间在着丝点处相连。在纺锤丝的作用下，染色体逐渐移向细胞中央，排列在细胞中央的赤道面上。

3. 后期　2条染色单体在着丝点处完全分离，在纺锤丝的牵引下分别向细胞的两极移动，形成数目完全相等的2组染色体。与此同时，细胞中部缩窄呈哑铃状。

4. 末期　染色体到达细胞两极后即逐渐恢复成为染色质，新的核膜和核仁出现，母细胞中部缩窄、断离，形成两个子细胞。

二、成熟分裂

成熟分裂又称**减数分裂**，是人体生殖细胞在成熟过程中所发生的一种特殊的细胞分裂方式。它的特点是：整个分裂过程包括两次连续的分裂，而DNA只复制1次，结果子细胞中染色体的数目比原来母细胞的染色体数目减少了一半，故称减数分裂。

成熟分裂包括两次连续的分裂。第1次成熟分裂时，染色体的DNA虽已复制完成，但并不发生分离，所以分裂产生的两个子细胞，染色体的数目减少了一半，成为23条。在第1次成熟分裂后，生殖细胞即进行第2次成熟分裂，第2次成熟分裂的方式与一般的有丝分裂相同。因此，第2次成熟分裂产生的2个子细胞，染色体的数目仍然是23条。

成熟的两性生殖细胞染色体的数目为23条（单倍体），为体细胞染色体数目的一半，它们在结合成受精卵后，染色体的数目恢复为23对（双倍体）。成熟分裂的意义在于，产生的单倍体生殖细胞，受精后子代可具有和亲代相同数目的染色体，使世世代代的遗传物质在数量上保持稳定。

癌细胞与正常细胞的区别

癌细胞比正常细胞体积大，形状不规则，核大，染色深，核质比例失调；有丝分裂常呈多极分裂，在一个分裂细胞中出现多个纺锤丝，产生多个细胞。

思考与讨论题

1. 肝脏切片在电子显微镜下可见肝细胞内有大量线粒体、核糖体及高尔基复合体，请回答：

（1）线粒体的功能是什么？

（2）大量核糖体说明肝细胞具有什么功能？

（3）肝细胞分泌胆汁的功能与哪种细胞器有关？

2. 一孕妇妊娠 15 周,唐氏筛查结果显示 21 三体综合征生化标志物风险为 1:200,为高危。进一步行羊水细胞染色体组型检查,核型为 47,XX,+21。请回答:

(1) 请自行查阅资料,了解何为唐氏筛查?

(2) 染色体的作用是什么?正常染色体组型应为什么?

3. 护士资格考试题中有一道"作用于 M 期的抗肿瘤药有哪些?"请回答:

(1) M 期是指什么?

(2) 何为细胞周期?包括几个期?

（范 真）

第二章　基本组织

重点内容提示

1. 上皮组织的特点和分类，内皮和间皮的概念，微绒毛与纤毛的区别。
2. 结缔组织的特点和分类，疏松结缔组织中主要细胞和纤维的功能，软骨组织的分类，骨组织的特点，各种血细胞的正常值和功能。
3. 三类肌组织的结构特点。
4. 神经元的结构特点及分类，突触的概念和结构。神经纤维的组成，神经末梢的分类及功能。神经胶质细胞的类型及功能。

导 学 关 键 词

内皮、间皮、微绒毛、纤毛、蜂窝组织、肌节、闰盘、突触、感受器、效应器

　　人体的组织分为上皮组织、结缔组织、肌组织和神经组织。这4类组织是构成人体器官的基本成分，故又称基本组织。

第一节　上 皮 组 织

　　上皮组织简称上皮，其结构特点是：细胞多，排列紧密，细胞间质少；细胞呈明显极性，朝向体表和有腔器官腔面的一面，称游离面，朝向结缔组织的一面，称基底面，基底面借一层很薄的基膜与结缔组织相连；上皮组织内一般无血管，其所需的营养物质靠深层结缔组织内的血管供应；上皮组织内有丰富的神经末梢，可感受各种刺激。

　　上皮组织具有保护、吸收、分泌、排泄和感觉等功能。

　　上皮组织按其分布和功能，可分为被覆上皮、腺上皮和感觉上皮3种。

一、被覆上皮

（一）被覆上皮的类型和结构

　　被覆上皮的细胞排列成膜状，广泛被覆于人体的表面和衬在体内各种管、腔、囊的内面。根据被覆上皮细胞层数和细胞形态的不同分类如下：

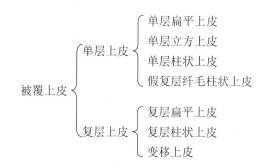

1. **单层扁平上皮**　由一层扁平细胞组成。细胞呈扁平形,细胞核扁圆,位于细胞中央。从表面看,细胞为不规则的多边形,细胞边缘呈锯齿状,互相嵌合(图2-1)。

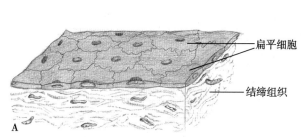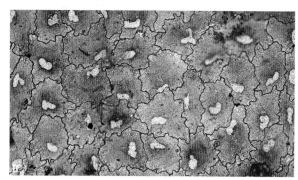

A. 模式图;B. 表面观(高倍,镀银染色)。

图2-1　单层扁平上皮

单层扁平上皮分布广泛,分布于心、血管和淋巴管内表面的单层扁平上皮称**内皮**,内皮薄而光滑,有利于血液和淋巴液的流动和毛细血管内外的物质交换;分布于胸膜、腹膜、心包膜等处的单层扁平上皮称**间皮**,间皮表面湿润、光滑,可减少器官之间的摩擦,有利于器官的活动。此外,单层扁平上皮还分布于肺泡壁及肾小囊壁等处。

2. **单层立方上皮**　由一层立方形细胞组成。从上皮表面看,细胞呈多边形;从上皮垂直切面看,细胞呈立方形。细胞核为圆形,位于细胞中央。

单层立方上皮主要分布于肾小管、小叶间胆管、甲状腺滤泡等处,具有分泌和吸收的功能(图2-2)。

3. **单层柱状上皮**　由一层棱柱状细胞组成。从上皮表面看,细胞呈多边形;从上皮垂直切面看,细胞呈柱状。细胞核椭圆形,靠近细胞的基底部。

单层柱状上皮主要分布在胃、肠、胆囊、子宫等器官的腔面,具有分泌和吸收的功能(图2-3)。

4. **假复层纤毛柱状上皮**　由一层柱状细胞、梭形细胞和锥体形细胞等组成(图2-4)。各种细胞的高矮不同,但所有细胞的基底部都附着在基膜上。从上皮垂直切面看,各细胞核排列在不同水平面上,形似多层细胞,但实际上是一层细胞,其中柱状细胞可达上皮的游离面,且其游离面有纤毛,故称为假复层纤毛柱状上皮。假复层纤毛柱状上皮内常夹有杯状细胞,形似高脚酒杯,细胞基底部较尖细,细胞顶部膨大,细胞质内充满了分泌颗粒。杯状细胞是一种腺细胞,分泌黏液,有润滑和保护上皮的作用。

假复层纤毛柱状上皮主要分布在呼吸道的内表面,具有保护功能。

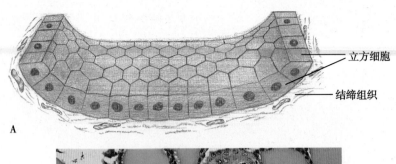

立方细胞

结缔组织

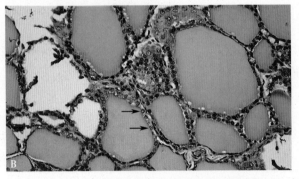

A. 模式图; B. 甲状腺滤泡光镜图(↑示细胞核)。

图2-2　单层立方上皮

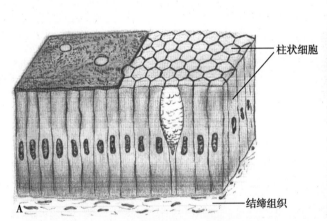

柱状细胞

结缔组织

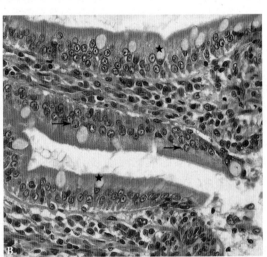

A. 模式图; B. 小肠切片光镜图(↑示柱状上皮细胞核★为杯状细胞)。

图2-3　单层柱状上皮

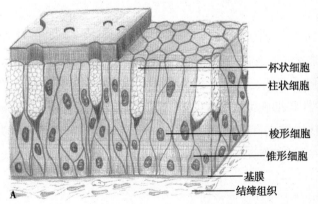

杯状细胞

柱状细胞

梭形细胞

锥形细胞

基膜

结缔组织

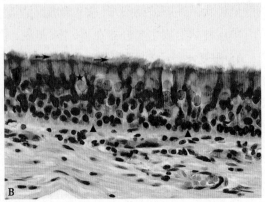

A. 模式图; B. 气管黏膜切片光镜图(↑示纤毛;▲示基膜;★示杯状细胞)。

图2-4　假复层纤毛柱状上皮

5. 复层扁平上皮 　又称复层鳞状上皮,由多层细胞组成。浅表为数层扁平形细胞;中间数层细胞为梭形或多边形细胞;基底细胞是一层矮柱状或立方形细胞,此层细胞有较强的分裂增生能力(图2-5),新生的细胞不断向表层推移,以取代表层衰老、脱落的细胞。

复层扁平上皮主要分布于皮肤的表皮和口腔、食管、肛门、阴道等处的内面,耐摩擦,并可阻止异物侵入,具有很强的机械保护功能。

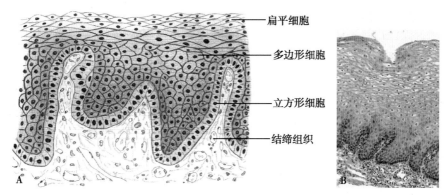

A. 复层扁平上皮模式图; B. 食管壁切片光镜图。

图 2-5　复层扁平上皮

6. 复层柱状上皮 　深层为一层矮柱状细胞,中间是数层多边形细胞,浅层为一层排列较整齐的柱状细胞。此种上皮只见于睑结膜、某些腺的大导管和男性尿道等处。

7. 变移上皮 　又称移行上皮,由多层细胞组成,细胞的层数及形态随所在器官的容积变化而发生相应的改变。当器官收缩时,上皮细胞的体积增大,细胞层数增多,表层细胞呈立方形,中层细胞呈多边形,基层细胞为矮柱状或立方形;当器官扩张时,上皮变薄,细胞层数减少,表层细胞呈扁平状(图2-6)。

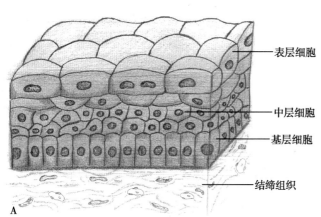
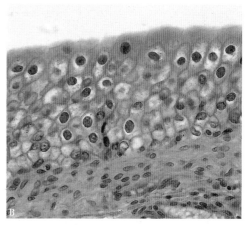
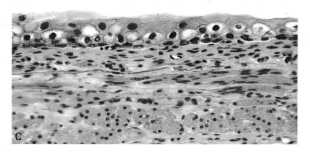

A. 变移上皮模式图; B. 膀胱壁(空虚状态)光镜图; C. 膀胱壁(充盈状态)光镜图。

图 2-6　变移上皮

变移上皮主要分布于肾盏、肾盂、输尿管和膀胱等器官的腔面,具有保护功能。

(二)上皮组织的特殊结构

与上皮细胞的功能相适应,在其游离面、基底面和侧面常形成一些特殊结构。上皮细胞依靠这些结构,能更充分地发挥其生理功能。

1. 上皮细胞的游离面

(1)微绒毛:是上皮细胞游离面细胞膜和细胞质共同伸出的微小指状突起,在电镜下才能看到(图2-7)。微绒毛表面为细胞膜,内为细胞质,细胞质中含有许多纵行的微丝。光镜下所见到的小肠柱状上皮细胞的纹状缘和肾小管的刷状缘,即是由密集的微绒毛整齐排列组成。微绒毛的主要功能是扩大细胞的表面积,有利于细胞的吸收功能。

(2)纤毛:比微绒毛粗而长,在光镜下能看到。电镜下可见纤毛表面为细胞膜,细胞质中有纵行排列的微管。纤毛具有向一定方向节律性摆动的能力,可推送排出+黏附于细胞表面的分泌物或异物。

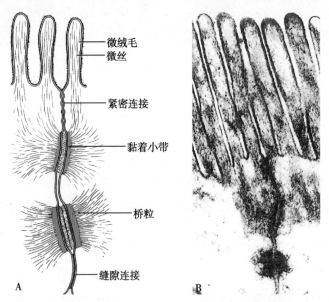

A. 单层柱状上皮的微绒毛与细胞连接模式图;B. 小肠壁(顶部)电镜图。

图2-7　微绒毛及细胞连接超微结构

2. 上皮细胞的基底面

(1)**基膜**:是位于上皮细胞基底面与结缔组织之间的一层薄膜(图2-4)。基膜对上皮细胞起连接和支持作用,并有利于上皮细胞与结缔组织之间进行物质交换。

(2)质膜内褶:某些上皮细胞基底面的细胞膜向胞质内凹陷,形成质膜内褶。质膜内褶扩大了细胞基底面的表面积,增强了细胞对水和电解质的运转。

3. 上皮细胞的侧面　在上皮细胞的侧面,细胞间隙很窄,上皮细胞的相邻面存在有特殊构造的细胞连接,常见的有紧密连接、黏着小带、桥粒和缝隙连接等。这些细胞连接具有增强细胞间的紧密结合,防止大分子物质进入细胞间隙的功能,并可在相邻细胞间进行物质交换和信息传递。

二、腺上皮和腺

腺上皮是以分泌功能为主的上皮。以腺上皮为主要成分构成的器官称为腺或腺体。

腺上皮起源于胚胎时期原始的上皮组织,上皮组织分裂增殖成细胞索,陷入深部的结缔组织中,分化为腺。

根据排出分泌物的方式，腺体可分为**外分泌腺**和**内分泌腺**两类（图 2-8）。外分泌腺又称有管腺，具有导管，分泌物经导管排到器官的腔面或身体的表面，如汗腺、唾液腺、胰等。内分泌腺又称无管腺，没有导管，分泌物直接渗入毛细血管或毛细淋巴管，经血液或淋巴输送，如甲状腺、肾上腺、垂体等。内分泌腺的分泌物称**激素**。

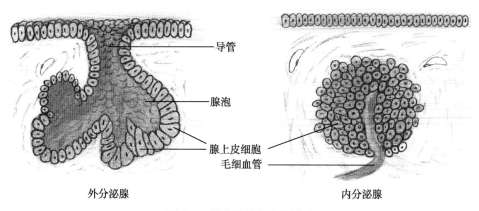

导管

腺泡

腺上皮细胞
毛细血管

外分泌腺　　　　　　　　　　　内分泌腺

图 2-8　外分泌腺和内分泌腺

三、感觉上皮

感觉上皮是具有接受特殊感觉功能的上皮组织，如：味觉上皮、嗅觉上皮、视觉上皮和听觉上皮等（将在有关章节中介绍）。

第二节　结 缔 组 织

结缔组织由少量的细胞和大量的细胞间质构成。其结构特点是：细胞种类较多，数量少，细胞间质多，细胞分散在间质中，细胞间质包括基质和纤维；含有丰富的血管和神经末梢。结缔组织的形态多样，有较松软的固有结缔组织、固态的软骨组织和骨组织、液态的血液等。

结缔组织主要有连接、支持、保护、防御、修复和营养等功能。结缔组织根据其形态结构，分类如下：

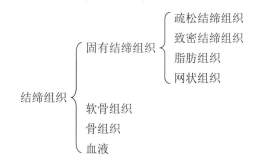

一、固有结缔组织

根据结构和功能的不同，固有结缔组织可分为疏松结缔组织、致密结缔组织、脂肪组织和网状组织。

（一）疏松结缔组织

疏松结缔组织又称蜂窝组织，广泛存在于人体的器官之间、组织之间，其特点是细胞种类较多，纤维数量较少，排列疏松。疏松结缔组织具有连接、营养、防御、保护和修复等功能（图 2-9）。

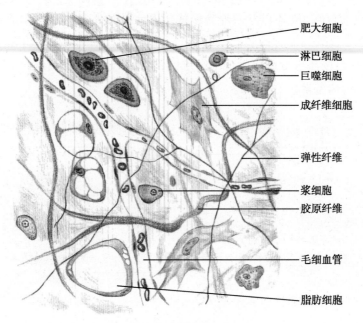

图 2-9　疏松结缔组织

蜂窝织炎

蜂窝织炎是广泛的皮肤及皮下疏松结缔组织（即蜂窝组织）的弥漫性化脓感染，多由细菌感染引起。病变浅者，患部呈弥漫性红肿，皮肤紧张而坚实，以后变软、化脓、溃破；病变位置深者，红肿不明显，有深部压痛。

1. 细胞　疏松结缔组织的细胞主要有成纤维细胞、巨噬细胞、浆细胞、肥大细胞、脂肪细胞、未分化的间充质细胞。

（1）**成纤维细胞**：是疏松结缔组织中的主要细胞。细胞扁平有突起，侧面呈梭形。细胞核卵圆形、染色淡。细胞质呈弱嗜碱性，内有较多的粗面内质网和核糖体。成纤维细胞具有合成纤维和基质的功能，在创伤修复过程中有十分重要的作用。

（2）**巨噬细胞**：是体内广泛存在的具有强大吞噬功能的细胞。细胞呈圆形、卵圆形或有突起的不规则形。细胞核较小，卵圆形，染色较深。细胞质呈嗜酸性，内有许多溶酶体、吞噬体、吞饮小泡等。巨噬细胞的主要功能是吞噬进入人体内的细菌、异物以及衰老、死亡的细胞，并参与免疫反应。

（3）**浆细胞**：呈卵圆形或圆形。细胞核较小，圆形，常偏居细胞的一侧，染色质粗大，呈辐射状排列于细胞核的周边部，故核形似车轮状。细胞质嗜碱性，内有大量密集的粗面内质网和发达的高尔基复合体。浆细胞来源于 B 淋巴细胞，在抗原的刺激下，B 淋巴细胞激活、增殖，转变为浆细胞。浆细胞能合成和分泌**免疫球蛋白**，即**抗体**，参与体液免疫。

（4）**肥大细胞**：呈圆形或卵圆形。细胞核小，圆形或卵圆形，位于细胞中央。细胞质内充满了大量的特殊粗大颗粒，颗粒内含有肝素、组胺和慢反应物质等。肝素具有抗凝血作用；组胺和慢反应物质与过敏反应有关。

（5）**脂肪细胞**：呈圆形或卵圆形。细胞质内充满脂滴，故细胞核常被挤到细胞的周缘部。在制作切片时，脂滴被溶解，细胞呈空泡状。脂肪细胞具有合成和贮存脂肪、参与脂质代谢的功能。

（6）**未分化的间充质细胞**：是保留在结缔组织内的一些较原始的细胞，其形态结构与成纤维细胞相似。间充质细胞具有多向分化的潜能，在创伤修复等情况下，可增殖分化成成纤维细胞、平滑肌细胞以及血管内皮细胞等。

2. 细胞间质

（1）**纤维**：是细胞间质中的有形成分，埋于基质中，根据纤维的形态结构和化学特性的不同可分胶原纤维、弹性纤维和网状纤维。

胶原纤维：是结缔组织中的主要纤维，数量多，新鲜时呈白色，故又称白纤维。HE 染色切片中呈嗜酸性，为浅红色波纹条束，互相交织。胶原纤维的韧性大，抗拉力强。

弹性纤维：数量少，新鲜时呈黄色，故又称黄纤维。HE 染色着淡红色，有较强的折光性，比胶原纤维细，有分支，排列散乱。弹性纤维具有弹性。

网状纤维：较细，分支多，彼此交织成网。HE 染色标本上网状纤维不着色，用银染法可将其染成棕黑色，故又称嗜银纤维。网状纤维在疏松结缔组织中的含量很少，主要分布于结缔组织与其他组织交界处和造血器官等处。

（2）**基质**：为无定形的胶状物质，有一定黏稠性。基质的主要化学成分是蛋白多糖和糖蛋白。蛋白多糖为基质的主要成分，由蛋白质和糖胺多糖构成，其中包括的透明质酸可限制病菌蔓延和毒素扩散，使基质成为限制细菌等有害物质扩散的防御屏障。溶血性链球菌、肿瘤细胞和蛇毒液中含有透明质酸酶，可破坏基质的防御屏障，进而在组织中浸润扩散。

基质中含有少量的液体，称**组织液**。当血液流经毛细血管动脉端时，部分血浆成分透过毛细血管壁，渗入基质内，成为组织液。在毛细血管静脉端，大部分组织液透过毛细血管壁回到血液中，小部分组织液进入毛细淋巴管成为淋巴。组织液不断地进行循环，从而使组织细胞不断获得营养物质和 O_2，并不断地排出代谢产物和 CO_2，故组织液是细胞和血液之间进行物质交换的媒介。

水肿与脱水

当组织液的产生和回收失去平衡时，或机体电解质和蛋白质代谢发生障碍时，基质中的组织液含量增多或减少，导致组织水肿或脱水。

（二）致密结缔组织

致密结缔组织是一种以纤维为主要成分的结缔组织（图 2-10），其组成成分和疏松结缔组织基本相同，主要特点是细胞种类少，主要有成纤维细胞（肌腱等处称腱细胞）；细胞间质中的基质很少；胶原纤维数量多而粗大，排列致密。致密结缔组织主要分布于皮肤的真皮、器官的被膜、肌腱、韧带、骨膜等处，具有连接、支持和保护等功能。

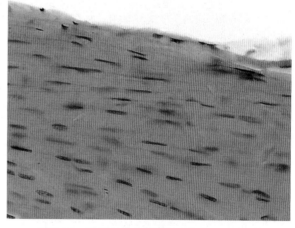

图 2-10　肌腱切片光镜图（示致密结缔组织）

（三）脂肪组织

脂肪组织主要由大量的脂肪细胞构成，并被少量疏松结缔组织分隔成许多脂肪小叶（图 2-11）。脂肪组织主要分布于皮下浅筋膜、肾周围、网膜、肠系膜和黄骨髓等处。脂肪组织具有贮存脂肪、缓冲机械性压力、维持体温和参与脂肪代谢等功能。

（四）网状组织

网状组织主要由网状细胞、网状纤维和基质构成（图 2-12）。网状细胞为星状多突起的细胞，

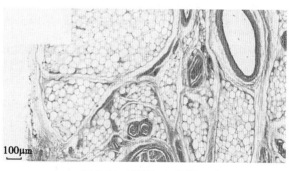

100μm

图 2-11　脂肪组织光镜图

相邻网状细胞的突起彼此连接成网;网状纤维沿网状细胞分布;基质为组织液或淋巴。网状组织主要分布于骨髓、淋巴结、脾和淋巴组织等处,参与构成这些器官的支架。

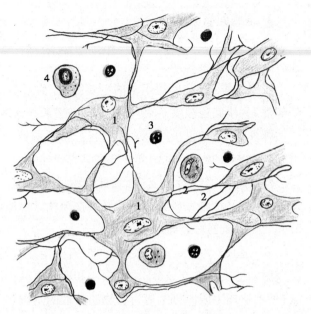

1. 网状细胞;2. 网状纤维;3. 淋巴细胞;4. 巨噬细胞。
图 2-12 网状组织(模式图)

二、软骨组织和软骨的分类

(一) 软骨组织的一般结构

软骨组织由软骨细胞和细胞间质构成。

1. 软骨细胞 包埋在软骨基质内,细胞形态不一,与其发育的程度有关,靠近软骨表面的软骨细胞扁而小,较幼稚,单个分布;深层的软骨细胞圆而大,趋于成熟,成群分布。软骨细胞核圆或卵圆形,染色浅淡,有 1 个或几个核仁。细胞质弱嗜碱性,胞质内含有丰富的粗面内质网和发达的高尔基复合体。软骨细胞合成软骨组织的基质和纤维。

2. 细胞间质 包括基质和纤维。软骨基质呈凝胶状,具有韧性,主要由水和软骨黏蛋白构成;纤维包埋在基质中,主要有胶原纤维和弹性纤维。

(二) 软骨的分类及各类软骨的结构特点

软骨组织和软骨膜共同构成**软骨**。软骨膜由致密结缔组织构成,被覆在软骨的表面,富有细胞和血管,其细胞可转化为软骨细胞,血管可供应软骨营养,故软骨膜对软骨有保护、营养和生长的作用。软骨较硬,并略有弹性,能承受压力,并耐摩擦。

根据软骨基质中所含纤维成分的不同,软骨可分为透明软骨、弹性软骨和纤维软骨。

1. 透明软骨 基质内含有少量的胶原原纤维(图 2-13),新鲜时呈半透明状。透明软骨主要分布于鼻、喉、气管、支气管及肋软骨、关节软骨等处。

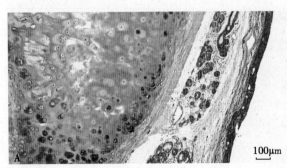
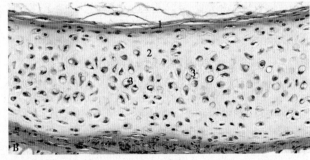

A. 低倍;B. 高倍(软骨中部):1. 软骨膜;2. 软骨基质;3. 软骨细胞。
图 2-13 气管壁切片光镜图(示透明软骨)

2. 弹性软骨 基质内含有大量弹性纤维,并互相交织成网(图 2-14)。弹性软骨具有较强的弹性,主要分布于耳郭、外耳道和会厌等处。

3. 纤维软骨 基质内含有大量的胶原纤维束,呈平行或交错排列(图 2-15)。软骨细胞小而少,常成行排列在纤维束之间。纤维软骨主要分布于椎间盘、耻骨联合、关节盘等处。

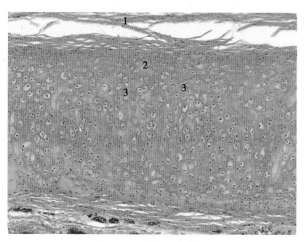

1. 软骨膜；2. 软骨基质；3. 软骨细胞。

图 2-14　耳郭切片光镜图（示弹性软骨）

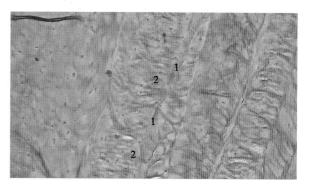

1. 软骨细胞；2. 胶原纤维。

图 2-15　椎间盘切片光镜图（示纤维软骨）

三、骨组织

骨组织是坚硬且有一定韧性的结缔组织，是骨的主要成分。

（一）骨组织的一般结构

骨组织由骨细胞和细胞间质构成（图 2-16）。

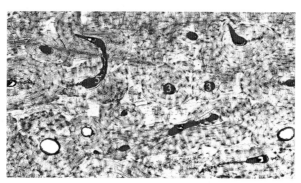

1. 骨细胞；2. 骨小管；3. 中央管；4. 哈弗骨板；5. 穿通管。

图 2-16　骨切片光镜图（银染法，示骨组织）

1. 骨细胞　骨细胞是一种扁椭圆形的星形细胞，有许多突起，细胞之间借突起相连。细胞核为圆形或卵圆形，细胞质少，弱嗜碱性。骨细胞的细胞体在细胞间质内占据的腔隙称骨陷窝，骨细胞的突起所占的管状腔隙为骨小管。相邻的骨陷窝借骨小管彼此相通，使骨细胞能获取营养并排出代谢产物。

2. 细胞间质　钙化的细胞间质称为骨基质，由有机质和无机质组成。有机质包括大量的胶原纤维和少量无定形的基质。基质呈凝胶状，主要化学成分是糖胺多糖，有黏合胶原纤维的作用。无机质主要是大量的钙盐，主要为羟磷灰石结晶。

（二）骨密质和骨松质的结构特点

骨的细胞间质成层排列，形成骨板，是骨质的基本结构，根据骨板的排列方式，可将骨组织分为骨密质和骨松质两种。

1. 骨密质　结构致密，分布于骨的表层。骨密质的骨板分 3 种类型（图 2-17）。

（1）环骨板：略呈环形，分布于长骨干的外侧面和近骨髓腔的内侧面，构成骨密质的外层（外环骨板)和内层(内环骨板)。

（2）**骨单位**：又称**哈弗系统**，位于骨密质的中层，分布于外环骨板和内环骨板之间，是由骨板围成的圆柱状结构。骨单位的中央有与骨的长轴平行的中央管，又称哈弗管，周围为4～20层同心圆排列的骨单位骨板，又称哈弗骨板。

（3）**间骨板**：为外形不规则的骨板，位于骨单位之间。

2. 骨松质　结构疏松，分布于骨的内部。骨松质由大量针状或片状的**骨小梁**连接而成。骨小梁由平行排列的骨板构成，骨小梁之间有肉眼可见的腔隙，腔隙内充满了红骨髓。

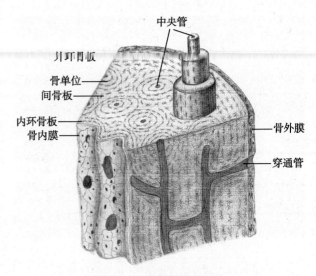

图2-17　长骨骨干的结构

四、血液

血液是循环流动在心血管系统内的红色液态组织，成人血液总量为4 000～5 000ml，占体重的7%～8%。

血液由**血浆**和**血细胞**组成。在采集的血液中加入抗凝剂(肝素或柠檬酸钠)，经自然沉淀或离心沉淀后，血液可分为3层：上层淡黄色的液体是血浆，下层红色的是红细胞，中间薄层灰白色的是白细胞和血小板。

（一）血浆

血浆为淡黄色的液体，相当于结缔组织的细胞间质，占血液容积的55%。血浆中90%是水，其余是血浆蛋白(白蛋白、球蛋白、纤维蛋白原等)、酶、激素、糖、脂类、维生素、无机盐及代谢产物等。

血液流出血管后，溶解状态的纤维蛋白原转变为不溶解状态的纤维蛋白，于是液态的血液就会凝固成血块。血液凝固后析出淡黄色透明的液体，称**血清**。血清与血浆的区别在于：血清中不含参与凝血过程中被消耗的一些凝血因子(主要是纤维蛋白原)。

（二）血细胞

血细胞悬浮于血浆中，占血液容积的45%，包括红细胞、白细胞和血小板(图2-18，图2-19)。

正常情况下，血细胞有相对稳定的形态结构、数量和比例，血浆保持相对恒定的物理特性和化学成分。当机体发生某些疾病时，它们可发生明显变化，所以血液检查是临床诊断疾病和判断疾病预后最基本最常用的方法。

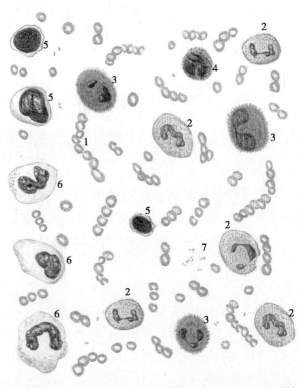

1. 红细胞；2. 中性粒细胞；3. 嗜酸性粒细胞；4. 嗜碱性粒细胞；5. 淋巴细胞；6. 单核细胞；7. 血小板。

图2-18　血液中各种血细胞和血小板模式图

在光镜下观察血细胞，通常采用瑞特（Wright）染色或姬姆萨（Giemsa）染色的血液涂片标本。在循环血液中，血细胞的种类和正常值如下：

$$
血细胞
\begin{cases}
红细胞
\begin{cases}
男性（4.0～5.5）\times 10^{12}/L（400万～550万/mm^3） \\
女性（3.5～5.0）\times 10^{12}/L（350万～500万/mm^3）
\end{cases} \\
\\
白细胞（4～10）\times 10^9/L \\
（4千～1万/mm^3）
\begin{cases}
粒细胞
\begin{cases}
中性粒细胞（50\%～70\%） \\
嗜酸性粒细胞（0.5\%～3\%） \\
嗜碱性粒细胞（0～1\%）
\end{cases} \\
无粒细胞
\begin{cases}
淋巴细胞（25\%～30\%） \\
单核细胞（3\%～8\%）
\end{cases}
\end{cases} \\
\\
血小板（100～300）\times 10^9/L（10万～30万/mm^3）
\end{cases}
$$

1. 红细胞　成熟的红细胞呈双面微凹的圆盘状，直径约 7.5μm，无细胞核及细胞器。

红细胞内的主要成分是**血红蛋白**（Hb），它是红细胞实现生理功能的物质基础。血红蛋白具有运输 O_2 及 CO_2 的功能。当血液流经肺时，由于肺内 O_2 分压高，CO_2 分压低，血红蛋白与 O_2 结合，释放原结合的 CO_2；当血液流经其他组织器官时，CO_2 分压高，O_2 分压低，血红蛋白与 CO_2 结合，释放从肺带来的 O_2。所以红细胞的功能是供给全身细胞所需的 O_2，并带走细胞代谢所产生的大部分 CO_2。

血红蛋白的正常含量：男性为 120～150g/L（12～15g/100ml）。女性为 110～140g/L（11～14g/100ml）。

红细胞的数量及血红蛋白的含量可随生理及病理因素而改变。红细胞形态和数量的改变，以及血红蛋白质与量的改变超出正常范围，则为病理现象。一般情况下，红细胞少于 3.0×10^{12}/L（300万/mm³），或血红蛋白低于 100g/L（10g/100ml），即为贫血。此时，常伴有红细胞直径和形态的改变。

在正常人的血液中，存在着刚从骨髓进入血流尚未完全成熟的红细胞，称网织红细胞。网织红细胞占红细胞总数的 0.5%～1.5%，在新生儿可达 3%～6%。网织红细胞离开骨髓后 24 小时即完全成熟。网织红细胞计数是骨髓生成红细胞能力的一种指标，对血液病的诊断、疗效判断和预后有重要意义。

红细胞的寿命约 120 天，衰老的红细胞被肝、脾、骨髓等处的巨噬细胞所吞噬。

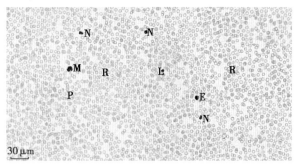

R. 红细胞；N. 中性粒细胞；E. 嗜酸性粒细胞；M. 单核细胞；L. 淋巴细胞；P. 血小板。

图 2-19　人血涂片（瑞氏染色）

2. 白细胞　白细胞为无色有核的球形细胞。它能以变形运动穿过毛细血管壁，进入结缔组织。白细胞具有很强的防御和免疫功能。在疾病状态下，白细胞总数及各种白细胞的百分比值皆可发生改变。

根据白细胞胞质内有无特殊颗粒，可将白细胞分为**粒细胞**和**无粒细胞**两大类。粒细胞又按其特殊颗粒的嗜色性，分为中性粒细胞、嗜酸性粒细胞和嗜碱性粒细胞 3 种。无粒细胞包括淋巴细胞和单核细胞两种。

（1）**中性粒细胞**：细胞呈球形，直径 10～12μm。细胞核呈杆状或分叶状，多数分为 2～5 叶，核叶间有细丝相连。细胞核不分叶或分叶少的是较幼稚的细胞，分叶多的是较衰老的细胞。细胞质中充满细小、分布均匀的中性颗粒，染成淡紫红色，颗粒内含有碱性磷酸酶和溶菌酶等。

中性粒细胞具有活跃的变形运动和吞噬异物的能力，在人体内起重要的防御作用。当机体受到某些细菌感染发生炎症时，除白细胞总数增加外，中性粒细胞的比例也显著增高。

（2）**嗜酸性粒细胞**：细胞呈球形，直径 10～15μm。细胞核呈分叶状，多数分为两叶。细胞质内含有嗜酸性颗粒，颗粒较大，大小均匀，染成鲜红色，颗粒中含有组胺酶和多种水解酶等。

嗜酸性粒细胞也能作变形运动，能吞噬抗原抗体复合物，灭活组胺或抑制其释放，从而减轻过敏反应；还可借助抗体与某些寄生虫表面结合，释放颗粒内物质，杀死虫体或虫卵。因此，在患过敏性疾病或某些寄生虫病时嗜酸性粒细胞增多。

（3）**嗜碱性粒细胞**：细胞呈球形，直径 10～12μm。细胞核呈 S 形或不规则形，染色较淡。细胞质内含有嗜碱性颗粒，颗粒大小不一，分布不均，常遮盖细胞核，染成紫蓝色。颗粒中含有肝素、组胺和慢反应物质等。嗜碱性粒细胞的功能与结缔组织中的肥大细胞相似。

（4）**淋巴细胞**：细胞呈球形，大小不一，直径 10～16μm。细胞核呈圆形或椭圆形，相对较大，占据细胞大部分，核染色质致密，染成深蓝色。细胞质很少，嗜碱性，染成天蓝色。

根据淋巴细胞的发生部位、表面特性和免疫功能的不同，淋巴细胞主要可分为胸腺依赖淋巴细胞（简称 T 淋巴细胞）和骨髓依赖淋巴细胞（简称 B 淋巴细胞）等。T 淋巴细胞产生于胸腺，约占血液中淋巴细胞的 75%，能识别、攻击和杀灭异体细胞、肿瘤细胞、感染病毒的细胞等，参与细胞免疫；B 淋巴细胞产生于骨髓，约占血液中淋巴细胞的 10%～15%，受抗原刺激后增殖分化为浆细胞，产生抗体，参与体液免疫。

（5）**单核细胞**：是血液中体积最大的细胞，呈球形，直径 14～20μm。细胞核形态多样，呈肾形、马蹄形或卵圆形，染色浅淡。细胞质丰富，呈弱嗜碱性，染成淡灰蓝色，细胞质内含有嗜天青颗粒，颗粒内含有过氧化物酶。

单核细胞具有活跃的变形运动和一定的吞噬能力，在血液中停留 1～2 天后，穿过毛细血管壁进入结缔组织，转化为巨噬细胞。

3. 血小板　血小板是由骨髓内的巨核细胞形成。血小板呈双凸圆盘状，大小不一，直径 2～4μm。血小板无细胞核，表面有完整的细胞膜。在血液涂片标本中，血小板多成群分布在血细胞之间，外形不规则，中央部呈紫红色，周围部呈浅蓝色。

血小板参与止血和凝血过程。血液中的血小板数量低于 $100 \times 10^9/L$（10 万 /mm³），为血小板减少，低于 $50 \times 10^9/L$（5 万 /mm³），则有出血的危险，出现皮下和黏膜出血等现象，临床上称为血小板减少性紫癜。

第三节　肌　组　织

肌组织主要由肌细胞组成。肌细胞之间有少量的结缔组织以及丰富的血管、淋巴管和神经。肌细胞呈细而长的纤维状，又称为**肌纤维**。肌细胞的细胞膜称肌膜。肌细胞的细胞质称肌质，肌质内充满了肌红蛋白、大量滑面内质网（称为肌质网）和许多与细胞长轴平行排列的**肌丝**。肌丝是肌纤维收缩功能的主要物质基础。

根据肌组织结构和功能的不同，可分为骨骼肌、平滑肌和心肌。

一、骨骼肌

骨骼肌主要由骨骼肌纤维组成，一般借肌腱附着于骨骼上，主要分布于头部、颈部、躯干和四肢。

（一）骨骼肌纤维的一般结构

骨骼肌纤维呈细长的圆柱状（图 2-20），长 1～40mm。细胞核呈扁椭圆形，数量较多，一条肌纤维内含有几十个甚至几百个细胞核，细胞核位于肌纤维周边，靠近肌膜。肌质内有大量的肌原纤维，与肌纤维长轴平行，每条肌原纤维上有明暗相间的带，每一肌纤维内所有肌原纤维的明带和暗带互相对齐，排列在同一水平面上，使整个肌纤维呈现明暗相间的横纹，故称横纹肌。

肌原纤维上着色较浅的部分称明带（又称 I 带）；着色较深的部分称暗带（又称 A 带）。在暗带中间色淡的区域，称 H 带。在 H 带的中央有一薄膜，称 M 膜（又称 M 线）。在明带中央有一薄

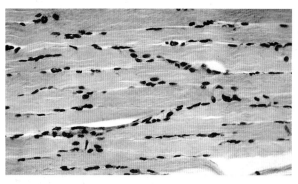

图 2-20　骨骼肌光镜下结构（纵切，高倍，铁苏木素染色）

膜称 Z 膜（又称 Z 线）。两个相邻 Z 线之间的一段肌原纤维称为一个**肌节**（图 2-21）。每个肌节包括 1/2 明带 + 1 个暗带 + 1/2 明带。在正常舒张状态下肌节长约 2.5μm，递次排列构成肌原纤维。肌节是肌原纤维结构和功能的基本单位，是骨骼肌纤维收缩和舒张运动的结构基础。

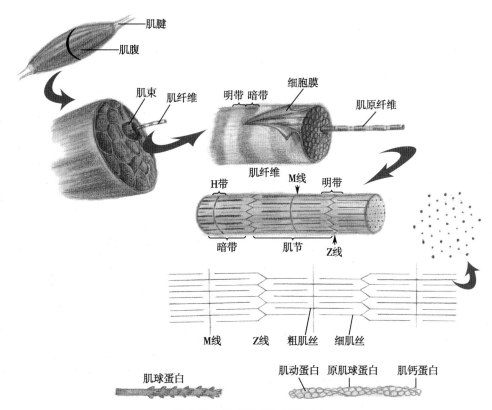

图 2-21　骨骼肌纤维逐级放大

（二）骨骼肌纤维的超微结构

1. 肌原纤维　在电镜下，肌原纤维由大量的粗肌丝和细肌丝构成，两种肌丝有规律地平行排列。

粗肌丝位于肌节中部的暗带（A 带）内，固定于 M 膜，两端游离。粗肌丝是由许多肌球蛋白分子构成。肌球蛋白形如豆芽，分头和杆两部分，其头向外伸出于粗肌丝表面而形成横桥。细肌丝一端固定在 Z 膜，另一端插于粗肌丝之间，止于 H 带外侧。细肌丝由肌动蛋白、原肌球蛋白和肌钙蛋白构成。

肌钙蛋白能与钙离子结合。

2. 横小管　为肌膜向肌质内凹陷形成的小管，由于走行方向与肌纤维长轴垂直，故称横小管，又称 T 小管。人与哺乳类动物骨骼肌的横小管位于明带与暗带交界处。同一平面上的横小管分支吻合，并环绕在每条肌原纤维的周围（图 2-22）。横小管可将肌膜的兴奋迅速传入肌纤维内。

3. 肌质网　是肌纤维内特化的滑面内质网，位于肌原纤维周围，两条横小管之间。肌质网大致纵行排列，故又称纵小管。靠近横小管两端的肌质网扩大呈囊状，称终池。每条横小管及其两侧的终池共同组成**三联体**（图 2-22）。肌质网有贮存 Ca^{2+} 的能力，肌质网膜上有丰富的钙泵和钙通道，可调节肌质中 Ca^{2+} 的浓度。

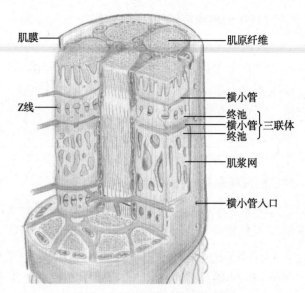

图 2-22　骨骼肌纤维超微结构

骨骼肌纤维受躯体运动神经支配，收缩快而有力，是随意肌。

二、平滑肌

平滑肌主要由平滑肌纤维组成，一般分布在血管、淋巴管和内脏管状器官的壁上。

（一）平滑肌纤维的一般结构

平滑肌纤维呈长梭形，长 15～200μm，有一个细胞核，呈椭圆形，位于细胞的中央。肌膜薄而不明显。平滑肌纤维无横纹，肌纤维多平行排列成层或成束，两肌层之间有结缔组织、血管、淋巴管和神经等（图 2-23）。

（二）平滑肌纤维的超微结构

平滑肌纤维的肌膜向内凹陷形成许多小凹，相当于骨骼肌纤维的横小管。肌质网不发达，呈稀疏的小管状，位于肌膜下和小凹附近。平滑肌纤维内没有肌原纤维，也不形成明显的肌节结构。肌质内分布有粗肌丝和细肌丝，粗肌丝由肌球蛋白构成，细肌丝主要由肌动蛋白构成。若干条粗肌丝和细肌丝聚集形成肌丝单位，又称收缩单位。

平滑肌纤维受内脏运动神经支配，收缩缓慢而持久，有较大的伸展性，是不随意肌。

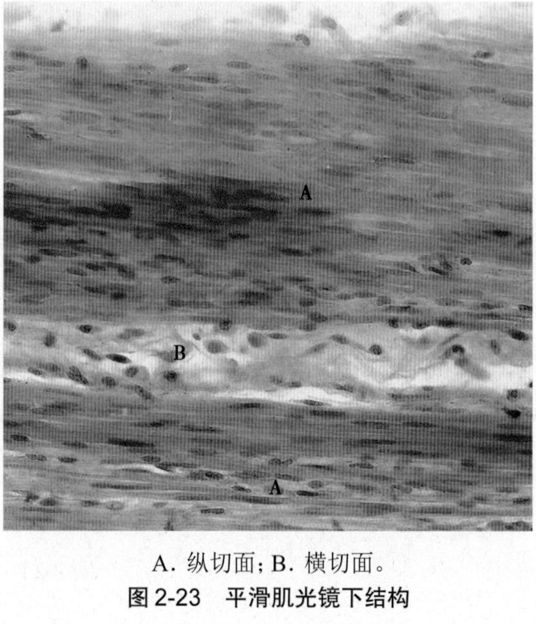

A. 纵切面；B. 横切面。

图 2-23　平滑肌光镜下结构

三、心肌

心肌主要由心肌纤维组成，分布于心壁。

（一）心肌纤维的一般结构

心肌纤维呈短柱状，有分支，分支互相连接成网状。心肌纤维一般有一个核，呈椭圆形，位于肌纤维中央。心肌纤维也有明暗相间的横纹，但不如骨骼肌明显，也属横纹肌。心肌纤维的互相连接处有一染色较深的带状结构，称**闰盘**。心肌纤维之间有少量的结缔组织、血管、淋巴管和神经（图2-24）。

（二）心肌纤维的超微结构

心肌纤维的超微结构与骨骼肌相似，但具有以下特点：

1. 肌原纤维被分隔成粗细不等的肌丝束，故横纹不明显。

2. 心肌纤维的横小管较粗，位于Z线水平。

3. 心肌纤维的肌质网较稀疏，纵小管不发达，在近横小管处，一般一侧纵小管末端略膨大，与横小管紧贴形成二联体。

4. 心肌纤维有闰盘结构。闰盘位于Z线水平，是相邻心肌纤维的连接面相互嵌合形成的结

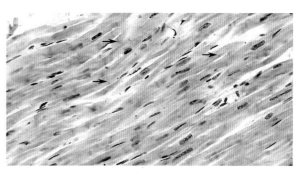

纵切面，铁苏木素染色，↑示闰盘。

图2-24　心肌纤维光镜下结构

构。在横向的接触面上，有中间连接和桥粒，起牢固的连接作用；在纵向的接触面上，有缝隙连接，有利于细胞间传递化学信息和电冲动，保证心肌的同步收缩（图2-25）。

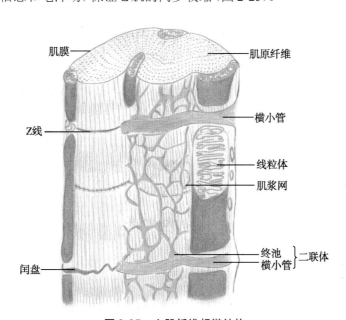

图2-25　心肌纤维超微结构

心肌纤维受内脏运动神经支配，收缩有节律性，不易疲劳，是不随意肌。

第四节　神经组织

神经组织由神经细胞和神经胶质细胞组成。神经细胞又称**神经元**，是神经系统结构和功能的基本单位，具有接受刺激、传导冲动的功能。神经胶质细胞对神经元有支持、绝缘、保护和营养的功能。

一、神经元

（一）神经元的形态结构

神经元的形态多样（图2-26），但都有突起，因此神经元由胞体和突起两部分组成。

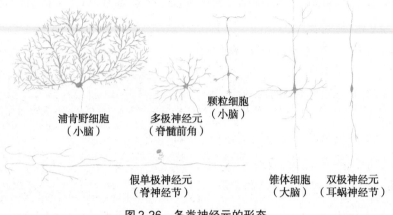

浦肯野细胞
（小脑）

多极神经元
（脊髓前角）

颗粒细胞
（小脑）

假单极神经元
（脊神经节）

锥体细胞
（大脑）

双极神经元
（耳蜗神经节）

图 2-26　各类神经元的形态

1. 胞体　是神经元的代谢和营养中心。胞体的形态不一，有球形、锥体形、梭形和星形等。胞体的结构与一般细胞相似，有细胞膜、细胞质和细胞核（图 2-27）。胞体的细胞膜与突起表面的膜是连续完整的单位膜；细胞核大而圆，位于胞体中央，核仁大而明显；细胞质内除含有线粒体、高尔基复合体、溶酶体和中心体等一般细胞器外，还有丰富的尼氏体和神经原纤维。

（1）尼氏体：是细胞质内一种嗜碱性物质，又称嗜染质。光镜下，尼氏体呈颗粒状或块状。电镜下，尼氏体由粗面内质网和游离的核糖体组成。尼氏体具有合成蛋白质和神经递质的功能。

（2）神经原纤维：呈细丝状，在胞体内互相交织成网，并伸入到突起的末梢部。电镜下，神经原纤维是由排列成束的神经丝和微管构成。神经原纤维对神经元起支持作用，还参与物质的运输。

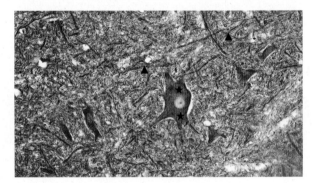

★示神经原纤维；▲示神经纤维。

图 2-27　运动神经元光镜下结构（银染，高倍）

2. 突起　由神经元的细胞膜和细胞质突出形成。突起可分为轴突和树突两种。

（1）树突：1 个神经元可有 1 至多个树突，分支呈树枝状，其内部结构与胞体相似。树突具有接受刺激并将冲动传入细胞体的功能。

（2）轴突：1 个神经元只有 1 个轴突，细而长，表面光滑，内部无尼氏体，其长短因神经元种类不同而有很大差别，长的可达 1m 以上。轴突可将胞体发出的神经冲动传递给其他神经元或效应器。

（二）神经元的分类

1. 根据神经元突起的数目分类　根据神经元突起数目的不同，神经元可分为 3 类（图 2-26）：①多极神经元，有 1 个轴突，多个树突；②双极神经元，有 1 个轴突，1 个树突；③假单极神经元，从胞体先发出 1 个突起，离开胞体不远处便分为 2 支，分布到周围器官或组织的一支称周围突（树突），进入中枢神经系统的一支称中枢突（轴突）。

2. 根据神经元的功能分类　根据神经元功能的不同，神经元也可分为 3 类：①感觉神经元（传入神经元），是感受刺激，形成冲动，并将冲动传入中枢的神经元，其胞体主要位于脑、脊神经节内；②运动神经元（传出神经元），是将中枢神经发出的冲动传到肌肉或腺体等效应器，使其产生一定效应的神经元，其胞体主要位于脑、脊髓和内脏神经节内；③联络神经元（中间神经元），是位于感觉神经元和运动神经元之间起联络作用的神经元。人类神经系统的联络神经元约占神经元总数的 99%，构成中枢神经系统内的复杂网络。感觉神经元多为假单极神经元，运动神经元和联络神经元多为多极神经元。

（三）突触

神经元与神经元之间，或神经元与非神经元（肌细胞、腺细胞等）之间的一种特化的细胞连接，称**突触**（图 2-28）。

突触是神经元传递信息的重要结构。在神经元之间的连接中，最常见的是一个神经元的轴突末端与另一个神经元的树突或胞体相接触，分别构成轴 - 树突触或轴 - 体突触。此外还有轴 - 轴和树 - 树突触等。

突触可分为化学突触和电突触两类。化学突触是以化学物质（神经递质）作为传递信息的媒介，电突触是以电流（电讯号）传递信息的。通常所说的突触是指化学突触。

电镜下观察，化学突触的结构分突触前成分、突触间隙和突触后成分 3 部分。突触前成分由突触前神经元轴突末端的球形膨大构成，突触后成分是后一个神经元与突触前成分相对应的树突或胞体的一部分，突触前成分和突触后成分之间的间隙称突触间隙，宽 15～30nm。突触间隙的两侧，突触前成分、突触后成分彼此相对的细胞膜分别称突触前膜和突触后膜。突触前成分靠近突触前膜的细胞质内含有较多的线粒体和突触小泡。突触小泡内含有神经递质。在突触后膜上有接受相应神经递质的受体。

当神经冲动传到突触前膜时，突触小泡内的神经递质即释放于突触间隙内，并与突触后膜的相应受体结合，将信息传递后一个神经元或效应细胞。

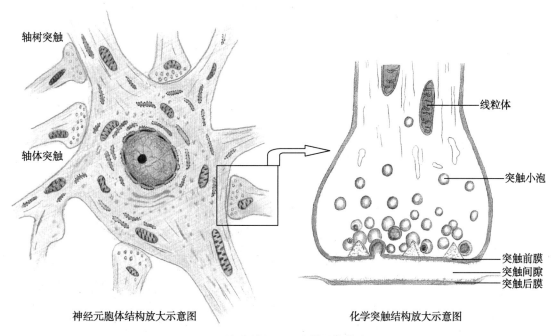

神经元胞体结构放大示意图　　化学突触结构放大示意图

图 2-28　多极神经元及突触结构模式图

（四）神经纤维和神经

1. 神经纤维　神经元的轴突或长的树突及其周围的神经胶质细胞（神经膜细胞或少突胶质细胞）构成神经纤维。神经纤维可分为有髓神经纤维和无髓神经纤维（图 2-29）。

（1）有髓神经纤维：中央为神经元的突起，突起的周围包有髓鞘和神经膜。髓鞘和神经膜有节段性，节段与节段之间的缩窄部称**郎飞结**。髓鞘有保护和绝缘作用，神经膜对神经纤维有营养、保护和再生作用。

（2）无髓神经纤维：神经元的突起外无髓鞘，只有一层神经膜包裹。

神经纤维的功能是传导神经冲动。有髓神经纤维神经冲动的传导是呈跳跃式传导的，即从一个郎飞结跳到下一个郎飞结，故传导速度较快；无髓神经纤维因无髓鞘和郎飞结，神经冲动沿轴突膜连续传导，其传导速度比有髓神经纤维慢得多。

2. 神经　周围神经系统的神经纤维集合在一起，外包结缔组织膜，构成神经。

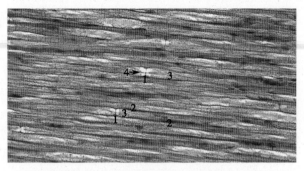

1. 郎飞结；2. 神经膜细胞核；3. 髓鞘；4. 轴突。
图 2-29　神经纵切面光镜图（示有髓神经纤维）

一条神经内可以只含有感觉神经纤维或运动神经纤维，但大多数神经是同时含有感觉神经纤维和运动神经纤维。

（五）神经末梢

周围神经纤维的终末部分终止于其他组织，形成一定的结构，称为神经末梢。神经末梢按其功能分感觉神经末梢和运动神经末梢两类。

1. 感觉神经末梢　是感觉神经元周围突的终末部分与周围组织共同形成的特定结构，又称感受器。它能感受体内、外的各种刺激，并将刺激转化为神经冲动。感觉神经末梢按其结构可分为游离神经末梢、触觉小体、环层小体和肌梭。

（1）**游离神经末梢**：由神经纤维的终末反复分支而成。结构简单，多分布于上皮组织和结缔组织中（图2-30），能感受疼痛和冷、热的刺激。

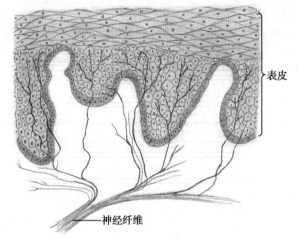

图 2-30　游离神经末梢

（2）**环层小体**：呈圆形或椭圆形，大小不一，外有结缔组织被囊，内有神经末梢和数十层同心圆排列的扁平细胞（图2-31）。多分布于手掌、足趾的皮下组织及内脏结缔组织中，有感受压觉和振动觉的功能。

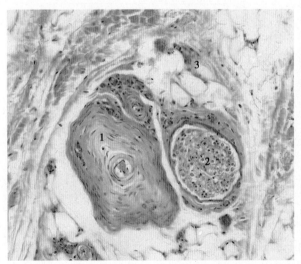
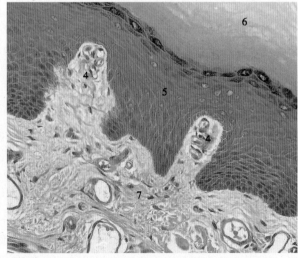

1. 环层小体；2. 神经纤维束；3. 结缔组织；4. 触觉小体；5. 表皮；6. 角质层；7. 真皮。
图 2-31　环层小体和触觉小体

（3）**触觉小体**：为椭圆形小体，外包结缔组织被囊，内有神经末梢和横列的扁平细胞。多分布于真皮乳头内，以手指掌侧和足趾底面最多，有感受触觉的功能。

（4）**肌梭**：呈梭形，分布于骨骼肌。肌梭是本体觉感受器，能感受骨骼肌的舒缩状态，传递各部位姿势和位置状态的感觉。

2. 运动神经末梢　是运动神经元轴突的终末部分，分布于肌组织及腺体等处，又称**效应器**，支配肌肉的收缩和腺体的分泌。运动神经末梢按分布部位分为躯体运动神经末梢和内脏运动神经末梢两种。

（1）**躯体运动神经末梢**：是分布于骨骼肌的运动神经末梢。躯体运动神经纤维到达骨骼肌纤维时失去髓鞘，其轴突反复分支，呈爪样附于骨骼肌纤维的表面，形成椭圆形的板状隆起，又称为运动终板（图2-32）。

（2）**内脏运动神经末梢**：是分布于心肌、平滑肌和腺体等处的运动神经末梢。

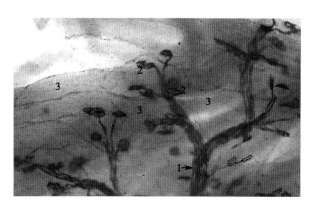

1. 运动纤维；2. 运动终板；3. 骨骼肌纤维。

图 2-32　运动终板

二、神经胶质细胞

神经胶质细胞简称胶质细胞，广泛分布于神经系统。神经胶质细胞具有突起，但无树突和轴突之分，没有传导神经冲动的功能。

（一）中枢神经系统的胶质细胞

中枢神经系统中的神经胶质细胞主要有4种类型（图2-33）：①星形胶质细胞：细胞呈星形，突起多，末端贴附于毛细血管壁，在神经元的物质交换中起媒介作用；②少突胶质细胞：胞体较小，突起少，形成中枢神经系统内神经纤维的髓鞘；③小胶质细胞：来源于血液中的单核细胞，具有吞噬功能；④室管膜细胞：为立方形或柱状，分布在脑室和脊髓中央管的腔面，形成单层上皮（即室管膜），可防止脑脊液直接进入脑和脊髓组织中，对脑和脊髓有支持和保护作用。

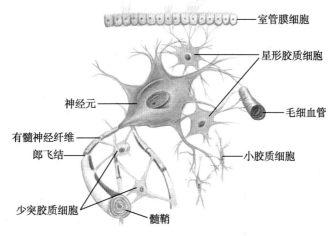

图 2-33　中枢神经中的神经胶质细胞

（二）周围神经系统中的胶质细胞

周围神经系统中的神经胶质细胞有两种：①神经膜细胞：又称施万细胞，沿神经元的突起分布，并与突起共同形成神经纤维，构成周围神经系统有髓神经纤维的髓鞘（图2-34）；②卫星细胞：是神经节内包裹神经元胞体的一层扁平或立方形细胞，又称被囊细胞。卫星细胞对神经元有支持和保护作用。

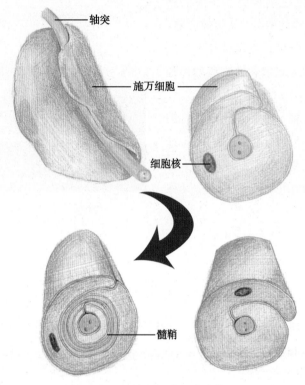

轴突

施万细胞

细胞核

髓鞘

图2-34　施万细胞形成髓鞘

讨论与思考题

1. 临床治疗呼吸道疾病可采用雾化吸入的方法。请思考：

（1）呼吸道黏膜是什么上皮？对药物有何功能？

（2）血管、食管、气管、肾小管的上皮分别是什么？

2. 患儿男，5岁，一侧面部皮肤红肿，皮肤张紧发亮，曾于2天前被虫叮咬，诊断为面部蜂窝织炎。请思考：

（1）哪种组织出现了炎症？

（2）毒素破坏了什么结构造成炎症扩散？

3. 患者女，38岁，发热39℃就诊，查血常规，红细胞 $3 \times 10^{12}/L$，血红蛋白90g/L，白细胞 $12 \times 10^9/L$，其中中性粒细胞比例80%，淋巴细胞比例16%，单核细胞比例3%，嗜酸性粒细胞比例1%，血小板 $50 \times 10^9/L$。请思考：

（1）可初步判断该患者有哪些疾病？

（2）血细胞的正常值各是多少？

（范　真）

运动系统

运动系统由骨、骨连结和骨骼肌组成，占成人体重的 60%～70%。各骨借骨连结形成骨骼，构成了人体坚硬的支架，并赋予人体基本形态，起着运动、支持和保护等作用。骨骼肌附着于骨，收缩时牵拉骨产生运动。在运动中，骨起杠杆作用，关节是运动的枢纽，骨骼肌则是运动的动力器官。

第三章　骨　学

重点内容提示

1. 骨的分类和构造。
2. 椎骨、胸骨和肋骨的形态。
3. 脑颅与面颅诸骨的名称、位置。颅整体观的主要结构。新生儿颅的特征。
4. 上、下肢各骨的名称、位置。

导学关键词

骺线、骨小梁、骨髓、椎管、椎间孔、胸骨角、翼点

第一节　概　述

骨是一种器官，具有一定的形态结构和功能，坚硬而富有弹性，并有丰富的血管、淋巴管和神经分布。骨不但能进行新陈代谢和生长发育，而且还具有不断改建、修复和再生的能力。经常进行体育锻炼，可促进骨的良好发育和健康生长，长期不运动则可导致骨质疏松。成人有 206 块骨，按其所在部位分为颅骨、躯干骨和四肢骨（图 3-1），前两者又统称中轴骨。

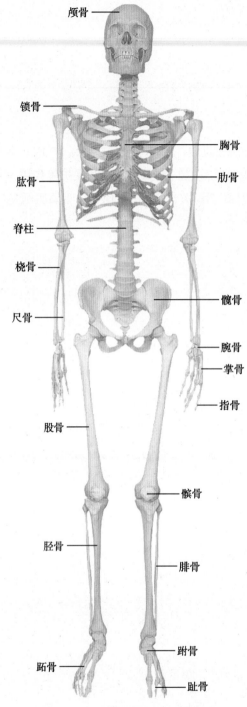

颅骨

锁骨

肱骨

脊柱

桡骨

尺骨

股骨

胫骨

跖骨

胸骨

肋骨

髋骨

腕骨

掌骨

指骨

髌骨

腓骨

跗骨

趾骨

图 3-1 全身骨骼（数字人骨骼重建）

一、骨的分类

根据形态，骨可分为长骨、短骨、扁骨和不规则骨（图3-2）。

（一）长骨

长骨呈长管状，分为一体两端。体又称骨干，内有髓腔容纳骨髓。两端膨大为骺，其表面光滑构成关节面，有关节软骨覆盖。幼年时，骺与骨干之间留有透明软骨，称为骺软骨。成年后，骺软骨完全骨化，骨干与骺融为一体，其间留下的痕迹称为骺线。长骨多分布在四肢，在运动中起杠杆作用。

（二）短骨

短骨似立方体，多成群分布于承受压力较大而运动较复杂的部位。如腕骨和跗骨。

（三）扁骨

扁骨呈板状，主要构成颅腔、胸腔和盆腔的壁，以保护腔内的器官，如颅盖骨。

（四）不规则骨

不规则骨形状不规则，如椎骨等。有些不规则骨内有含气的空腔，称为含气骨，如上颌骨等。发生在某些肌腱或韧带内的小骨称为籽骨，如髌骨。

骨的表面受肌的牵引、韧带附着以及血管、神经的通过等因素的影响，形成了不同的形态，如突起（髁、结节、棘、嵴、粗隆和踝）、凹陷（窝、切迹）、腔隙（管、裂孔）等。

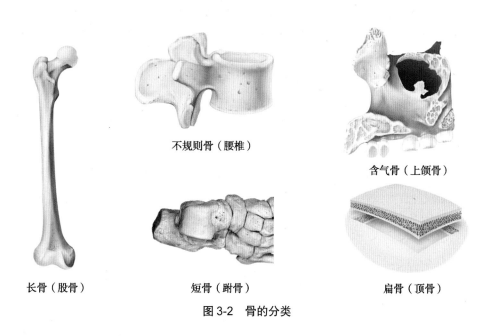

不规则骨（腰椎）

含气骨（上颌骨）

长骨（股骨）　　　　短骨（跗骨）　　　　扁骨（顶骨）

图 3-2　骨的分类

二、骨的构造

骨由骨质、骨膜和骨髓构成（图 3-3）。

（一）骨质

骨质分为**骨密质**和**骨松质**。骨密质致密坚硬，有较强的耐压性，由紧密排列成层的骨板构成，分布于长骨的骨干和其他骨的表面。骨松质呈海绵状，由骨小梁交织而成，位于骨的内部（图 3-4）。颅盖骨内、外板之间的骨松质称为板障。

（二）骨膜

骨膜由纤维结缔组织构成。除关节面外，均有骨膜覆盖。骨膜有丰富的血管、神经和淋巴管，以及成骨细胞和破骨细胞，对骨的营养、生长、感觉和再生具有重要作用。衬贴于骨髓腔内面和骨松质腔隙内的纤维结缔组织称骨内膜。

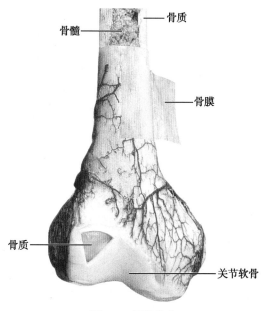

骨髓

骨质

骨膜

骨质

关节软骨

图 3-3　骨的构造

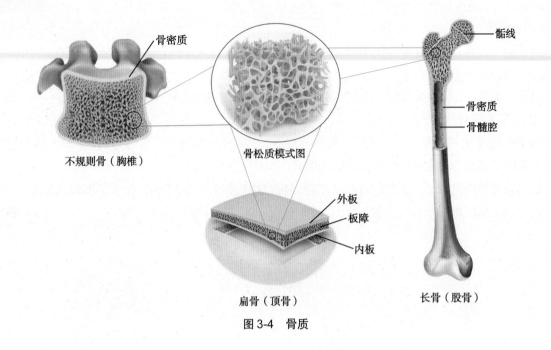

图 3-4 骨质

（三）骨髓

骨髓为填充于长骨的骨髓腔和骨松质的腔隙内柔软的海绵状组织，按结构分为**红骨髓**和**黄骨髓**。红骨髓有造血功能，含有大量不同发育阶段的红细胞和其他幼稚血细胞。"骨髓移植"利用骨髓的造血干细胞治疗各类造血功能异常、免疫功能缺陷和血液系统恶性肿瘤等疾病。5 岁以后长骨骨干内的红骨髓逐渐转化成为黄骨髓，失去造血功能。成人的红骨髓主要分布于长骨的两端、短骨、扁骨和不规则骨的骨松质内。因此临床常选胸骨、髂结节等进行骨髓穿刺，检查骨髓象。

骨的化学成分和物理特性

骨的化学成分包括有机质和无机质。有机质主要由骨胶原纤维和黏多糖蛋白组成，构成骨的支架，赋予骨弹性和韧性；无机质主要为钙、磷等盐类，使骨坚硬，具有抗压和抗扭曲能力。骨的化学成分随年龄、生活条件及健康状况等因素的变化而变化。青壮年人新鲜骨的有机质含量约占 1/3，无机质含量约占 2/3。婴幼儿骨的有机质和无机质各占一半，故弹性较大，不易发生骨折或折而不断，称青枝骨折。老年人骨的无机质所占比例较大，易发生粉碎性骨折。

第二节 中 轴 骨

一、躯干骨

躯干骨共 51 块，包括椎骨 24 块、肋骨 24 块，胸骨、骶骨和尾骨各 1 块。

（一）椎骨

1. 椎骨的一般形态 椎骨由前方的**椎体**和后方的**椎弓**组成（图 3-5），两者围成的孔称**椎孔**。各椎孔相连构成椎管，容纳脊髓等。椎体呈短圆柱状，是承受体重的主要结构。椎弓为弓形骨板，连接椎体的部分缩窄，称由椎弓根，椎弓根向后变宽，称椎弓板。椎弓根的上、下缘各有一切迹，相邻椎骨的上、下切迹围成椎间孔，有脊神经和血管通过。由椎弓发出 7 个突起：1 个棘突、2 个横突、2 个上关节突和 2 个下关节突。

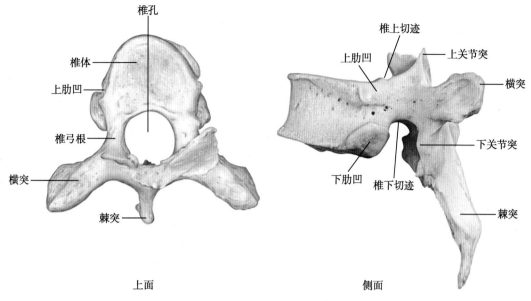

图 3-5　椎骨的一般形态(胸椎)

2. 各部椎骨的主要形态特征

（1）**颈椎**：椎体较小，椎孔大，横突根部有横突孔，第 2～6 颈椎的棘突较短，末端分叉（图 3-6）。第 1 颈椎又称**寰椎**（图 3-7），呈环状，无椎体。第 2 颈椎又称**枢椎**（图 3-8），椎体上面有向上的齿突。第 7 颈椎又称**隆椎**，棘突长，末端不分叉，体表可触及（图 3-9）。

（2）**胸椎**：椎体由上而下逐渐增大，在椎体的后外侧的上、下缘各有一半圆形肋凹（图 3-5）。横突末端前面有横突肋凹。棘突细长，斜向后下方，彼此掩盖成叠瓦状。

（3）**腰椎**：椎体肥大，棘突宽扁呈板状，水平伸向后方，棘突之间的间隙较宽（图 3-10），临床上可在此处行腰椎穿刺术。

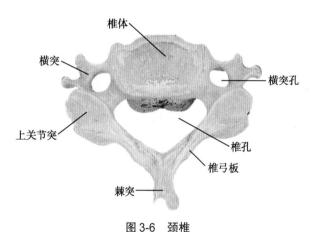

图 3-6　颈椎

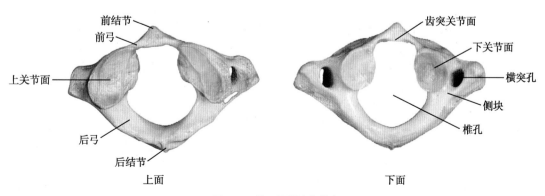

图 3-7　第 1 颈椎(寰椎)

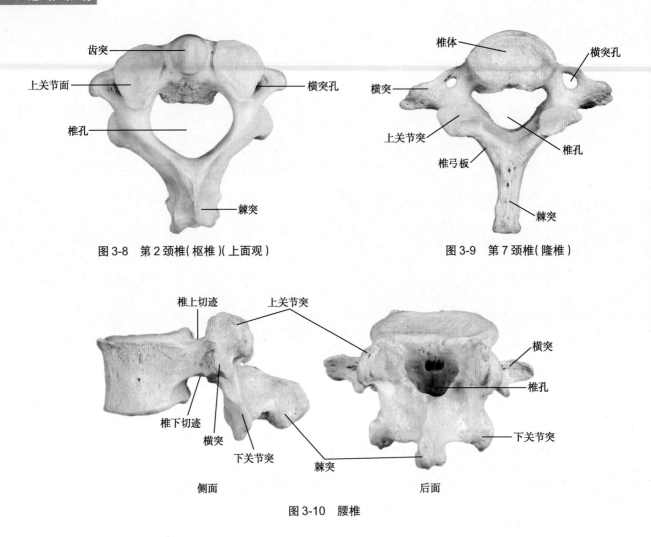

图 3-8　第 2 颈椎(枢椎)(上面观)

图 3-9　第 7 颈椎(隆椎)

侧面

后面

图 3-10　腰椎

（4）**骶骨**：呈三角形，底向上与第 5 腰椎相接，底部前缘中份向前突出，称岬，是女性骨盆径线测量的重要标志。侧面有耳状面，与髂骨相关节。骶骨中央有纵贯全长的骶管，下端的三角形开口，称骶管裂孔，裂孔两侧有向下的小突起，称**骶角**，临床以此作为骶管麻醉时定位的标志。骶骨前面凹而光滑，后面凸而粗糙不平，前、后面各有 4 对骶前孔和骶后孔，有脊神经前、后支及血管通过（图 3-11）。

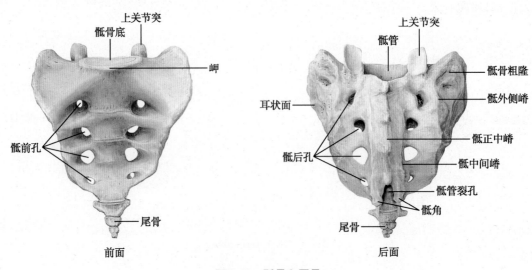

前面

后面

图 3-11　骶骨和尾骨

（5）**尾骨**：上端与骶骨相连，下端游离为尾骨尖。

（二）胸骨

胸骨属于扁骨，位居胸前壁正中，自上而下分为胸骨柄、胸骨体和剑突3部分（图3-12）。胸骨柄上缘正中凹陷，称**颈静脉切迹**。胸骨体呈长方形，两侧的肋切迹与第2~7肋相连结。胸骨柄与胸骨体连结处形成微向前突出的横行隆起，称**胸骨角**，两侧平对第2肋，可在体表部位扪及，是心脏叩诊、肺部听诊、计数肋骨序数的重要标志。剑突为一薄骨片，下端游离。

（三）肋骨

肋骨有12对，为扁骨。第1~7对肋骨前端借肋软骨与胸骨连结，称真肋；第8~10对肋骨前端分别借肋软骨与上位肋软骨连结，称假肋；第11、12对肋骨前端游离，称浮肋。

典型的肋骨呈弓形，分为体和前、后两端。后端膨大，称肋头（图3-13），与相应胸椎的肋凹相关节。肋头外侧稍细部为肋颈。肋颈外侧稍隆起部为肋结节，与胸椎的横突肋凹相关节。肋体可分内、外面和上、下缘，内面近下缘处有**肋沟**，沟内有肋间血管和神经通过。

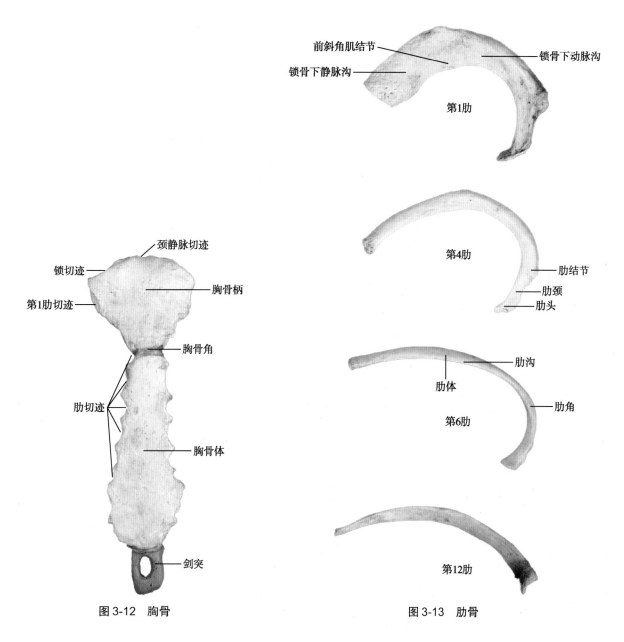

图 3-12　胸骨　　　　　　　　　　图 3-13　肋骨

二、颅骨

成人颅由23块颅骨组成（3对听小骨未计入），按位置将其分为脑颅骨和面颅骨。

（一）脑颅骨

脑颅骨共8块，其中不成对的有**额骨**、**枕骨**、**蝶骨**和**筛骨**，成对的有**颞骨**和**顶骨**。它们共同围成颅腔，具有容纳、支持和保护脑的作用。

（二）面颅骨

面颅骨共15块，其中成对的有**上颌骨**、**腭骨**、**鼻骨**、**泪骨**、**颧骨**和**下鼻甲**，不成对的有**下颌骨**、**舌骨**和**犁骨**。它们构成颜面的支架，并围成眶、鼻腔和口腔，容纳、支持和保护感觉器官。在面颅诸骨中，上颌骨位于面颅中央（图3-14），在其内上方，内侧是鼻骨，后方是泪骨；外上方是颧骨，后内方是腭骨；内侧面参与鼻腔外侧壁的构成，其下部有下鼻甲附着；下鼻甲的内侧有犁骨；上颌骨的下方是下颌骨；下颌骨的后下方是舌骨。

下颌骨是颅骨中唯一构成关节，能够活动的一块骨，分为**下颌体**和**下颌支**（图3-15）。下颌体的上缘构成牙槽弓，前外侧面上有颏孔。下颌支的末端有两个突起，前方的为冠突，后方的为髁突。下颌支后缘与下颌体相交处形成的钝角称为**下颌角**，可在体表扪到。下颌支内面的中央有下颌孔。

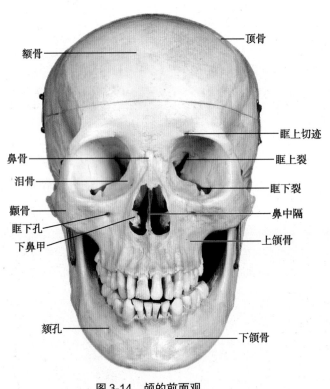

图3-14 颅的前面观

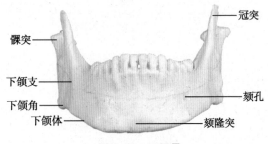

图3-15 下颌骨

（三）颅的整体观

1. 颅顶外面观 颅顶呈卵圆形，前窄后宽。各骨之间相连形成缝，额骨与两顶骨之间连结成**冠状缝**，左、右顶骨之间连结成**矢状缝**，两侧顶骨与枕骨之间连结成**人字缝**。

2. 颅底内面观 颅底内面凹凸不平，由前向后可见呈阶梯状逐渐加深的颅前窝、颅中窝和颅后窝（图3-16）。

（1）**颅前窝**：位置较高，窝的中央有向上突起的鸡冠，其两侧为筛板，筛板上有筛孔通鼻腔。构成颅前窝的骨板较薄，易发生骨折。

（2）**颅中窝**：中央部可见马鞍形的蝶鞍。蝶鞍上面的凹陷称垂体窝，垂体窝的前外侧有与眶相交通的视神经管，在视神经管的外侧有眶上裂通眶。在蝶鞍的两侧，由前内向后外依次排列着圆孔、卵圆孔和棘孔。

（3）**颅后窝**：窝的中央有**枕骨大孔**，孔前上方的斜行骨面为斜坡，孔前外缘上有舌下神经管内口，孔后上方有枕内隆凸，由此向两侧续于横窦沟，继而转向前下内改称乙状窦沟，末端终于颈静脉孔。颞骨岩部的后面有内耳门，向前内通入内耳道。

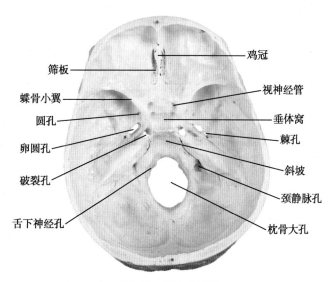

图 3-16　颅底内面观

3. **颅底外面观**　颅底外面的前部有上颌骨的牙槽和硬腭的骨板，骨板后缘的上方有被犁骨分开的两个鼻后孔。后部的中央有枕骨大孔，枕骨大孔的后上方有枕外隆凸。大孔的外侧是枕髁，枕髁前外侧上方有舌下神经管外口，外侧是颈静脉孔。大孔的前方有颈动脉管外口。颈静脉孔的外侧有一细长的茎突，茎突与乳突之间有茎乳孔（图 3-17）。

4. **颅前面观**　由大部分面颅和部分脑颅构成，共同围成眶、骨性鼻腔和骨性口腔。

（1）**眶**：为一对容纳眼球及其附属结构的锥体形深腔。尖朝向后内，经视神经管与颅中窝相交通；底朝向前，形成近似四边形的眶

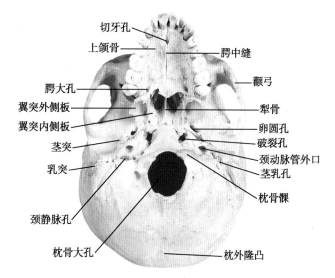

图 3-17　颅底外面观

缘。在眶上缘内、中 1/3 交界处有眶上孔或眶上切迹，眶下缘中份下方有眶下孔。眶上壁前外侧份有容纳泪腺的泪腺窝，内侧壁前下份有容纳泪囊的泪囊窝，此窝向下经鼻泪管通鼻腔。外侧壁与上壁交界处的后份有眶上裂。下壁与外侧壁交界处的后份有眶下裂。

（2）**骨性鼻腔**：由犁骨和筛骨垂直板构成的骨性鼻中隔将其分为左、右两半。鼻腔的顶主要由筛板构成，并借筛孔通向颅前窝。底由骨腭构成，下邻口腔。前方开口于梨状孔，后方开口于鼻后孔。内侧壁即骨性鼻中隔，外侧壁由上而下有 3 个向下卷曲的骨片，分别称为上、中、下鼻甲。各鼻甲下方有相应的鼻道，分别称上、中、下鼻道。

（3）**鼻旁窦**：是指位于鼻腔周围骨内并开口于鼻腔的一些含气腔隙，有 4 对：①**额窦**，位于眉弓的深方，开口于中鼻道；②**筛窦**，位于筛骨迷路内，开口于中鼻道和上鼻道；③**蝶窦**，位于蝶骨体内，向前开口于蝶筛隐窝；④**上颌窦**，是鼻旁窦中最大的 1 对，位于上颌骨体内，开口于中鼻道。由于窦口高于窦底，故在直立位时，窦内分泌物不易引流。

5. **颅侧面观**　可见颞骨乳突前方的外耳门，外耳门的前上方有颧弓，颧弓将颅外侧面分为上方的

颞窝和下方的颞下窝。颞窝底的前下部骨质较薄,处在额骨、顶骨、颞骨、蝶骨的会合处,常构成"H"形的缝,称为**翼点**(图 3-18),其内面紧邻脑膜中动脉前支。若此处骨折,易伤及该动脉而形成硬脑膜外血肿。

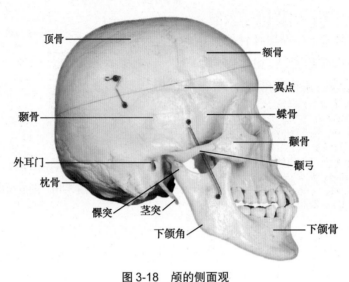

图 3-18 颅的侧面观

(四)新生儿颅骨的特点

胎儿时期由于脑和感觉器官比咀嚼器官和呼吸器官,特别是鼻旁窦和上、下颌骨发育得早,因此,脑颅比面颅大得多。新生儿面颅是脑颅的 1/8,而成人面颅却为脑颅的 1/4。新生儿颅骨尚未完全发育,颅盖各骨之间的间隙较大,由结缔组织膜封闭,称为**颅囟**(图 3-19)。最大的囟位于两侧顶骨前上角与额骨之间,即矢状缝与冠状缝的相接处,呈菱形,大小约 2cm×3cm,称**前囟**(额囟)。两侧顶骨后上角与枕鳞之间,即矢状缝与人字缝的相接处,呈三角形,称**后囟**。其他部位还有一些较小的囟。前囟出生后 1~2 岁闭合,其他囟出生后不久闭合。

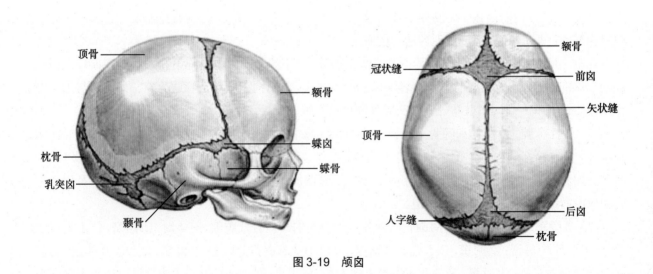

图 3-19 颅囟

第三节　四　肢　骨

一、上肢骨

上肢骨包括上肢带骨和自由上肢骨。

（一）上肢带骨

上肢带骨包括锁骨和肩胛骨。

1. 锁骨　呈"～"形，横架于胸廓前上方，内侧 2/3 凸向前，外侧 1/3 凸向后，全长均可触及。内侧端粗大，为胸骨端，与胸骨柄相关节。外侧端扁平，为肩峰端，与肩胛骨的肩峰相关节（图3-20）。

2. 肩胛骨　为三角形扁骨，位于背部外上方，介于第 2～7 肋，有三缘、三角和两面（图3-21）。上缘短而薄，其外侧有一向前弯曲的喙突；外侧缘肥厚，邻近腋窝；内侧缘较薄，靠近脊柱。外侧角肥厚，有朝向外侧的关节盂。上角平对第 2 肋，下角平对第 7 肋或第 7 肋间隙，可作为计数肋的标志。前面是肩胛下窝；后面的横行隆起为肩胛冈，将后面分隔为上部的冈上窝和下部的冈下窝。肩胛冈向外侧延伸为扁平的肩峰。

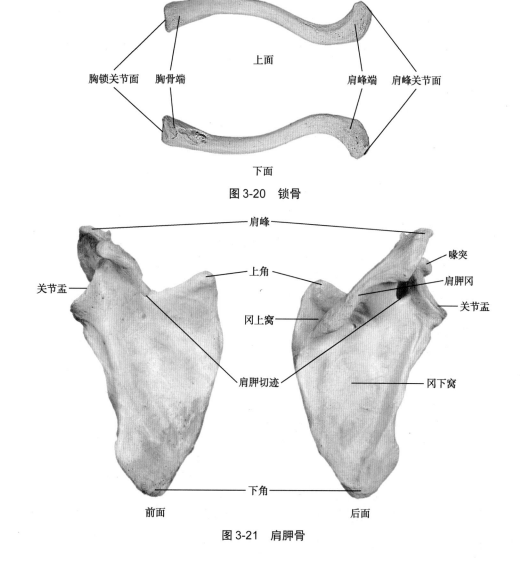

图 3-20　锁骨

图 3-21　肩胛骨

（二）自由上肢骨

自由上肢骨包括肱骨、桡骨、尺骨和手骨。

1. 肱骨　为臂部的长骨，分一体两端（图 3-22）。上端膨大，有半球形的肱骨头，与肩胛骨的关节盂相关节。肱骨头周缘的浅沟称解剖颈。肱骨头的外侧有一大的隆起称大结节，前下方有一小的隆起，称小结节，上端与体交界处较细，称**外科颈**，是骨折的好发部位。肱骨体中部外侧面有粗糙的**三角肌粗隆**。肱骨体后面中份有自上内斜向下外的**桡神经沟**，桡神经行于沟内，肱骨中段骨折时易损伤此神经。下端的内、外侧突起，分别称内上髁和外上髁。下端前面外侧份有半球状的肱骨小头，与桡骨相关节；内侧份有与尺骨相关节的肱骨滑车；内上髁的后方有**尺神经沟**，尺神经由此经过，当内上髁骨折时，易损伤该神经。在肱骨滑车后面的上方有鹰嘴窝，前方有冠突窝。

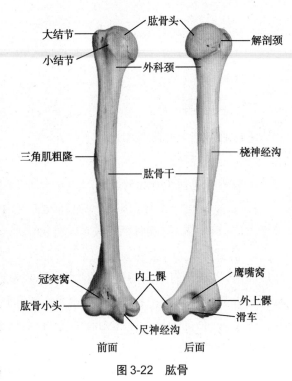

图 3-22　肱骨

2. 桡骨　位于前臂外侧的长骨，分一体两端（图 3-23）。上端细小，其顶端为膨大的桡骨头。头下稍细的部分为桡骨颈，颈下内侧有粗糙的桡骨粗隆。桡骨体呈三棱柱形。桡骨下端膨大，其外侧份有向下突出的桡骨茎突。下端内侧面有与尺骨头相关节的尺切迹，下面为腕关节面。

3. 尺骨　位于前臂内侧的长骨，分一体两端（图 3-23）。上端粗大，有朝向前方的滑车切迹，与肱骨滑车相关节。切迹上、下部的突起，分别称为鹰嘴和冠突。冠突外侧面有与桡骨头环状关节面相关节的桡切迹。尺骨体亦呈棱柱形。下端为尺骨头，与桡骨的尺切迹相关节。尺骨头后内侧有向下突出的茎突。

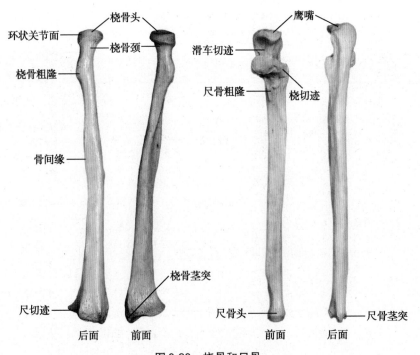

图 3-23　桡骨和尺骨

4. 手骨　包括腕骨、掌骨和指骨（图 3-24）。腕骨 8 块，排成远、近两横列。近侧列由桡侧向尺侧依次为**手舟骨**、**月骨**、**三角骨**和**豌豆骨**，远侧列依次为**大多角骨**、**小多角骨**、**头状骨**和**钩骨**；**掌骨** 5 块，由外侧向内侧依次为第 1～5 掌骨。**指骨** 14 块，拇指 2 块，为近节指骨和远节指骨，其余各指均为 3 块，由近侧向远侧依次为近节指骨、中节指骨和远节指骨。

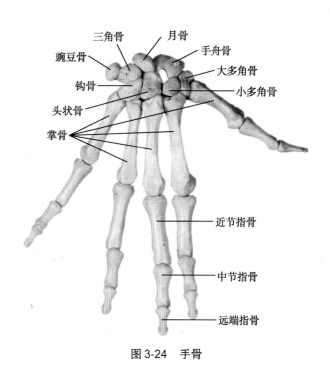

图 3-24　手骨

二、下肢骨

下肢骨包括下肢带骨和自由下肢骨。

（一）下肢带骨

下肢带骨即**髋骨**，由髂骨、耻骨和坐骨构成（图 3-25）。幼年时 3 骨借软骨相连，到 16 岁，软骨逐渐骨化融合为髋骨，其外侧面三骨愈合处形成的深窝为**髋臼**。髋臼的下部有一大孔，称为**闭孔**。

1. 髂骨　构成髋骨的上部，分为上部的髂翼和下部的髂骨体。髂翼上缘肥厚，称为**髂嵴**，左右髂嵴最高点的连线约平对第 4 腰椎棘突，是腰椎穿刺时确定穿刺部位的标志。髂嵴前端为**髂前上棘**，后端为髂后上棘。在髂前上棘后上方 5～7cm 处，髂嵴的外唇向外突出，称为髂结节，是重要的体表标志。髂翼内面有微凹的髂窝，其下界为圆钝的弓状线。后下方有粗糙的耳状面，与骶骨相关节。

2. 坐骨　构成髋骨的后下部，髋臼后下方有粗大的**坐骨结节**。坐骨结节后上方的突起为**坐骨棘**。坐骨棘的上、下各有一切迹，分别称为坐骨大切迹和坐骨小切迹。

3. 耻骨　构成髋骨的前下部，弓状线向前延伸形成锐利的耻骨梳，耻骨梳前端终于圆形隆起的耻骨结节。髂骨与耻骨结合处为髂耻隆起。耻骨内侧面有**耻骨联合面**。

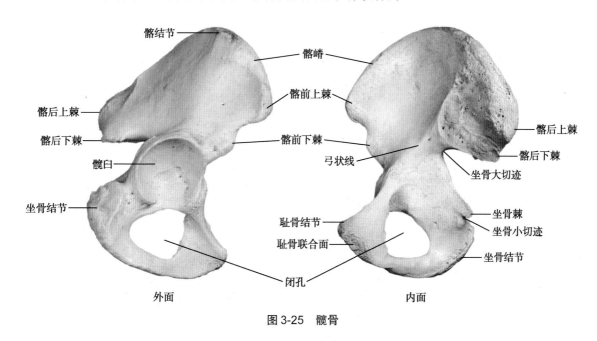

外面　　　　　　　　　　内面

图 3-25　髋骨

（二）自由下肢骨

自由下肢骨包括股骨、髌骨、胫骨、腓骨和足骨。

1. 股骨　位于股部，分为一体两端（图3-26）。上端有朝向内上方的球形**股骨头**，与髋臼相关节。头中央有一小的股骨头凹，是股骨头韧带的附着处。头向外下方缩细的部分为**股骨颈**。颈与体交界处的上外侧和内下方有隆起的突起，称大转子和小转子。股骨体略呈弓状凸向前，后面有纵行的粗线。下端有向后下方突出的内侧髁和外侧髁。两髁之间的深窝为髁间窝。两髁侧面的最突起处分别称为内上髁和外上髁，都是重要的体表标志。

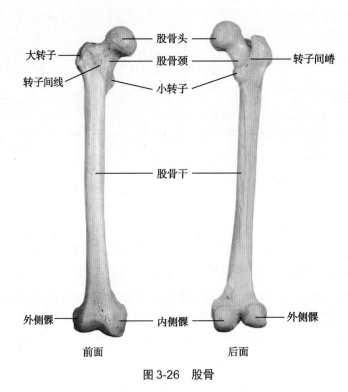

图 3-26　股骨

2. 髌骨　是人体内最大的籽骨，位于股四头肌腱内，上宽下尖，前面粗糙，后面有光滑的关节面。髌骨可在体表扪到（图3-27）。

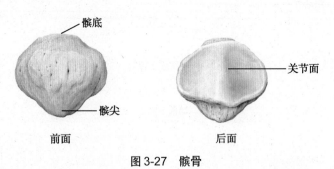

图 3-27　髌骨

3. 胫骨　居小腿的内侧，分为一体两端（图3-28）。上端膨大，向两侧突出，形成内侧髁和外侧髁，两髁的上面与股骨的内、外侧髁相关节。胫骨体呈三棱柱形，其前缘锐利，内侧面平坦。上端与体移行处前面的隆起称**胫骨粗隆**，为髌韧带的附着处。下端内侧有向下突起的**内踝**。

4. 腓骨　居小腿的外侧，分为一体两端。上端稍膨大称为**腓骨头**。腓骨头稍下方为缩细的腓骨颈（图3-28）。下端膨大并向下突出称**外踝**。

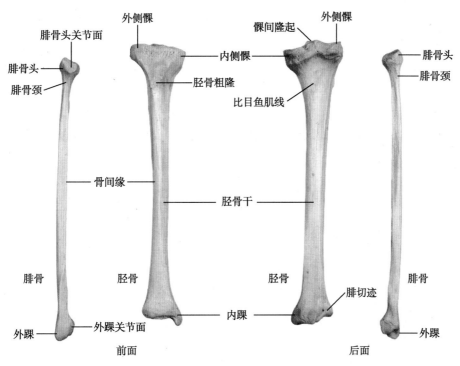

图 3-28　胫骨和腓骨（右侧）

5. **足骨**　包括跗骨、距骨和趾骨（图 3-29）。跗骨 7 块，分为近侧与远侧两列，远侧列由内侧向外侧依次为**内侧楔骨**、**中间楔骨**、**外侧楔骨**和**骰骨**，近侧列为**足舟骨**、**距骨**和**跟骨**。跖骨 5 块，由内侧向外侧依次为第 1～5 跖骨。趾骨 14 块，其形态、排列、命名均与指骨相同。

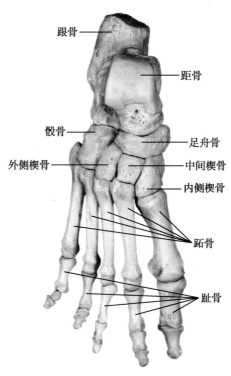

图 3-29　足骨（上面观）

讨论与思考题

1. 患者，女，22 岁，骑自行车不慎摔倒，头部左侧受伤，短暂昏迷后清醒，头面部红肿，头痛、恶心、呕吐、躁动不安及血压升高，事发后 3 小时做 CT 扫描，显示左翼点处骨折，颅内半月形高密度区，颅内血肿≤100ml。临床诊断：①左翼点处骨折；②急性硬膜外血肿。

请思考：翼点处骨折为何容易造成颅内血肿？

2. 患者，男，27 岁，因受凉鼻塞、脓涕、头痛，头昏、倦怠、精神不振、记忆力减退及面颊部压痛，既往有慢性上颌窦炎病史 20 余年。鼻窦内镜检查、超声和穿刺检查发现上颌窦积脓。临床诊断：慢性上颌窦炎急性发作。请思考：

(1) 鼻旁窦有哪些？

(2) 为何易患上颌窦炎？

3. 患者，男，16 岁，身体偏瘦高型，平时喜欢运动，上体育课时，突觉左胸憋闷，有压迫感，呼吸时自觉左胸疼痛，面色略显苍白，不敢大口呼吸，无心脏、肺部疾患史，测血压心率正常，左胸廓饱满、肋间隙增宽，叩诊鼓音，呼吸音消失，透视发现气管右移，胸膜腔大量积气、肺萎缩。临床诊断：自发性气胸。决定立即放置闭式胸腔引流。请思考：

(1) 闭式胸腔引流术需穿刺置管，通常如何选定穿刺点？

(2) 胸骨角有哪些临床意义？

4. 患者，女，69 岁，因路滑不慎摔倒，右足呈外旋畸形，感右髋部疼痛，下肢活动受限，不能站立和行走，局部压痛明显。患肢缩短、外展外旋畸形，大转子明显突出。X 线检查发现右股骨颈骨折。临床诊断：右股骨颈骨折。

请思考：股骨颈骨折的病因是什么？

（杨光宇）

重点内容提示

1. 骨连结类型及关节的基本构造和运动形式。
2. 脊柱椎骨间连结装置及椎间盘的构成、功能。
3. 胸廓的组成及功能。
4. 肩关节、髋关节、膝关节的构成及结构特点。
5. 骨盆的组成及男、女性骨盆的性别差异。
6. 足弓的组成及功能。

导学关键词

骨连结、关节、脊柱、胸廓、肩关节、髋关节、骨盆、膝关节、足弓

第一节 概 述

骨与骨之间借纤维结缔组织、软骨或骨相连，构成骨连结。按骨连结的连结形式不同可分为直接连结和间接连结两类（图 4-1）。

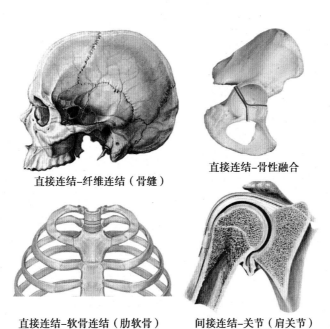

直接连结–纤维连结（骨缝）　　直接连结–骨性融合

直接连结–软骨连结（肋软骨）　　间接连结–关节（肩关节）

图 4-1　骨的连结类型

一、直接连结

直接连结的特点是骨与骨之间连结紧密，其间无腔隙，不能活动或仅有少许活动。直接连接可分为纤维连结（如颅骨之间的骨缝）、软骨连结（如椎骨之间的椎间盘）和骨性结合（如髋骨各骨间的连结）。

二、间接连结

间接连结又称**关节**或滑膜关节，其特点是骨与骨之间借其周围的结缔组织囊相连，相连骨之间有腔隙，运动范围较大。

1. 关节的基本结构　包括关节面、关节囊和关节腔（图4-2）。

（1）**关节面**：为构成关节的两块骨的邻接面，通常为一凸一凹，凸面称关节头，凹面称关节窝。关节面有**关节软骨**覆盖，表面光滑，具有弹性，有减少摩擦和缓冲震荡的作用。

（2）**关节囊**：为结缔组织囊，附着于关节面周缘的骨面上，可分为外层和内层。外层为纤维膜，厚而坚韧，起到连结和保护关节的作用。内层为滑膜层，薄而柔软，衬贴于纤维层内面，并附于关节软骨周缘，能产生滑液，润滑关节腔和营养关节软骨。

（3）**关节腔**：是关节囊滑膜层与关节软骨之间围成的潜在腔隙，密闭呈负压，内有少量滑液，可减少关节运动的阻力和摩擦。

2. 关节的辅助结构　包括韧带、关节盘和关节唇等。

（1）**韧带**：由连于两骨之间的致密结缔组织构成，位于关节囊外或关节囊内，称为囊外韧带和囊内韧带，可加强关节的稳定性和限制关节的运动幅度。囊外韧带有的是由关节囊纤维层增厚或肌腱延续而成。囊内韧带位于关节囊内，如膝关节的交叉韧带。

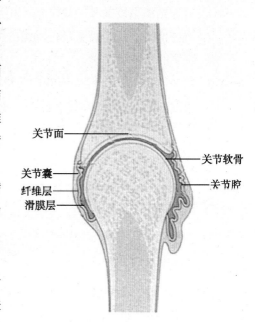

图4-2　关节的基本结构

（2）**关节盘**：为位于关节面之间的纤维软骨板，周缘附着于关节囊，仅见于少数关节内，如颞下颌关节和膝关节内。其功能是使关节面接触得更加合适，并具有弹性，可缓冲震荡。

（3）**关节唇**：是附着于关节窝周缘的纤维软骨环，具有加深关节窝、增加接触面积和稳固关节的作用。

（4）滑膜襞和滑膜囊：滑膜襞为滑膜重叠卷折而成，突入关节腔，起填充作用和调节关节腔内的压力。有的滑膜从关节囊纤维膜的薄弱或缺如处囊状膨出，充填于肌腱与骨面之间，形成滑膜囊，可减少肌活动时与骨面之间的摩擦。

3. 关节的运动　关节可循假设的运动轴进行运动，有如下形式：①**屈和伸**：为关节循冠状轴进行的运动。运动时两骨互相靠拢，角度变小为屈，角度变大为伸；②**内收和外展**：是关节循矢状轴进行的运动，运动时骨向正中矢状面靠拢称内收，离开正中矢状面称外展；③**旋内和旋外**：是关节循垂直轴进行的运动，运动时，骨的前面转向内侧为旋内，转向外侧为旋外。在前臂，将手掌向内旋转的运动称旋前，向外旋转则称为旋后；④**环转**：是屈、外展、伸和内收依次连续的运动。在日常运动中，关节多出现以三轴为基础的复合运动形式。

第二节　中轴骨的连结

中轴骨的连结包括躯干骨和颅骨的连结。

一、躯干骨的连结

躯干骨借骨连结分别构成**脊柱**和**胸廓**。脊柱构成人体的中轴，上承托颅，下接下肢骨。胸廓与上肢骨相连。

（一）脊柱

脊柱位于背部正中，在成人由24块椎骨、1块骶骨和1块尾骨通过骨连结构成。其中央的椎管容纳脊髓。脊柱具有支持体重、保护脊髓和内脏的功能，并能进行多种运动。

1. 椎骨间的连结　椎骨间的连结包括椎体间的连结和椎弓间的连结。

（1）椎体间的连结

1）**椎间盘**是连结于相邻两椎体之间的纤维软骨盘，由中央的髓核和周围的纤维环组成（图4-3）。髓核为具有弹性的胶状物质，纤维环由多层同心圆排列的纤维软骨构成。椎间盘坚韧而有弹性，可缓冲震荡，容许椎体之间有少许运动。其中颈、腰部椎间盘较厚，活动度也较大。纤维环的后份较薄弱，当猛力弯腰或劳损引起纤维环破裂时，髓核易从后外侧脱出，突向椎管或椎间孔，产生压迫脊髓或脊神经的症状。

2）**前纵韧带**连于各椎体前面，上起枕骨大孔前缘，下至骶骨，可限制脊柱过伸。

3）**后纵韧带**连于各椎体后面，起自枢椎，下达骶管，可限制脊柱过屈。

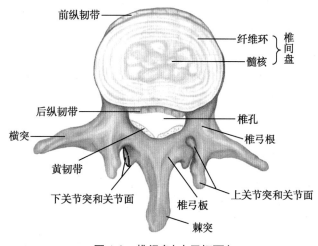

图4-3　椎间盘（水平切面）

（2）椎弓间的连结：①**黄韧带**连结相邻两椎弓板的韧带（图4-4），由黄色弹性纤维构成，有限制脊柱过度前屈的作用；②**棘上韧带**连结各椎骨棘突尖的韧带，在项部特别发达称项韧带；③**棘间韧带**为连结相邻棘突之间的韧带；④横突间韧带连结相邻横突之间的韧带；⑤**关节突关节**由邻位椎骨的上、下关节突构成，可作轻微运动。

（3）寰椎与枕骨及枢椎的关节：①寰枕关节由寰椎上的关节凹与枕髁构成，可使头部作前俯、后仰和侧屈运动；②寰枢关节由寰椎和枢椎构成，包括寰枢正中关节和寰枢外侧关节。寰枢正中关节绕齿突垂直轴进行旋转运动。寰枕关节和寰枢关节的联合运动，能使头作俯仰、侧屈和旋转运动。

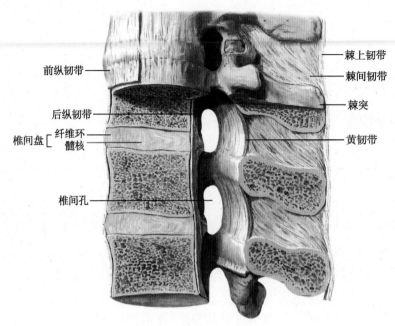

图 4-4 椎弓间的连结

2. 脊柱的整体观（图 4-5） 成人脊柱的长度约为 70cm。脊柱的长度可因姿势的不同而略有差异。静卧时比站立时可长 2～3cm，这是因为站立时椎间盘被挤压缩短所致。老年人因椎间盘变薄，骨质疏松而致脊柱缩短。

（1）脊柱前面观：椎体自上而下逐渐增大，但从骶骨开始又逐渐变小。这种变化与脊柱承受重力的变化密切相关。

（2）脊柱后面观 棘突在背部正中排列成一纵嵴。颈椎棘突短而分叉；胸椎棘突长而倾向后下方，呈叠瓦状；腰椎棘突呈板状，水平伸向后。

（3）脊柱侧面观：脊柱呈现 4 个生理性弯曲，其中颈曲和腰曲凸向前，胸曲和骶曲凸向后。脊柱的弯曲增大了脊柱的弹性，对维持人体重心的稳定和缓冲震荡有重要意义，对脑和内脏器官也有保护作用。

3. 脊柱的运动 脊柱在相邻两个椎体之间的运动幅度很小，但从整个脊柱来看，各椎骨关节突关节运动的总和可使脊柱运动幅度加大。脊柱可作前屈、后伸、侧屈、旋转和环转运动。由于颈部和腰部运动灵活，脊柱损伤也以这两处较为多见。

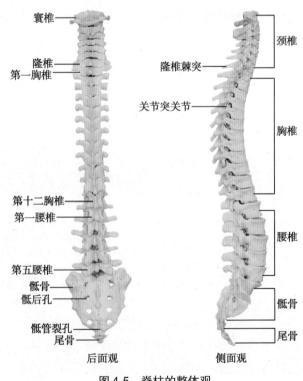

图 4-5 脊柱的整体观

（二）胸廓

胸廓由 12 个胸椎、12 对肋和 1 个胸骨及它们之间的骨连结构成。具有支持和保护胸、腹腔脏器和参与呼吸运动等功能。构成胸廓的关节主要有肋椎关节和胸肋关节。肋椎关节为肋的后端与胸椎之间构成的关节,可使肋骨前端作上升和下降的运动。胸肋关节由第 2～7 肋的肋软骨与胸骨相应的肋切迹构成。第 1 肋借肋软骨与胸骨柄之间成为软骨连结。第 8～10 肋借肋软骨依次与上位肋软骨相连,形成弓形的肋软骨缘,称**肋弓**。第 11、12 肋前端游离于腹壁肌中,不与胸骨相连。上下相邻肋骨之间的间隙称**肋间隙**。

成人的胸廓呈前后略扁的圆锥形,上窄下宽。胸廓有上、下两口,前壁、后壁和外侧壁。**胸廓上口**较小,由第 1 胸椎、第 1 肋和胸骨柄上缘围成,是颈部与胸部之间的通道。**胸廓下口**较大,由第 12 胸椎、第 12 肋、第 11 肋、肋弓及剑突围成。两侧肋弓在中线相交形成的向下开放的角,称**胸骨下角**(图 4-6)。

胸廓除具有保护、支持功能外,主要参与呼吸运动。吸气时,在肌的作用下,肋的前份上提,胸骨上升,增大了胸廓的前、后径和横径,使胸腔容积增大。呼气时,在重力和肌的作用下,胸廓做相反的运动,使胸腔容积减小。

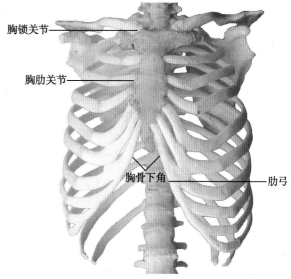

图 4-6　胸廓前部的连结

二、颅骨的连结

颅骨的连结有直接连结和间接连接。

1. 直接连结　各颅骨之间多借缝、软骨和骨相连,彼此之间结合较牢固。新生儿颅骨之间的间隙较大,由结缔组织膜封闭形成颅囟。

2. 颞下颌关节　又称下颌关节,由下颌骨下颌头与颞骨的下颌窝和关节结节构成(图 4-7)。其关节囊松弛,向上附着于下颌窝和关节结节周缘,向下附着于下颌颈。囊的外侧有外侧韧带加强。关节囊内有关节盘,关节盘的周缘与关节囊相连,将关节腔分为上、下关节腔。关节囊的前部较薄弱,故下颌关节易向前脱位。

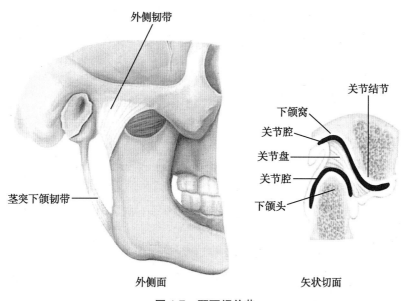

图 4-7　颞下颌关节

下颌骨可作下降和上提（张口和闭口）、前进和后退及侧方运动。关节囊松弛者，若张口过大时，下颌头可能滑至关节结节的前方，而不能退回关节窝，造成关节脱位。复位时必须先将下颌头下拉至关节结节的下方，再向后上推，才能将下颌头纳回下颌窝。

第三节　四肢骨的连结

人类由于身体直立，上肢从支持的功能中解放出来，成为劳动的器官，身体重量主要落在下肢。随着上、下肢的分工，出现形态上的差异。上肢的关节以轻巧灵活为主，下肢的关节以运动的稳固性为主。

一、上肢骨的连结

上肢骨的连结包括上肢带骨的连结和自由上肢骨的连结。上肢带骨的连结包括胸锁关节和肩锁关节。二关节将上肢骨连于躯干骨。关节的活动度虽小，但作为支点扩大了上肢的活动范围。自由上肢骨的连结包括肩关节、肘关节、前臂骨连结和手的关节。

1. 肩关节　由肱骨头和肩胛骨的关节盂构成（图4-8，图4-9）。肱骨头大而圆，关节盂小而浅，其周缘有软骨性的盂唇加深关节窝，但关节窝仅能容纳肱骨头的1/4～1/3。肩关节囊薄而松弛，分别附

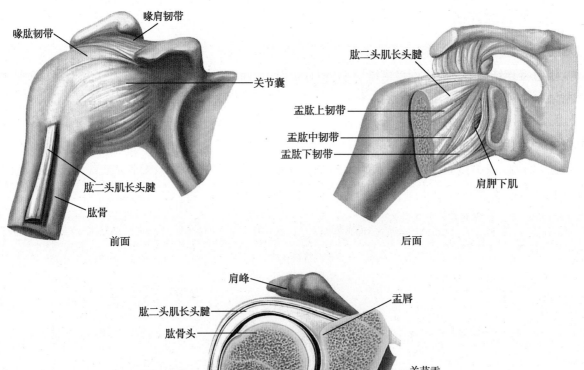

图4-8　肩关节的结构

着于关节盂的周缘和肱骨解剖颈。肩关节囊的上壁有喙肱韧带和喙肩韧带加强,前、后和外侧壁有肌加强。肩关节囊的**下壁**最为薄弱,故肩关节脱位时,肱骨头常从下壁脱出,形成前下脱位。肩关节是全身最灵活的关节,可作屈、伸、内收、外展、旋内、旋外及环转运动。

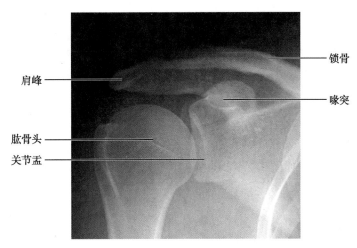

图 4-9 肩关节的 X 线像

2. 肘关节 由肱骨下端和桡、尺骨上端组成,包括 3 个关节,即肱尺关节、肱桡关节和桡尺近侧关节(图 4-10)。

(1)**肱尺关节**:由肱骨滑车和尺骨的滑车切迹构成。

(2)**肱桡关节**:由肱骨小头和桡骨头的关节凹构成。

(3)**桡尺近侧关节**:由桡骨头的环状关节面和尺骨的桡切迹构成。

上述 3 个关节包在一个关节囊内。囊的前、后壁薄而松弛。内、外侧壁有尺侧副韧带和桡侧副韧带加强,桡骨环状关节面的周围有桡骨环状韧带,包绕桡骨头,防止桡骨头脱位。但在幼儿,由于桡骨头未发育完全,环状韧带松弛,在肘关节伸直位猛力牵拉幼儿的前臂时,桡骨头可部分从下方脱出,造成桡骨头半脱位。肘关节的运动以肱尺关节为主作屈、伸运动。

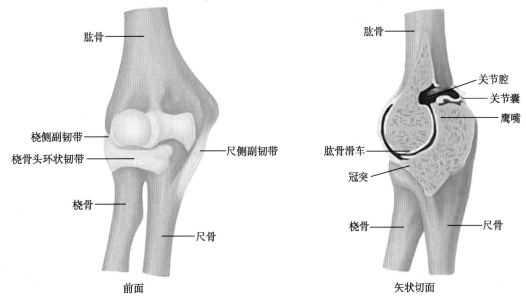

图 4-10 肘关节的结构

3. 前臂骨连结　包括前臂骨间膜，桡尺近侧关节（已述）和桡尺远侧关节。前臂骨间膜连于尺骨与桡骨的骨间缘之间，是一层坚韧的纤维膜。桡尺远侧关节由尺骨头环状关节面构成关节头，桡骨尺切迹及其自下缘至尺骨茎突根部的关节盘共同构成关节窝。关节活动时，尺骨不动，而是关节窝绕尺骨头转动。

4. 手的关节

（1）**桡腕关节**：又称**腕关节**，由桡骨的腕关节面和尺骨头下端的关节盘构成关节窝，手舟骨、月骨和三角骨的近侧关节面作为关节头而构成（图4-11）。关节囊松弛，关节的前、后和两侧都有韧带加强。腕关节可作屈、伸、内收、外展和环转运动。

（2）腕骨间关节：为相邻腕骨之间构成的关节。

（3）腕掌关节：分别由远侧列腕骨与5个掌骨底构成。拇指腕掌关节活动度较大，可作屈、伸、内收、外展和对掌运动。对掌运动是第1掌骨的外展、屈和旋内运动的总和，能使拇指尖的掌面与其他指末节掌面接触。

（4）掌骨间关节：是第2~5掌骨底相互之间的平面关节，活动度很小。

（5）掌指关节：由掌骨头与近节指骨底构成，可作屈、伸、内收和外展运动。

（6）指骨间关节：共9个，由相邻指骨底和头构成，可作屈、伸运动。

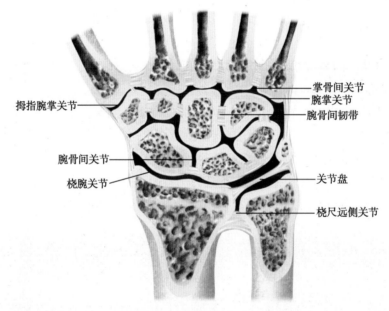

掌骨间关节
腕掌关节
腕骨间韧带
拇指腕掌关节
腕骨间关节
桡腕关节
关节盘
桡尺远侧关节

图4-11　手关节的结构

二、下肢骨的连结

下肢骨的连结包括下肢带骨的连结和自由下肢骨的连结。髋骨借骶髂关节、耻骨联合和韧带参与骨盆的组成。**骶髂关节**由骶骨的耳状面与髋骨的耳状面构成。耻骨联合由两侧耻骨的耻骨联合面借**耻骨间盘**连结而成。女性的耻骨间盘较厚，其内有一矢状裂隙，在分娩时可有轻度分离。韧带连结主要有：**骶结节韧带**位于骨盆后面，起自骶、尾骨的侧缘，呈扇形，止于坐骨结节的内侧缘（图4-12）；**骶棘韧带**位于骶结节韧带的前方，起自骶、尾骨的侧缘，呈扇形，止于坐骨棘。骶棘韧带与坐骨大切迹围成坐骨大孔，骶棘韧带、骶结节韧带和坐骨小切迹围成坐骨小孔，有肌、血管和神经等通过。自由下肢骨的连结包括髋关节、膝关节和足的关节。

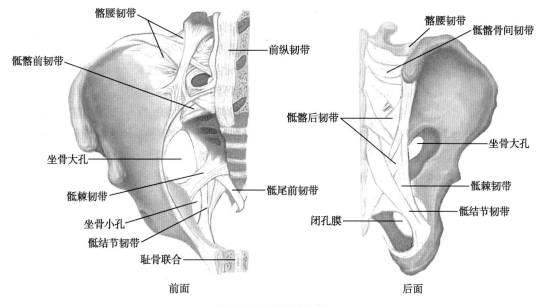

髂腰韧带
前纵韧带
骶髂前韧带
坐骨大孔
骶棘韧带
坐骨小孔
骶结节韧带
耻骨联合

前面

髂腰韧带
骶髂骨间韧带
骶髂后韧带
坐骨大孔
骶棘韧带
骶结节韧带
闭孔膜

后面

图 4-12　骨盆的韧带

1. 骨盆　是由左、右髋骨和骶骨、尾骨互相连结而成的盆状骨环。具有支持体重、保护盆腔脏器的功能。在女性，它还是娩出胎儿的通道。

骨盆可通过**界线**分为**大骨盆**和**小骨盆**。界线由骶骨岬、两侧弓状线、耻骨梳、耻骨嵴和耻骨联合上缘依次相连而成。界线以上为大骨盆，参与腹腔的围成。界线以下为小骨盆，构成盆腔。小骨盆有上、下两口：上口即界线；下口由尾骨、两侧骶结节韧带、坐骨结节、坐骨支、耻骨下支和耻骨联合下缘围成。上、下口之间的腔称骨盆腔。两侧耻骨下支和坐骨支在耻骨联合下方连成耻骨弓，所形成的夹角称**耻骨下角**。从青春期开始，骨盆的形状出现性别差异。女性骨盆的形态有利于妊娠和分娩。男、女性骨盆的差异见表4-1和图4-13。

表 4-1　男、女性骨盆的差异

结构特点	男性骨盆	女性骨盆
骨盆外形	狭而长	宽而短
骨盆上口	心形、较小	椭圆形、较大
骨盆下口	较窄小	较宽大
骨盆腔	漏斗形	圆桶形
耻骨下角	70°～75°	90°～100°
骶骨	窄长，曲度大	宽短，曲度小
骶岬	骶岬突出明显	骶岬突出不明显

2. 髋关节　由髋臼与股骨头构成，属球窝关节（图4-14）。髋臼的周缘附有纤维软骨构成的髋臼唇加深关节窝。髋关节的关节囊坚韧致密，向上附着于髋臼周缘与髋臼横韧带，向下附着于股骨颈，前面达转子间线，后面仅包裹股骨颈的内侧2/3。因此，股骨颈骨折有囊内、囊外和混合骨折之分。关节囊周围有髂股韧带、股骨头韧带、耻股韧带、坐股韧带和轮匝带加强。

髋关节可作屈、伸、收、展、旋内、旋外和环转运动。由于髋关节关节窝较深，关节囊坚韧紧张，并受多条韧带限制，其运动幅度较肩关节为小，但其结构更趋向稳定性，以利支持体重和行走的功能。

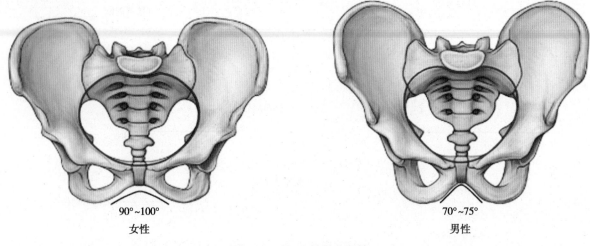

90°~100°
女性

70°~75°
男性

图 4-13　男、女性骨盆比较

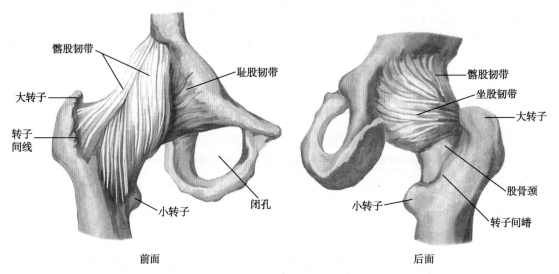

髂股韧带

耻股韧带

大转子

转子间线

小转子

闭孔

前面

髂股韧带

坐股韧带

大转子

股骨颈

小转子

转子间嵴

后面

图 4-14　髋关节的结构

3. 膝关节　是人体最大最复杂的关节。由股骨内、外侧髁，胫骨内、外侧髁和髌骨构成（图 4-15，图 4-16）。膝关节的关节囊薄而松弛，附着于各关节面的周缘，周围有韧带加固。关节囊外主要有**髌韧带**、腓侧副韧带、胫侧副韧带加强，关节囊内有**交叉韧带**加强。交叉韧带分为**前交叉韧带**和**后交叉韧带**。

膝关节囊的滑膜层附着于该关节各骨的关节面周缘，在髌骨上缘的上方，向上形成长约 5cm 的髌上囊突入股四头肌腱和股骨体下部之间。在髌骨下方的中线两侧，部分滑膜突向关节腔内，形成一对翼状襞，充填关节腔内的空隙。

半月板是垫在股骨内、外侧髁与胫骨内、外侧髁关节面之间的两块半月形纤维软骨板，分别称为内、外侧半月板（图 4-17）。内侧半月板呈 C 形。外侧半月板近似 O 形。半月板上面凹陷，下面平坦，外缘厚，内缘薄，两端借韧带附着于胫骨髁间隆起。半月板使关节面更为相适，也能缓冲压力，吸收震荡，起弹性垫的作用。当膝关节半屈位强力运动时，可造成半月板损伤。

膝关节主要作屈、伸运动，在半屈位时还可作轻度的旋内和旋外运动。

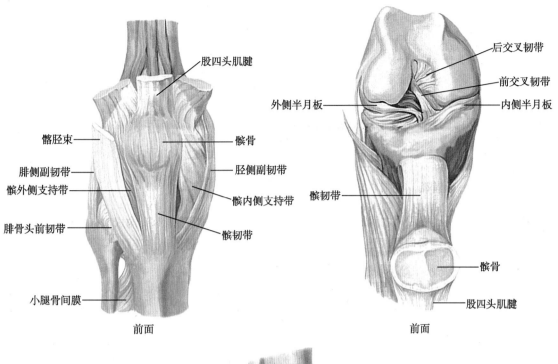

股四头肌腱

后交叉韧带
前交叉韧带
外侧半月板
内侧半月板

髂胫束
髌骨

腓侧副韧带
胫侧副韧带

髌外侧支持带
髌内侧支持带
髌韧带

腓骨头前韧带
髌韧带

髌骨

小腿骨间膜

股四头肌腱

前面
前面

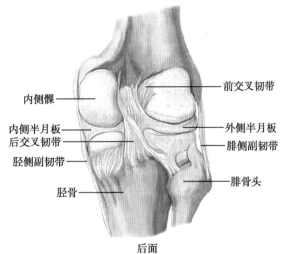

内侧髁
前交叉韧带

内侧半月板
外侧半月板
后交叉韧带
腓侧副韧带

胫侧副韧带
腓骨头

胫骨

后面

图 4-15 膝关节的结构

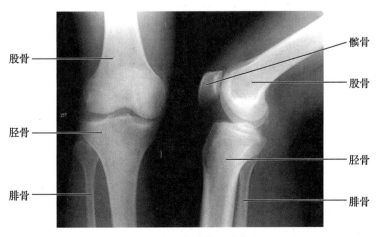

股骨

髌骨
股骨

胫骨

腓骨

胫骨

腓骨

图 4-16 膝关节 X 线像

55

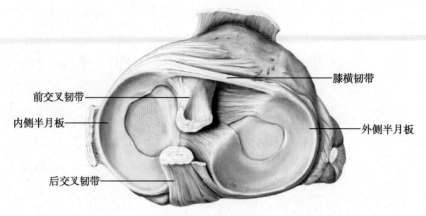

前交叉韧带

内侧半月板

后交叉韧带

膝横韧带

外侧半月板

图 4-17 半月板

4. 小腿骨间的连结 胫腓二骨连结紧密，其上端构成微动的胫腓关节，中部有小腿骨间膜相连，下端靠胫腓前、后韧带连结。二骨间几乎没有运动。

5. 足的关节

（1）距小腿关节：又称踝关节，由胫、腓两骨的下端和距骨滑车构成。关节囊前、后壁宽松，内、外侧有内侧韧带（或称三角韧带）和外侧韧带加强。踝关节后方有强大的跟腱加强（图 4-18）。踝关节可作背屈（伸）和跖屈（屈）运动。

（2）其他足关节：跗骨间关节为跗骨诸骨之间的关节。跗跖关节由骰骨、3 块楔骨与 5 块跖骨底构成。跖骨间关节由第 2～5 跖骨底的毗邻面借韧带连结构成。跖趾关节由跖骨头与近节趾骨底构成。趾骨间关节位于各趾骨之间。上述各关节运动幅度均很小。

6. 足弓 跗骨和跖骨借关节和韧带牢固相连，在纵横方向上都形成一个凸向上的弓形结构，称**足弓**。足弓可分为前后方向的纵弓和内外方向的横弓（图 4-19）。足弓是具有弹性的二足架结构，使足具有弹性和稳定性，可缓冲震荡。

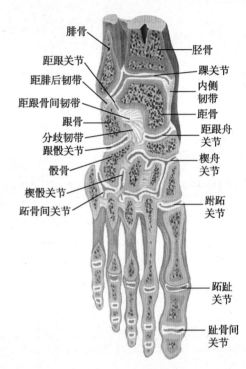

腓骨

距跟关节

距腓后韧带

距跟骨间韧带

跟骨

分歧韧带

跟骰关节

骰骨

楔骰关节

跖骨间关节

胫骨

踝关节

内侧韧带

距骨

距跟舟关节

楔舟关节

跗跖关节

跖趾关节

趾骨间关节

图 4-18 踝关节的结构

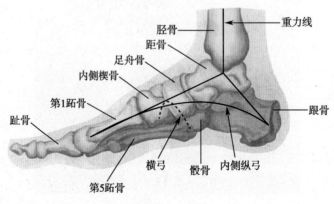

胫骨

距骨

足舟骨

内侧楔骨

第 1 跖骨

趾骨

重力线

跟骨

横弓

骰骨

内侧纵弓

第 5 跖骨

图 4-19 足弓

同时还具有保护足底血管、神经免受压迫的作用。足弓的维持除靠足底各骨间连结的韧带外，还有足底肌和通过足底的长肌腱的牵拉也起着重要作用。如果维持足底的韧带和肌过度劳损或先天发育不良，可导致足弓塌陷，形成扁平足。

讨论与思考题

患者，女，62 岁，因摔伤后左臀部疼痛 3 天收住入院。患者 3 天前走路跌倒，左臀部着地，当时感觉疼痛，站立后仍能行走。回家后休息 2 天，左臀部疼痛未见减轻，活动时加重，左大腿根部出现肿胀，故来院就诊。X 线片：左股骨颈可见骨质不连续，骨折线呈斜形，有微小移位。初步诊断：左股骨颈骨折。

请思考：股骨颈骨折后，哪个关节的运动受到影响？该关节的组成和结构有何特点？

（刘玉新）

第五章　肌　学

重点内容提示

1. 胸锁乳突肌、斜方肌、背阔肌、竖脊肌、胸大肌、三角肌、肱二头肌、肱三头肌、臀大肌、股四头肌、缝匠肌、小腿三头肌的位置、起止和作用。
2. 肋间内、外肌的走行和作用。
3. 膈肌的位置、形态和作用。
4. 腹前外侧肌的名称、肌纤维走向和作用。

导学关键词

骨骼肌、肌腹、肌腱、深筋膜、臀肌注射、三角肌注射

第一节　概　述

肌是运动系统的动力部分，因附着于骨骼，故称**骨骼肌**，因受躯体运动神经支配，可通过人的意志控制，又称随意肌。骨骼肌分布广泛，共有 600 余块，占体重的 40% 左右。每块肌都具有一定的形态、构造和功能，并有丰富的血管、淋巴管和神经分布，所以每块肌都是一个器官。

一、肌的形态和构造

肌的形态多种多样，一般可分为 4 种（图 5-1）。

1. **长肌**　呈梭形或带状，主要分布于四肢，收缩时可产生较大幅度的运动。
2. **短肌**　较短小，多分布于躯干深层，有明显的节段性，收缩时运动幅度较小。
3. **扁肌**　呈薄片状，多分布于胸、腹壁。有保护和支持内脏的作用。
4. **轮匝肌**　呈环形，分布于孔裂的周围，收缩时可关闭孔裂。

每块骨骼肌由中间的肌腹和两端的肌腱构成。肌腹主要由肌细胞（肌纤维）构成，色红而柔软，有收缩和舒张的功能。肌腱由致密结缔组织构成，色白而坚韧，但无收缩能力，主要起附着和传递动力的作用。扁肌的腱呈膜状，称腱膜。

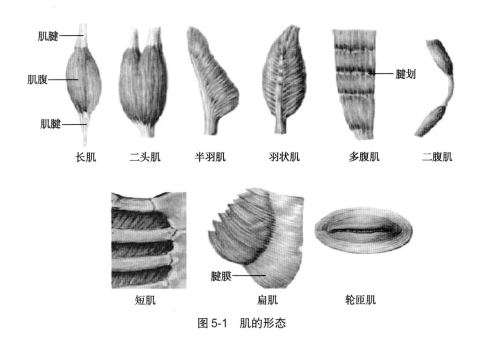

长肌　　　二头肌　　　半羽肌　　　羽状肌　　　多腹肌　　　二腹肌

短肌　　　　　　扁肌　　　　　轮匝肌

图 5-1　肌的形态

二、肌的起止、配布和作用

骨骼肌通常以两端附着于两块或两块以上的骨，中间跨过一个或多个关节。肌收缩时两骨彼此靠近，使关节产生运动。运动时，两块骨中有一块骨的位置相对固定，另一块骨作相对移动。肌在靠近身体正中线或四肢近侧端的附着点称为起点（定点），另一端的附着点称为止点（动点）。

肌在关节周围配布的方式和多少与关节的运动类型密切相关，即每一个关节根据关节运动轴配备有两组或两组以上作用完全相反的肌，这些在作用上互相对抗的肌称为拮抗肌。而在一个运动轴同侧配布，并具有相同功能的两组或多组肌，因其功能相同，互相协同，称为协同肌。各肌在神经系统的统一调节下，彼此协调，相辅相成，完成各种动作。肌收缩牵引骨骼而产生关节的运动，似杠杆作用。

三、肌的辅助结构

在肌的周围有辅助装置，协助骨骼肌的运动，保护肌，减少运动时的摩擦等，包括筋膜、滑膜囊和腱鞘。

1. 筋膜　分浅筋膜和深筋膜两种（图 5-2）。

（1）**浅筋膜**：又称皮下组织，包被全身各部，由疏松结缔组织构成，所含脂肪的多少因部位、性别、营养状况等而不同。浅筋膜内有丰富的浅动脉、浅静脉、皮神经和淋巴管等。浅筋膜有维持体温和保护深部结构的作用。

（2）**深筋膜**：由致密结缔组织构成，位于浅筋膜的深面，包裹肌、血管和神经等。在四肢，由深筋膜发出筋膜隔插入肌或肌群之间，并附着于骨，构成肌间隔。深筋膜包绕在血管、神经周围形成血管神经鞘。深筋膜有保护和约束肌的作用。在肌收缩时，还可减少相邻肌或肌群之间的摩擦，有利于肌或肌群的独立运动。

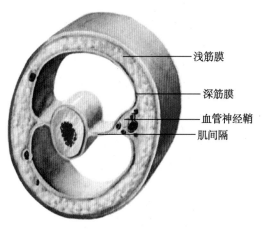

浅筋膜
深筋膜
血管神经鞘
肌间隔

图 5-2　筋膜（股中部水平切面）

2. **滑膜囊** 为扁薄密闭的结缔组织囊,内含少量滑液,多位于肌腱与骨面相接触处,具有减少肌腱与骨面之间摩擦的作用,如髌上囊。

3. **腱鞘** 是套在肌腱外面的鞘管,存在于腕、踝、手指和足趾等活动性较大的部位(图5-3)。腱鞘分腱纤维鞘和腱滑膜鞘。腱纤维鞘居滑膜层的外面,为深筋膜增厚形成的骨纤维性管道;腱滑膜鞘有两层,紧包于腱的周围。两层相互移行,形成密闭腔隙,内含少量滑液,以保证肌收缩时,肌腱能在腱鞘内灵活滑动。

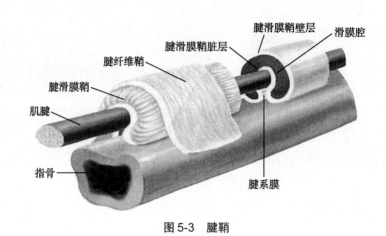

图 5-3 腱鞘

第二节 头 肌

头肌分为面肌和咀嚼肌两部分。

一、面肌

面肌也称表情肌(图5-4),为扁而薄的皮肌,主要分布在口裂、睑裂和鼻孔的周围。起自颅骨,止于面部皮肤,有环形肌和辐射肌两种。面肌的作用是开大或闭合孔裂,并牵拉面部皮肤,产生各种表情。

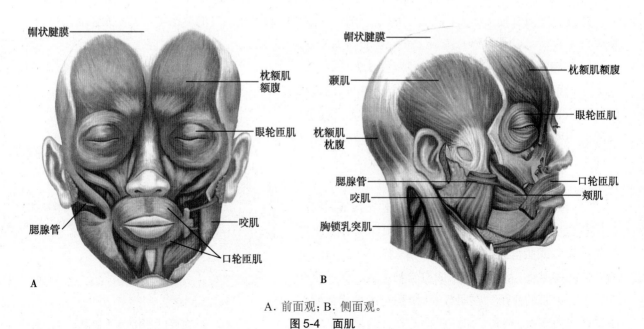

A. 前面观;B. 侧面观。

图 5-4 面肌

1. **枕额肌**　由枕腹、额腹两个肌腹和中间的帽状腱膜构成。

2. **眼轮匝肌**　位于眼裂周围，呈扁椭圆形，收缩使睑裂闭合。

3. **口轮匝肌**　位于口裂周围，呈扁环形，收缩时使口裂闭合。

另外，还有辐射状肌分别位于口唇的上、下方，收缩时向各方牵拉口唇和口角，协助开大口裂或改变口裂的外形。

二、咀嚼肌

咀嚼肌位于颞下颌关节的周围，包括颞肌、咬肌、翼内肌和翼外肌，参与咀嚼运动。

1. **颞肌**　呈扇形，起自颞窝，经颧弓深面向下止于下颌骨的冠突（图5-4），有上提下颌骨的作用。

2. **咬肌**　长方形，起自颧弓，止于下颌角的外面（图5-4），收缩时上提下颌骨。

3. **翼内肌**　起自翼突，止于下颌角内面（图5-5），双侧收缩时，可上提下颌骨并使其向前运动。单侧收缩时使下颌骨向对侧运动。

4. **翼外肌**　起自翼突，止于下颌颈（图5-5），双侧收缩时，主要使下颌骨向前，助张口。单侧收缩可使下颌骨向对侧运动。

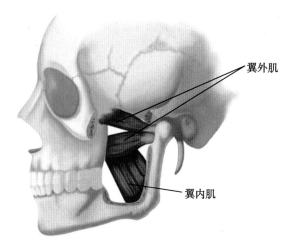

图 5-5　翼内肌和翼外肌

第三节　颈　　肌

颈肌依其所在位置分浅、深两群。

一、浅群

1. **颈阔肌**　为薄而宽阔的皮肌，位于颈前外侧部的浅筋膜中，收缩时可使颈部皮肤起皱，并下拉口角（图5-6）。

2. **胸锁乳突肌**　位于颈部两侧（图5-6，图5-7），大部分被颈阔肌覆盖，起自胸骨柄的前面和锁骨的胸骨端，两头会合斜向后上方，止于颞骨的乳突。一侧收缩时使头屈向同侧，面转向对侧；两侧同时收缩，可使头后仰。

3. **舌骨上、下肌群**　舌骨上肌群位于舌骨与下颌骨之间，包括二腹肌、下颌舌骨肌、茎突舌骨肌和颏舌骨肌。舌骨下肌群位于颈前部正中线的两侧，包括胸骨舌骨肌、肩胛舌骨肌、胸骨甲状肌和甲状舌骨肌（图5-7）。

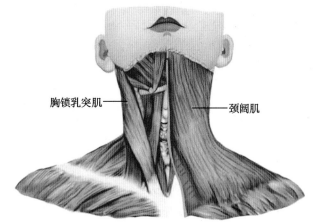

图 5-6　颈阔肌和胸锁乳突肌

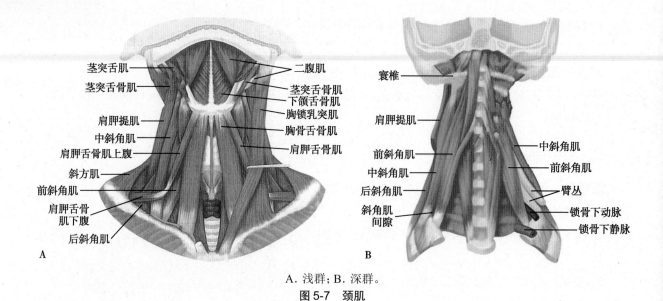

A. 浅群; B. 深群。

图 5-7　颈肌

二、深群

位于脊柱颈段的两侧和前方,主要有前斜角肌、中斜角肌和后斜角肌。前、中斜角肌与第 1 肋之间的空隙称斜角肌间隙,锁骨下动脉和臂丛由此进入腋窝(图 5-7)。

第四节　躯　干　肌

躯干肌可分为背肌、胸肌、膈肌、腹肌和会阴肌(见会阴)。

一、背肌

背肌位于躯干的背侧,分浅、深两群。浅层有斜方肌、背阔肌、肩胛提肌和菱形肌,深层为竖脊肌。

1. 斜方肌　位于项部和背上部浅层(图 5-8),一侧为三角形的扁肌,两侧合拢呈斜方形。起自上项线、枕外隆凸、项韧带、第 7 颈椎和全部胸椎棘突,止于锁骨外侧 1/3 部、肩峰及肩胛冈。该肌收缩时,可使肩胛骨向脊柱靠拢;如肩胛骨固定,两侧同时收缩可使头后仰。

2. 背阔肌　为全身最大的扁肌,位于背下部浅层和胸的后外侧,起自下 6 个胸椎棘突、全部腰椎棘突、骶正中嵴及髂嵴后部,肌束向外上方集中,止于肱骨小结节嵴(图 5-8)。收缩时可使肩关节内收、旋内和后伸。当上肢上举固定时,可引体向上。

3. 肩胛提肌　位于项部两侧、斜方肌深面,

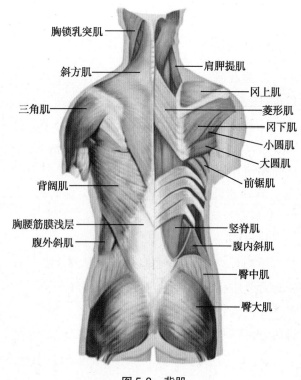

图 5-8　背肌

呈带状(图5-8)。可上提肩胛骨。

4. 菱形肌　位于斜方肌深面,呈菱形(图5-8),收缩时牵拉肩胛骨向脊柱靠拢。

5. 竖脊肌　又称骶棘肌,位于背肌浅层的深面,纵列于脊柱两侧的纵沟内。起自骶骨背面和髂嵴的后份,向上分出许多肌齿,沿途止于椎骨的棘突、横突和肋骨,最后到达颞骨乳突(图5-8,图5-9)。竖脊肌在维持人体直立方面起重要作用,两侧同时收缩,可使脊柱后伸和仰头;一侧收缩使脊柱侧屈。

背部的深筋膜分浅、深两层,浅层被覆于斜方肌和背阔肌表面;深层包裹竖脊肌,形成竖脊肌鞘,因在腰部显著增厚,并与背阔肌起始腱膜紧密结合,又称**胸腰筋膜**(图5-9),分前、后两层。腰肌劳损多见于胸腰筋膜下部损伤。

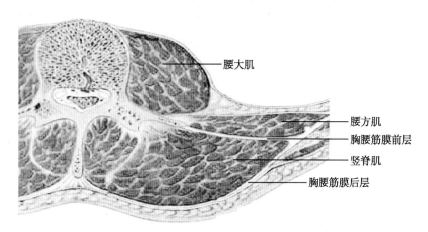

图5-9　胸腰筋膜

二、胸肌

胸肌分为胸上肢肌和胸固有肌两部分。胸上肢肌包括胸大肌、胸小肌和前锯肌,收缩时使上肢产生运动。胸固有肌位于各肋间隙内,参与构成胸壁,包括肋间外肌、肋间内肌等。

1. 胸大肌　位于胸廓前上壁的浅层(图5-10),起自锁骨内侧半、胸骨和第1~6肋软骨,肌束向外侧呈扇形,止于肱骨大结节嵴。收缩时,可使肩关节内收、旋内和前屈。若上肢固定则可做引体向上动作,也可提肋助吸气。

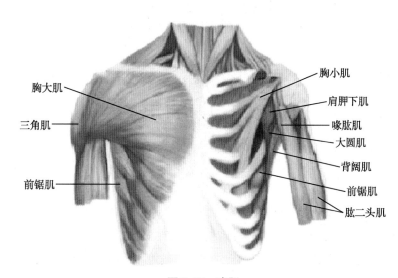

图5-10　胸肌

2. 胸小肌 位于胸大肌的深面（图5-10），起自第3～5肋骨，止于肩胛骨喙突，收缩时，将肩胛骨拉向前下方。当肩胛骨固定时，可提肋助吸气。

3. 前锯肌 位于胸廓侧壁，以数个肌齿起自上位8～9个肋骨的外面，肌束斜向后上，止于肩胛骨内侧缘和下角（图5-11）。收缩时，拉肩胛骨向前并使其紧贴胸廓；下部肌束收缩可使肩胛骨下角外旋，助臂上举；当肩胛骨固定时，可上提肋助深吸气。

4. 肋间外肌 居肋间隙的浅层（图5-11），起自上位肋骨的下缘，肌束斜向前下方，止于下位肋骨的上缘。收缩时，可提肋骨助吸气。

5. 肋间内肌 位于肋间外肌的深面（图5-11），起自下位肋骨的上缘，肌束斜向前上方，止于上位肋骨的下缘。收缩时，可降肋骨助呼气。

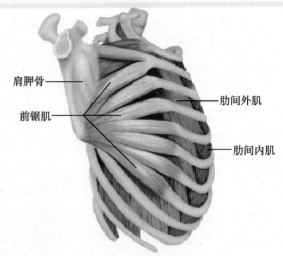

图5-11 前锯肌和肋间肌

三、膈肌

膈肌为穹隆状扁肌，位于胸、腹腔之间（图5-12）。膈肌的肌束有3个部分：胸骨部起自剑突后面；肋部起自下6对肋骨和肋软骨；腰部以左、右膈脚起自上位2～3个腰椎。各部肌束向中央集中移行为腱膜，即称中心腱。

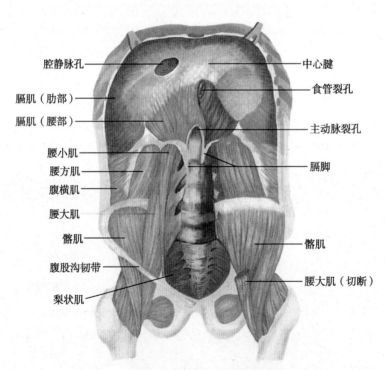

图5-12 膈肌和腹后壁肌

膈肌有3个裂孔：①主动脉裂孔：在第12胸椎前方，由左、右膈脚与脊柱共同围成，内有主动脉和胸导管通过；②食管裂孔：在主动脉裂孔的左前上方，约平第10胸椎，内有食管和迷走神经通过；③腔静脉孔：在食管裂孔右前上方的中心腱内，约平第8胸椎，内有下腔静脉通过。

膈肌是重要的呼吸肌，收缩时，膈穹下降，胸腔容积扩大，产生吸气；舒张时，膈穹上升，胸腔容积变小，产生呼气。若膈肌与腹肌同时收缩，则能增加腹压，协助排便、呕吐、咳嗽及分娩等活动。

四、腹肌

腹肌位于胸廓下部与骨盆之间，包括位于腹前外侧壁的腹直肌、腹外斜肌、腹内斜肌、腹横肌和位于腹后壁的腰方肌、腰大肌（见下肢肌）。腹前外侧群肌除构成腹壁，保护和支持腹腔器官外，还可使躯干作前屈、侧屈和旋转运动。

1. 腹直肌　呈带状，位于腹壁前正中线的两侧，被腹直肌鞘包裹。肌束起自耻骨联合和耻骨嵴，向上止于剑突和第5～7肋软骨的前面。在肌的中间被3～4条横行的腱划分成多个肌腹。

2. 腹外斜肌　位于腹前外侧壁的最浅层（图5-13，图5-14），肌束由外上斜向前内下方，大部分在腹直肌外侧缘移行为腹外斜肌腱膜，腱膜经过腹直肌的前面，参与构成腹直肌鞘的前层，最后至前正中线处与对侧的腹外斜肌腱膜交织成白线。腹外斜肌腱膜的下缘卷曲增厚，连于髂前上棘与耻骨结节之间，称**腹股沟韧带**。在耻骨结节的外上方，腹外斜肌腱膜形成一个三角形裂孔，称腹股沟管浅（皮下）环。

3. 腹内斜肌　位于腹外斜肌深面，肌束呈扇形斜向前上方（图5-13，图5-14），大部分肌束在腹直肌外侧缘处移行为腱膜。腱膜分前、后两层，分别构成腹直肌鞘的前、后层，向内止于白线。腹内斜肌下部与腹横肌下部的腱膜会合，在腹股沟管浅环后方形成腹股沟镰（联合腱），止于耻骨梳的内侧份（图5-13）。自腹内斜肌和腹横肌下缘发出肌束包绕精索和睾丸，称为提睾肌。

4. 腹横肌　位于腹内斜肌的深面，肌束横行向前内侧，在腹直肌的外侧缘移行为腱膜，参与构成腹直肌鞘的后层，并终于白线（图5-13，图5-14）。

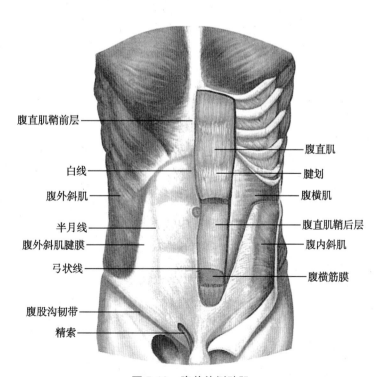

图 5-13　腹前外侧壁肌

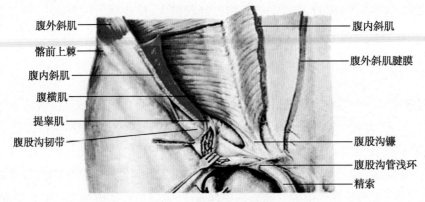

图 5-14　腹股沟区肌层次

腹直肌鞘

　　为包裹腹直肌的纤维性鞘。由腹外侧壁 3 层扁肌的腱膜构成（图 5-15）。鞘分前、后两层，前层由腹外斜肌腱膜和腹内斜肌腱膜的前层愈合而成，并与腱划紧密融合；后层由腹内斜肌腱膜的后层和腹横肌腱膜愈合而成，在脐下 4～5cm 处，后层完全转至腹直肌的前面参与构成鞘的前层，使该处形成下缘游离并凸向上的弧形线，称**弓状线**（半环线）。此线以下鞘的后层缺如，腹直肌后面直接与腹横筋膜相贴。

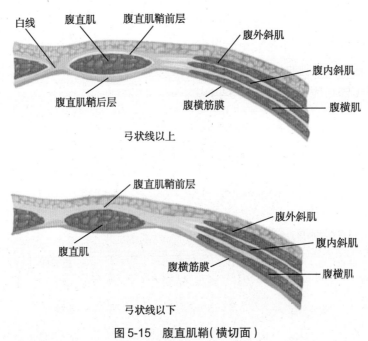

图 5-15　腹直肌鞘（横切面）

　　5. 腰方肌　位于腹后壁脊柱的两侧，起自髂嵴后部，向上止于第 12 肋和第 1～4 腰椎横突（图 5-12）。收缩时能下降和固定第 12 肋，一侧收缩使可脊柱侧屈。

腹股沟管

　　位于腹股沟韧带内侧半的上方，是腹前壁下部由外上斜向内下方的裂隙，长 4～5cm，男性有精索、女性有子宫圆韧带通过。腹股沟管有内、外两口和前、后、上、下四壁：内口称腹股沟管深（腹）环，位于腹股沟韧带中点上方约 1.5cm 处，为腹横筋膜形成的裂隙；外口即腹股沟管浅（皮下）环；前壁为腹外斜肌腱膜和腹内斜肌，后壁为腹横筋膜和腹股沟镰，上界为腹内斜肌和腹横肌的弓状下缘，下界为腹股沟韧带（图 5-14）。如腹腔内容物进入腹股沟管降至阴囊，即为腹股沟斜疝。

第五节　上　肢　肌

上肢肌按部位分上肢带肌、臂肌、前臂肌和手肌。

一、肩肌

肩肌配布于肩关节周围，均起自上肢带骨，止于肱骨，有稳定和运动肩关节作用。

1. 三角肌　位于肩部，呈三角形，形成肩部的圆隆形（图5-16）。起自锁骨的外侧段、肩峰和肩胛冈，肌束覆盖肩关节的前、后、外侧，逐渐向外下方集中，止于肱骨的三角肌粗隆。该肌收缩时，可使肩关节外展，前部肌束使肩关节前屈和旋内，后部肌束使肩关节后伸和旋外。常选此肌作为臂部肌内注射。

2. 冈上肌　起自肩胛骨的冈上窝，止于肱骨大结节的上部（图5-16），可使肩关节外展。

3. 冈下肌　起自肩胛骨的冈下窝，止于肱骨大结节中部（图5-16），可使肩关节旋外。

4. 小圆肌　起自肩胛骨外侧缘的背面，止于肱骨大结节的下部（图5-16），可使肩关节旋外。

5. 大圆肌　起自肩胛骨下角的背面，止于肱骨小结节嵴（图5-16），可使肩关节内收、旋内。

6. 肩胛下肌　起自肩胛下窝，止于肱骨小结节（图5-16），可使肩关节内收和旋内。

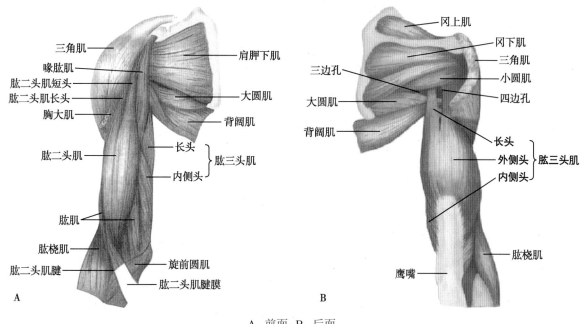

A. 前面；B. 后面。

图5-16　肩肌和臂肌

二、臂肌

臂肌分前群和后群。前群有肱二头肌、肱肌和喙肱肌。后群为肱三头肌（图5-16）。

1. 肱二头肌　起端有长、短两个头，长头起自肩胛骨的盂上结节，通过肩关节囊，经结节间沟下降；短头起自肩胛骨的喙突，两头在臂中部会合成一个肌腹，经肘关节的前方，止于桡骨粗隆（图5-16）。其作用是屈肘关节，并协助屈肩关节。

2. 喙肱肌　位于肱二头肌短头的后内方，起自肩胛骨的喙突，止于肱骨体中部的内侧（图5-16），可使肩关节前屈和内收。

3. **肱肌** 位于肱二头肌下半部的深面,起自肱骨下半部的前面,止于尺骨粗隆(图5-16),可屈肘关节。

4. **肱三头肌** 位于肱骨后方,起端有长头和内、外侧头,长头起自肩胛骨的盂下结节,内侧头和外侧头分别起自桡神经沟内下方和外上方的骨面,三头向下合成肌腹,以一扁腱止于尺骨鹰嘴(图5-16)。其作用是伸肘关节,长头还可使肩关节后伸和内收。

三、前臂肌

前臂肌位于尺、桡骨的周围,大多数是长肌,分为前、后群。

前群位于前臂的前面和内侧,共9块,分4层排列(图5-17,图5-18)。

1. **第1层** 有5块,为肱桡肌、旋前圆肌、桡侧腕屈肌、掌长肌和尺侧腕屈肌。肱桡肌起自肱骨外上髁的上方;后4块肌以屈肌总腱起自肱骨内上髁的前面及前臂深筋膜,向下以长肌腱分别止于桡骨茎突、桡骨中部、掌骨底、掌腱膜和豌豆骨。肱桡肌有屈肘关节作用,旋前圆肌有屈肘关节并使前臂旋前的作用,桡侧腕屈肌、掌长肌、尺侧腕屈肌均有屈腕作用。

2. **第2层** 为指浅屈肌,起自肱骨内上髁和尺、桡骨前面,肌束向下移行为4条肌腱,通过腕管和手掌,分别进入示指至小指的指腱鞘,每一条肌腱在近节指骨中部又分为两脚,止于中节指骨体的两侧。有屈腕、屈掌指关节和屈示指至小指近侧指骨间关节的作用。

3. **第3层** 有拇长屈肌和指深屈肌,均起于桡、尺骨及前臂骨间膜的掌侧面。拇长屈肌位于桡侧,肌腱经腕管入手掌,止于拇指远节指骨底掌侧。可屈拇指指骨间关节和掌指关节。指深屈肌位于尺侧,向下分成4条肌腱,共同经腕管入手掌,在指浅屈肌腱的深面分别进入示指至小指的指腱鞘,经指浅屈肌腱的两脚之间穿过,止于远节指骨底掌侧。可屈示指至小指的远侧与近侧的指骨间关节、掌指关节和桡腕关节。

4. **第4层** 为旋前方肌,贴在桡、尺骨远侧段的前面。作用于桡尺近、远侧关节,使前臂旋前。

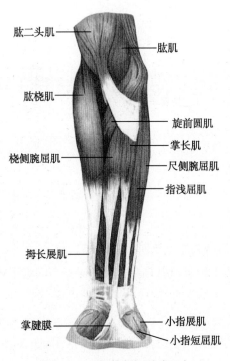

图5-17 前臂肌前群(浅层)

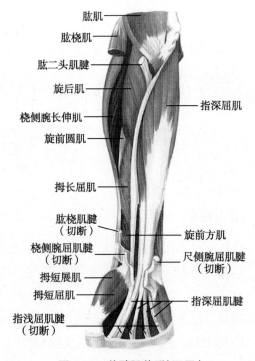

图5-18 前臂肌前群(深层)

后群位于前臂的后面，分浅、深两层（图 5-19，图 5-20），主要有伸腕、伸指和使前臂旋后的作用。

1. 浅层　有 5 块，以伸肌总腱起自肱骨外上髁，自桡侧向尺侧依次排列为：桡侧腕长伸肌、桡侧腕短伸肌、指伸肌、小指伸肌和尺侧腕伸肌。其中指伸肌向下移行为 4 条肌腱，分别止于示指～小指中节和远节指骨底背侧。

2. 深层　有 5 块，旋后肌起于尺骨近侧，止于桡骨，可使前臂旋后。拇长展肌、拇短伸肌、拇长伸肌和示指伸肌均紧贴于尺、桡骨及前臂骨间膜背面，分别止于第 1 掌骨底、拇指近节指骨底和示指指背腱膜。

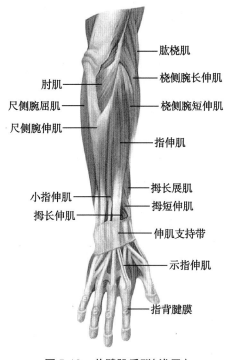

图 5-19　前臂肌后群（浅层）

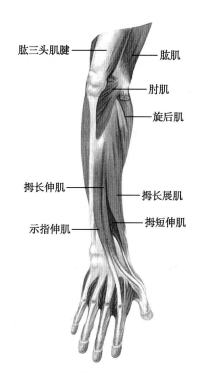

图 5-20　前臂肌后群（深层）

四、手肌

手肌分为外侧群、内侧群和中间群（图 5-21）。

1. 外侧群　较为发达，在手掌桡侧形成一隆起，称鱼际。有 4 块，分浅、深两层。浅层有拇短屈肌和拇短展肌，深层有拇对掌肌和拇收肌。可使拇指屈、内收、外展和对掌。

2. 内侧群　在手掌尺侧形成一个隆起，称小鱼际。有 3 块，包括小指展肌、小指短屈肌和小指对掌肌。可以使小指屈、外展和对掌。

3. 中间群　位于掌心，包括 4 块蚓状肌和 7 块骨间肌。蚓状肌位于指深屈肌腱的桡侧，可屈示指、中指、环指和小指的掌指关节和伸指间关节。骨间肌位于掌骨间隙内，分为骨间掌侧肌和骨间背侧肌。骨间掌侧肌有 3 块，可使指、环指

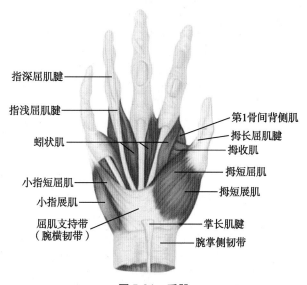

图 5-21　手肌

和小指内收。骨间背侧肌有 4 块，其作用是以中指为中线外展示指、中指和环指。骨间肌止于指背腱膜，协同蚓状肌屈掌指关节和伸指骨间关节。

第六节　下　肢　肌

下肢肌按部位可分为髋肌、大腿肌、小腿肌和足肌。

一、髋肌

按部位分为前、后群，前群包括髂腰肌和阔筋膜张肌，后群主要有臀大、中、小肌和梨状肌等。

1. 髂腰肌　由腰大肌和髂肌组成（图 5-22）。腰大肌起自腰椎体和横突；髂肌起自髂窝，两肌向下会合后，经腹股沟韧带深面，止于股骨小转子。主要作用是使髋关节前屈和旋外，当下肢固定时，可使躯干和骨盆前屈。

2. 阔筋膜张肌　位于股上部的外侧，起自髂前上棘，肌腹包被在阔筋膜的两层之间，向下移行为髂胫束，止于胫骨的外侧髁（图 5-22）。可紧张阔筋膜并使髋关节前屈。

3. 臀大肌　位于臀部，起自髂骨翼外面和骶骨背面，向下外方止于股骨的臀肌粗隆（图 5-23，图 5-24）。可使髋关节后伸和旋外；当下肢固定时，可防止躯干前倾，是维持人体直立姿势的重要肌。

4. 臀中肌和臀小肌　臀中肌在臀大肌外上部的深面，臀小肌在臀中肌深面。两肌都呈扇形，起自髂骨翼外面，止于股骨大转子（图 5-24）。两肌均可使髋关节外展。

5. 梨状肌　位于臀中肌内下方，臀大肌深面，起自骶骨前面的外侧部，肌束向外经坐骨大孔出骨盆腔，止于股骨大转子（图 5-24）。收缩可使髋关节旋外。坐骨大孔被梨状肌分隔，形成梨状肌上孔和梨状肌下孔。梨状肌上孔有臀上血管和神经通过，梨状肌下孔有坐骨神经、臀下血管和神经、阴部血管和神经等通过。

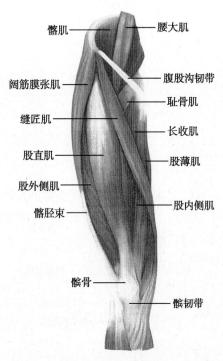

图 5-22　髋肌前群和大腿肌前群、内侧群

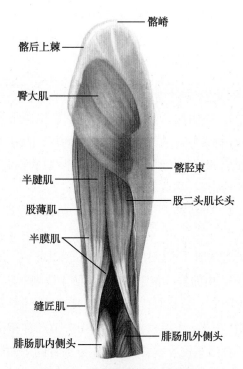

图 5-23　髋肌后群和大腿后群肌

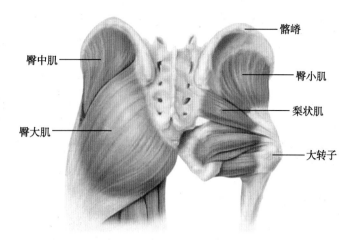

图 5-24　臀大肌、臀中肌和臀小肌

二、大腿肌

大腿肌位于股骨周围，分前、后群和内侧群。

前群有缝匠肌和股四头肌。

1. 缝匠肌　是人体最长的肌，呈窄长的带状，起自髂前上棘，斜向内下方，止于胫骨上端的内侧面（图 5-22）。主要作用是屈髋关节和膝关节，并可协助屈曲的膝关节旋内。

2. 股四头肌　有 4 个头，分别称股直肌、股内侧肌、股外侧肌和股中间肌，除股直肌起自髂前下棘外，其余均起自股骨，4 个头向下形成一个肌腱，包绕髌骨的前面和两侧，继而向下延续为髌韧带，止于胫骨粗隆（图 5-22）。股四头肌的主要作用是伸膝关节，股直肌还有屈髋关节的作用。

内侧群有 5 块（图 5-22），分浅、深层排列。浅层自外侧向内侧依次为耻骨肌、长收肌和股薄肌，深层有短收肌和大收肌，起于耻骨支、坐骨支和坐骨结节，股薄肌止于胫骨上端内侧，其他各肌止于股骨粗线，大收肌还有一腱止于股骨内上髁。内侧群各肌的主要作用是内收髋关节。

后群有 3 块（图 5-23）。股二头肌位于股后部外侧，有长、短两个头，长头起自坐骨结节，短头起自股骨粗线，两头合并成肌腹后，以长腱止于腓骨头。半腱肌和半膜肌位于股后部的内侧，起自坐骨结节，止于胫骨上端的内侧面和后面。后群肌的主要作用是屈膝关节、伸髋关节。

股三角

位于股前上部，由腹股沟韧带、缝匠肌内侧缘和长收肌内侧缘围成的三角形区域（图 5-22），在腹股沟韧带下方由外侧向内侧依次有股神经、股动脉和股静脉以及它们的分（属）支。临床上深静脉穿刺常在此选用股静脉，动脉穿刺常选用股动脉。

三、小腿肌

小腿肌分前、后和外侧三群，均与维持人体的直立姿势和行走、跑跳等动作有关。

1. 前群　位于小腿骨间膜和胫、腓骨的前面，有 3 块（图 5-25），从内向外依次为胫骨前肌、跛长伸肌和趾长伸肌。三肌下行至足背，胫骨前肌止于内侧楔骨和第 1 跖骨底，可使足背屈和内翻；跛长伸肌止于跛趾远节趾骨，伸跛趾；趾长伸肌分 4 条长腱止于第 2～5 趾，伸第 2～5 趾。两肌还可使足背屈。

2. 外侧群　有腓骨长肌和腓骨短肌（图 5-25），两肌的腱均经外踝后方绕到足底，腓骨长肌腱止于内侧楔骨和第 1 跖骨底，腓骨短肌腱止于第 5 跖骨粗隆。两者可使足外翻和足跖屈，并有维持足弓的作用。

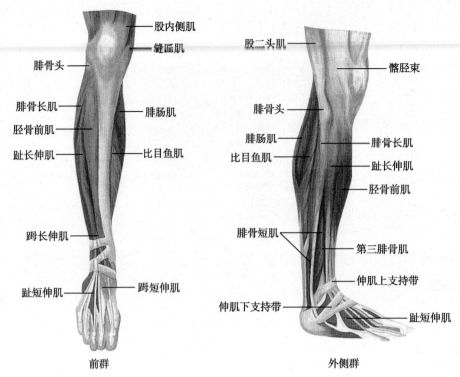

图 5-25　小腿肌前群和外侧群

3. 后群　主要有 5 块，分浅、深两层（图 5-26）。

（1）浅层：为**小腿三头肌**，包括浅层的腓肠肌和深层的比目鱼肌。腓肠肌以内、外侧头起自股骨内、外侧髁，在小腿中部二头融合成一个肌腹；比目鱼肌位于腓肠肌深面，起自胫、腓骨上部的后面，向下与腓肠肌移行合成粗大的**跟腱**，止于跟骨结节。其主要作用是屈（跖屈）距小腿关节和膝关节。

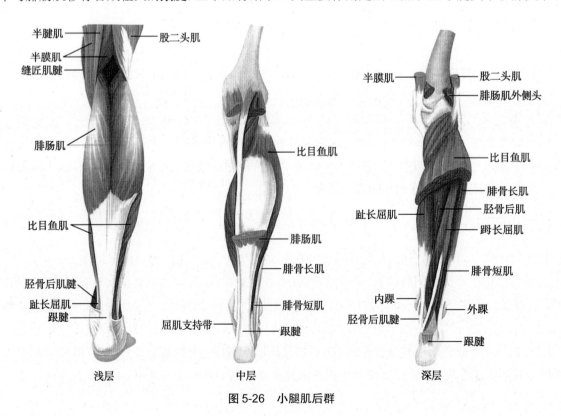

图 5-26　小腿肌后群

（2）深层：有 3 块肌，自内向外依次为趾长屈肌、胫骨后肌和踇长屈肌，三肌均起自胫、腓骨后面和骨间膜，向下移行为肌腱，经内踝后方转至足底。胫骨后肌止于足舟骨，可使足跖屈和内翻。趾长屈肌腱分成 4 条，分别止于第 2~5 趾，踇长屈肌止于踇趾。两肌的作用是屈趾，并可使足跖屈。

四、足肌

足肌分足背肌和足底肌。足背肌较弱小，有踇短伸肌和趾短伸肌，可伸足趾。足底肌的主要作用是屈足趾或维持足弓。

【肌内注射的应用解剖】

1. 臀肌注射术　臀大肌近似四边形，几乎占据整个臀部皮下，肌厚 1~3cm；臀中肌位于臀部外上方，呈扇形，前上部位于皮下，后上部被臀大肌覆盖；臀小肌位于臀中肌的深面，臀中肌和臀小肌总厚度约 2.5cm。婴幼儿的臀肌不发达。坐骨神经经梨状肌下孔出骨盆者约占 60.5%，穿出梨状肌下孔的体表投影点在髂后上棘与坐骨结节连线的中点外侧 2.5cm 处，坐骨神经干向下外经坐骨结节与大转子连线的中点处下降至股后部。注射穿经层次为皮肤、浅筋膜、臀肌筋膜至臀肌。

臀大肌肌内注射定位方法有两种：

（1）十字法：从臀裂顶点划一水平线，再经髂嵴最高点作一垂直线，将臀部分 4 区，外上 1/4 区为臀大肌注射最佳部位，但此区的内下角靠近坐骨神经，应注意避开（图 5-22，图 5-23）。

（2）连线法：髂前上棘与骶尾结合处连线的外 1/3 处。

臀中、小肌注射选择在髂前上棘后区较为安全，定位方法有两种：

（1）髂前上棘后三角区：术者将示指指尖置于髂前上棘（右侧用左手，左侧用右手），中指尽量与示指分开，中指尖紧按髂嵴下缘，此时，示指、中指和髂嵴围成的三角区应为注射区。

（2）以患者自己的手指宽度为标准，髂前上棘后三横指处。

2. 三角肌注射术　三角肌位于肩部，肌束从前、后、外侧包裹肩关节，向外下方集中止于肱骨体上部的三角肌粗隆。三角肌前后部的深面均有大血管和神经走行，如前部有胸肩峰动脉、头静脉；后部有旋肱后动脉、腋神经、桡神经。中部深面无大的血管和神经。注射穿经的层次为皮肤、浅筋膜、深筋膜至三角肌。注射部位选择为，以两条水平线和两条垂直线将三角肌平分为 9 个区：三角肌上 1/3 中区肌质较厚，深面无大的血管和神经走行，为注射绝对安全区；中 1/3 中区为相对安全区；上、中 1/3 的其他区有神经、血管通过，为注射危险区；下 1/3 区肌较薄，不宜选作注射部位（图 5-16）。

3. 股外侧肌注射术　股外侧肌在股直肌的外侧，较宽厚（图 5-21）。阔筋膜张肌向下移行为髂胫束，覆盖于股外侧肌后外侧部，注射进针经此层时会有一定的阻力感。股神经的股外侧支与旋股外侧动脉降支伴行，从股直肌的后方向外下走行至股外侧肌前缘中份。注射穿经层次为皮肤、浅筋膜、髂胫束至股外侧肌。注射部位选择在股中段外侧，相当于股外侧肌中部，2 岁以内的婴幼儿因臀肌不发达，宜选用股外侧肌注射。

讨论与思考题

1. 患儿，1.5 岁，因小儿肺炎住院，医嘱抗生素肌内注射。请思考：

（1）肌内注射的基本原则是什么？

（2）常用于肌内注射的肌有哪些？如何定位？

（3）2 岁以下的婴幼儿宜选择何处肌内注射？为什么？

2. 患者,男,59岁,因肺炎在诊所臀部肌内注射抗生素一周后,出现右侧大腿后面、小腿后外侧及足背的后外侧部为主的放射性疼痛、麻木,大腿后面有压痛,右侧下肢活动受限。请思考:

(1) 引起患者右下肢疼痛及活动受限的原因可能是什么?

(2) 如何预防?

（王 辉）

第六章 表面解剖学

重点内容提示

1. 胸部各标志线的位置；腹部分区。
2. 全身主要骨性、肌性标志的临床意义。
3. 不同卧位与压疮的关系。

导 学 关 键 词

骨性标志、肌性标志、胸部标志线、腹部分区、压疮

学习表面解剖学的目的是通过观察或触摸人体表面的骨性、肌性标志，或通过体表人为划线，来确定某个器官的位置或毗邻关系，以指示查体、治疗和护理技术操作的部位、方向、角度或深度。熟练掌握表面解剖学知识，可使护理技术操作安全、准确和迅速。学习表面解剖学最好的方法是理论、活体和标本相结合，最好的工具是自己的手指（用于触摸）和眼睛（用于观察）。

第一节 胸部的标志线和腹部分区

大多数内脏器官在胸、腹腔内的位置相对固定，但其位置可因体型、体位、性别、营养、功能活动和年龄不同可发生一定范围的变化。掌握内脏器官的正常位置，对于临床诊断和治疗有重要的实用意义。通常在胸、腹部表面人为确定若干条标志线和分区，可用于描述胸、腹腔器官的位置及其体表投影（图6-1）。

一、胸部的标志线

1. **前正中线** 通过胸部前面正中所作的垂直线。
2. **锁骨中线** 通过锁骨中点所作的垂直线。
3. **腋前线** 通过腋前襞向下所作的垂直线。
4. **腋后线** 通过腋后襞向下所作的垂直线。
5. **腋中线** 通过腋前线与腋后线之间的中点所作的垂直线。
6. **肩胛线** 通过肩胛骨下角所作的垂直线。
7. **后正中线** 通过胸部后面正中所作的垂直线。

二、腹部分区

为了便于描述腹腔脏器的位置,可将腹部划分为若干个区域,常用的分区法是"九分法"和"四分法"(图6-1)。

九分法:在腹部前面,用两条水平线和两条垂直线将其分为9个区。上水平线一般采用肋下平面,即经过左、右侧肋弓的最低点的连线;下水平线多采用结节间平面,即经过左、右髂结节的连线。两条垂直线为通过腹股沟中点向上的垂线。上述4条线将腹部分成9个区,即上腹部的**腹上区**和**左、右季肋区**,中腹部的**脐区**和**左、右腰区**(外侧区),下腹部的**腹下区**(耻区)和**左、右髂区**(腹股沟区)。

四分法:通过脐作水平线与垂直线,将腹部分为左上腹、右上腹、左下腹和右下腹4个区。

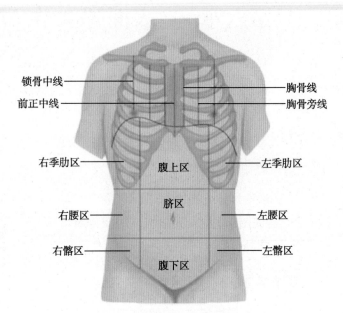

图 6-1　胸部标志线和腹部分区

锁骨中线　前正中线　胸骨线　胸骨旁线　右季肋区　腹上区　左季肋区　脐区　右腰区　左腰区　右髂区　左髂区　腹下区

第二节　常用骨性标志

一、头颈部骨(软骨)性标志(图6-2)

1. 翼点(区)　位于颞窝底,颧弓中点上方4cm处,为额骨、顶骨、颞骨和蝶骨四骨的汇合区域。翼点是颅盖骨质最薄弱部分,其内面有脑膜中动脉前支紧贴血管压迹或骨管经过。此区受外力打击时易发生骨折,常伴有脑膜中动脉前支损伤而造成硬膜外血肿,严重时可危及生命。

2. 眶上切迹(孔)　位于眶上缘的中、内1/3相交处,距正中线约2.5cm,有的呈切迹状,有的呈孔状,左右侧形状可不相同。眶上神经和血管由此切迹(孔)穿过。由于眶上神经为感觉神经,正常情况下,用指尖压迫眶上切迹时即可刺激该神经,产生明显疼痛。如为轻度昏迷,患者反应较敏感;中度昏迷者反应迟钝;重度昏迷者则无反应,故在临床上可作为判断昏迷程度的标志之一。如为眶上孔,可在该孔的稍上方向深处压迫,仍可按压到经眶上孔穿出的眶上神经。

3. 颧弓　位于耳屏至眶下缘的连线上,由颞骨的颧突和颧骨的颞突共同构成,全长在皮下均可触及。颧弓以上为颞窝,以下为颞下窝。颧弓上缘相当于大脑颞叶前端下缘,颧弓下缘与下颌切迹之间的半月形凹陷的中点为咬肌神经封闭及上、下颌神经阻滞麻醉进针点。颧弓位置突出,是面部骨折的好发部位。

4. 乳突　位于耳垂的后方,为颞骨的一部分,胸锁乳突肌止于此处。乳突根部的前内侧有茎乳孔,面神经由此出颅。在乳突后部的内面有乙状窦沟,容纳乙状窦。该处骨折有可能伤及面神经和乙状窦。乳突内的乳突小房与鼓室相通,化脓性中耳炎有可能蔓延至乳突小房,出现乳突压痛。

5. 甲状软骨　由左、右两块方形软骨板构成,两板前缘会合形成前角,其上端突出部为喉结,成年男性特别明显。前角上缘两板间的凹陷,叫甲状软骨上切迹。甲状软骨上缘平第4颈椎上缘,向两侧恰平胸锁乳突肌前缘中点,也相当于颈总动脉分叉处。

6. 环状软骨 位于甲状软骨下方,两者之间借环甲膜相连,向下借环气管韧带与第1气管软骨相连。该软骨是呼吸道软骨支架中唯一完整的软骨环,对支撑呼吸道,保持气流畅通起重要作用,如损伤可能引起喉狭窄。环状软骨是颈部的重要标志,它标志着:①喉与气管、咽与食管的分界线;②平对第6颈椎横突,临床上常在此平面的胸锁乳突肌前缘处将颈总动脉压向第6颈椎横突上,以作为头颈部出血的临时压迫止血点;③喉梗阻时,是环甲膜穿刺或切开的标志之一。环甲膜的前部为环甲正中韧带,连在甲状软骨的前角和环状软骨弓之间,急性喉梗阻时,可在此穿刺或切开,以建立临时呼吸通道。④计数气管软骨环和甲状腺触诊的标志。

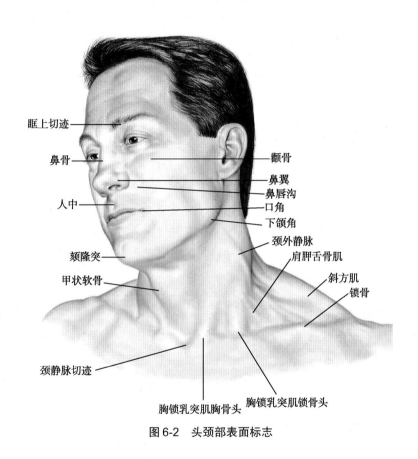

图 6-2　头颈部表面标志

二、躯干部骨性标志(图 6-3)

1. 胸骨角 胸骨柄与胸骨体连结处微向前突,称胸骨角,体表易于扪及。胸骨角两侧平第2肋软骨,是计数肋骨和肋间隙序数的重要标志。胸骨角向后平对以下部位:①第4胸椎体下缘,是计数胸椎的标志;②气管杈;③左主支气管与食管交叉处(食管的第2狭窄处);④上、下纵隔的分界。这些对应关系在影像学上对于确定病变部位有重要的参考价值。

2. 肋弓和胸骨下角 第8~10肋软骨的前端依次与上位肋软骨相连,形成一对弓形的软骨缘,称**肋弓**。两侧肋弓与胸骨剑突结合共同围成向下开放的角,称**胸骨下角**,角内夹有剑突,剑突尖约平对第10胸椎下缘。剑突与肋弓的交角称**剑肋角**,也叫肋弓角,左侧剑肋角常作为心包穿刺的进针部位。肋弓在剑突两侧自内上向外下极易摸到,是临床上进行肝、胆囊及脾触诊的标志。肋弓最低点平第2、3腰椎间。肋弓还是胸、腹部分界的标志之一。

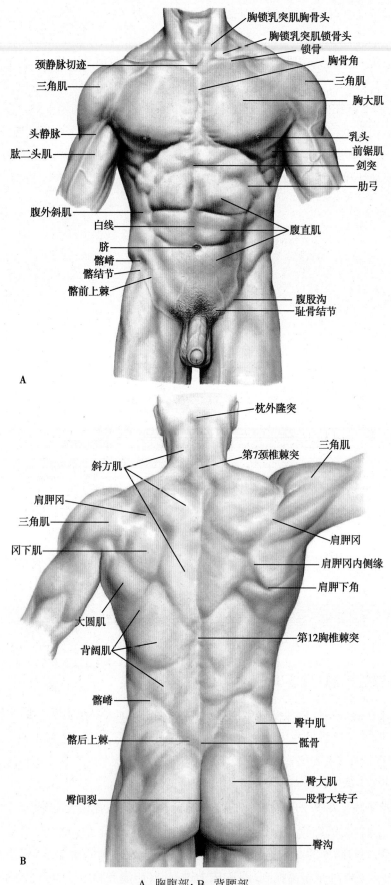

A. 胸腹部；B. 背腰部。

图 6-3　躯干部表面标志

3. 棘突　在脊柱后正中线上,棘突形成纵嵴,自上而下均可摸到。第7颈椎棘突较长,常作为计数椎骨序数的标志;胸椎棘突较长,斜向后下,从上向下依次掩盖,呈叠瓦状排列;腰椎棘突呈长方形板状,向后平伸,棘突间隙较大,临床上常在下位腰椎棘突间(如第3、4或第4、5腰椎间)进行腰椎穿刺。如椎骨骨折、脊柱畸形等可出现棘突纵嵴侧曲畸形。

三、四肢骨性标志(图6-4,图6-5)

1. 肩胛冈和肩胛骨下角　肩胛冈为肩胛骨背面横置的骨嵴。两侧肩胛冈内侧端的连线平对第3胸椎棘突,外侧端向前外侧伸展成为肩峰。肩峰是肩部的最高点。肩胛骨下角呈锐角,当上肢自然下垂时平对第7肋或第7肋间隙,两肩胛骨下角的连线平对第7胸椎棘突,是临床上背部计数肋骨、肋间隙和胸椎序数的标志之一。

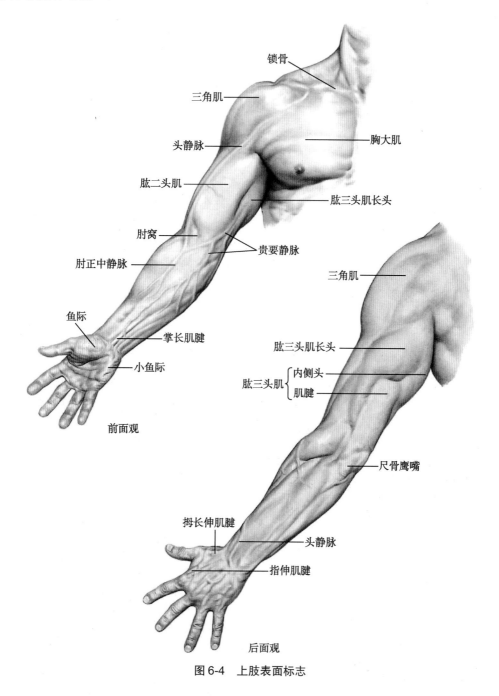

图6-4　上肢表面标志

2. 肱骨内、外上髁和尺骨鹰嘴 肱骨下端的内、外上髁为肘部两侧最明显的骨性标志,体表易于摸到。肘后部的骨性突起为尺骨鹰嘴。当肘关节伸直时,这3个突起位于同一水平线上,屈肘至90°时,则三者形成一等腰三角形,肱骨髁上骨折时三者的位置关系不变,肘关节脱位时三者位置关系改变,有助于鉴别肘关节脱位或肱骨骨折。在肱骨内上髁的后下方与鹰嘴之间有一浅沟,为尺神经沟,尺神经走行于此沟内,位置表浅,当内上髁骨折或尺神经沟处受到硬物撞击时,此神经易受损伤。

3. 髂嵴 为髂骨的上缘,两侧髂嵴最高点的连线平对第4腰椎棘突,是腰椎穿刺定位时计数腰椎的标志之一。髂嵴的前端向前下方的突出为髂前上棘,腹股沟韧带及缝匠肌附于此处。右髂前上棘与脐连线的中、外1/3交点处为阑尾根部的体表投影点。髂前上棘后上方5~7cm处的突起为髂结节,是骨髓穿刺的常用部位和腹部分区的标志。髂嵴、髂前上棘是臀肌注射定位的重要标志,如臀肌注射定位的十字法,是经臀裂顶点划水平线,经髂嵴最高点作垂线,注射部位在外上象限避开内角处;臀肌注射定位的连线法,是在髂前上棘于尾骨尖连线的外1/3处。

4. 坐骨结节 为坐骨体与坐骨支移行处的粗大隆起,坐骨最低处。当人体直立时,坐骨结节被臀大肌覆盖。取坐姿时,臀大肌稍向外上方移位,坐骨结节承受体重。坐骨结节与大转子连线中点稍内侧为坐骨神经从臀部至股部的体表投影点。坐骨结节也是产科测量骨盆径线的常用骨性标志。

5. 腓骨头 为腓骨上端的膨大部分,腓骨头下方缩细处为腓骨颈。腓总神经从后上向前下绕过腓骨颈下行,此处骨折或受到压迫时(如侧卧时受到硬床板的压迫),有可能损伤腓总神经而出现足下垂。

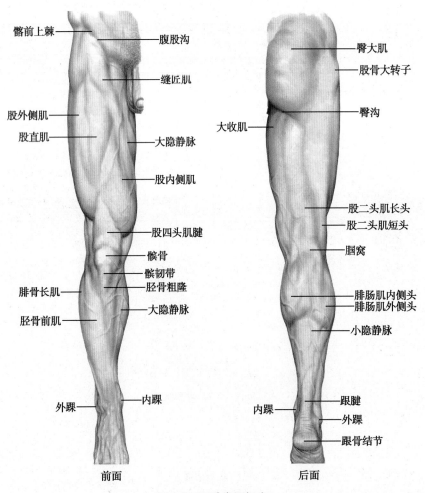

图6-5 下肢表面标志

6. 内踝和外踝　内踝为胫骨下端内侧向下伸出的突起,大隐静脉在内踝前方1.0～1.5cm处,沿小腿内侧向上走行。外踝为腓骨下端膨大形成的三角形突起,稍低于内踝且偏后,其后方可触及腓骨长、短肌腱。胫前动脉在踝关节前面内、外踝连线中点以下改名为足背动脉。

四、不同卧位易受压的骨性突起(图6-6)

卧位是患者休息、检查及治疗时常采取的姿势,正确的卧位应符合人体解剖生理的要求,这不仅能使患者感到舒适、安全,减少疲劳,减少并发症,而且有利于检查、治疗和护理。长期卧床的患者更应注意卧位。由于骨性突起的部位覆盖的软组织较薄,容易受压,如受压部位发生持续性缺血、缺氧,可导致压疮(褥疮)。不同体位易受压的部位有:

1. 仰卧位　枕外隆凸,肩胛冈,尺骨鹰嘴,骶骨,尾骨,跟骨。

2. 侧卧位　耳郭软骨,肩峰,髂结节,股骨大转子,股骨内侧髁与外侧髁,内踝与外踝。

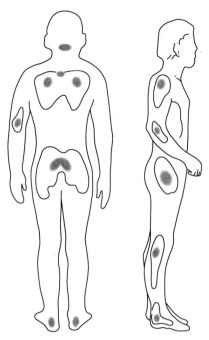

图6-6　平卧位和侧卧位易受压部位

3. 俯卧位　额骨,下颌骨颏隆凸,胸骨,肋骨,髂前上棘,髌骨。

第三节　常用肌性标志

1. 胸锁乳突肌　位于颈部两侧,颈阔肌的深面。颈部以胸锁乳突肌为界分为颈前三角、颈后三角和胸锁乳突肌区(图6-2)。第2～4颈神经感觉支在该肌后缘中点穿至皮下组织,呈辐射状分布于颈部和耳部。颈动脉鞘的上份位于该肌的前缘,下份则被其掩盖。在锁骨上缘与该肌的两头之间形成一小三角形间隙,叫胸锁乳突肌三角或锁骨上小窝,此窝深面有颈总动脉通过。

在锁骨中1/3的上方,胸锁乳突肌后缘与斜方肌前缘之间的凹陷为锁骨上大窝,窝内可触及锁骨下动脉搏动,指压止血时,以拇指将动脉压向第1肋骨。胸锁乳突肌后缘与锁骨形成的夹角处向外0.5～1.0cm为锁骨下静脉锁骨上入路穿刺的进针点。

2. 竖脊肌(骶棘肌)　竖脊肌为背部深层肌,位于棘突的两侧,为强大的伸脊柱肌,对维持人体直立姿势起重要作用。伸脊柱时,该肌轮廓明显。该肌外侧缘与第12肋形成的夹角称脊肋角,肾位于该角深部,如肾有病变时,叩击此区可有叩击痛。肾囊封闭时常通过脊肋角进针。

3. 三角肌　位于肩部,其隆起形成肩部圆隆的外形(图6-4)。止点处在臂外侧中部呈现一小凹。腋神经紧绕外科颈向后外走行,分布于三角肌,当肩关节脱位或肱骨外科颈骨折时,有可能损伤腋神经而导致三角肌瘫痪,致臂不能外展,成"方肩"畸形。三角肌胸大肌沟在臂外展时清晰可见,头静脉通过此沟,在锁骨的下方注入腋静脉或锁骨下静脉。三角肌为较理想的肌内注射部位,注射点在臂外上部,肩峰下三指处。臂中部的外侧,三角肌下缘处是皮下注射的常用部位。

4. 肱二头肌　位于臂部前面,当屈肘并使前臂稍旋后时,在臂中部可见到该肌的轮廓(图6-4)。肱二头肌的两侧有内、外侧沟,内侧沟内有肱动脉下行。肘关节以远外伤时,可在臂中、下份肱二头肌内侧沟内将肱动脉压向肱骨干,可达到暂时止血的目的。测量血压时,听诊器的胸件应放置在肱二头肌肌腱的稍内侧肱动脉搏动处,以使听到的血管音更为清晰。

5. 臀大肌 位于臀区中部，为四方形的扁厚肌，与皮下组织共同形成臀部隆凸的外形，髋关节后伸时臀大肌轮廓更为明显（图 6-5）。臀大肌上缘与髂嵴之间的隆起为臀中肌，下缘的弧形沟为臀沟，为与股后部的分界。臀大肌是最常用的肌内注射部位。臀大肌与坐骨神经有较固定的毗邻关系，为了避免损伤坐骨神经，应在臀部外上象限处注射。

6. 小腿三头肌 位于小腿后部，包括浅层的腓肠肌和深层的比目鱼肌（图 6-5）。腓肠肌的两个头，分别参与腘窝下外界和下内界的构成。两头的肌腹在小腿中部融合，向下移行为腱膜，与比目鱼肌腱会合，形成跟腱，止于跟结节。小腿三头肌中部肌质较厚，在新生儿臀肌尚不发达时，该肌可作为肌内注射的选择部位之一。

讨论与思考题

1. 患者，男，45 岁，诊断心搏骤停，在现场进行胸外按压、人工呼吸、除颤急救的同时，还需要心内注射强心药。请回答：

（1）心内注射在何处进行？

（2）如何定位？

2. 患儿，男，2 岁，因食用果冻引起喉头梗阻窒息，现场抢救患儿时需要进行环甲膜切开或穿刺术，请回答：环甲膜穿刺或切开术在何处进行？如何定位？

3. 患者，女，65 岁，脑出血术后，左侧肢体瘫痪，不能自主翻身，为防止压疮，应定时翻身，并按摩保护骨突受压处，请回答：

（1）仰卧位易受压的主要骨突部位有哪些？

（2）侧卧位易受压的主要骨突部位有哪些？

（丁自海　王　辉）

内 脏 学

内脏包括消化、呼吸、泌尿和生殖 4 个系统。胸膜、腹膜及会阴等附属结构，在形态发生上与内脏器官关系密切，也属于内脏范畴。内脏各器官在形态结构、位置、功能和发生上都具有相同特点。其共性是大部分器官位于胸腔、腹腔或盆腔内，并借孔、道直接或间接与体外相通。研究内脏各器官形态结构和位置的科学，称内脏学。

内脏各系统器官在结构上既相对独立，又相互联系；在功能上既相互协调，又彼此制约。在神经－体液的调控下，共同担负着物质代谢、繁殖后代和部分内分泌的生理功能，以保障人体各种复杂生命活动的顺利进行，使机体形成完整的统一体。

内脏器官虽然各有其特征，但按基本结构可分为中空性器官和实质性器官两大类。

一、中空性器官

该类器官内部有空腔，呈管状或囊状，如消化道、呼吸道、泌尿道和生殖道。其中，呼吸道由内向外依次由黏膜、黏膜下层和外膜组成；泌尿道和生殖道管由内向外依次由黏膜、肌层和外膜组成；消化道由内向外由黏膜、黏膜下层、肌层和外膜组成（内脏学图 -1）。

1. 黏膜 由上皮、固有层和黏膜肌层组成，是消化管各段结构差异最大，功能最重要的部分。黏膜内有腺体，分泌的消化液和黏液有帮助消化食物、湿润和保护管壁的作用。

2. 黏膜下层 是一层较致密的结缔组织，可使黏膜具有一定移动性。内含丰富的血管、淋巴管、淋巴组织、神经和腺体。在食管、胃、小肠、大肠的黏膜与黏膜下层共同向管腔面突起，形成皱襞，具有扩大黏膜表面积的作用。

3. 肌层 除消化道的食管上部和肛门周围为骨骼肌外，其余部分为平滑肌。肌层排列一般为内层为环行，外层为纵行，胃的肌层较厚，分为内斜、中环、外纵三层。

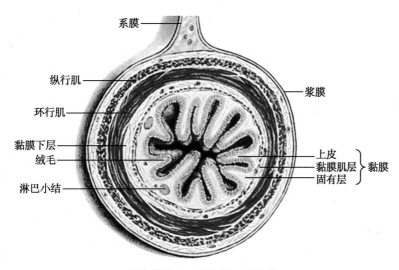

内脏学图 -1　肠壁的一般结构

4. 外膜　由薄层结缔组织构成,按其组成的不同可分为浆膜与纤维膜两种。大部分消化管的外膜表面覆盖一层间皮,称浆膜,其表面光滑,可减少消化道蠕动时的摩擦。

二、实质性器官

实质性器官内部没有特定的空腔,表面被覆结缔组织膜或浆膜,如肝、胰、肾及生殖腺等。结缔组织被膜伸入器官实质内,将其分隔成若干个小单位,称叶、段等,如肝小叶。每个实质性器官的血管、淋巴管、神经和导管出入之处常为一凹陷,称为该器官的**门**,如肝门、肾门等。

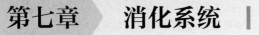

第七章　消化系统

重点内容提示

1. 消化系统的组成。
2. 口腔的分部;牙的形态和构造;舌的形态;唾液腺的分类,位置及开口处。
3. 咽的位置、分部和交通。
4. 食管的位置、分部和狭窄部位。
5. 胃的位置、形态、分部;胃壁的组织结构。
6. 小肠的分部;十二指肠的位置、分部和形态特点。
7. 大肠的形态分部;盲肠和阑尾的位置和形态,阑尾根部的体表投影;直肠和肛管的位置和形态。
8. 肝的形态和位置;肝的组织结构。
9. 输胆管道的组成,胆囊的位置和形态及胆囊底的体表投影。
10. 胰的位置、分部;胰的组织结构。
11. 胆汁的产生部位和排出途径。

导学关键词

上消化道、下消化道、咽峡、咽淋巴环、阑尾压痛点、肝门、插胃管、灌肠

消化系统由消化管和消化腺两部分组成(图 7-1)。其功能是摄取食物并进行消化,吸收营养物质和水分等,并排出食物残渣。

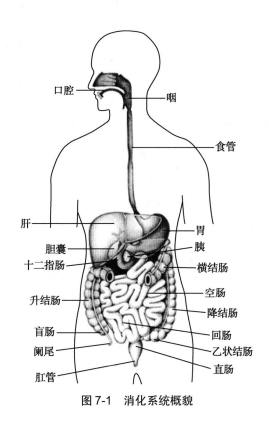

图 7-1　消化系统概貌

消化管是从口腔至肛门的一条粗细不等的管道，长约 9 米，包括口腔、咽、食管、胃、小肠（十二指肠、空肠和回肠）及大肠（盲肠、阑尾、结肠、直肠和肛管）。临床上通常把从口腔至十二指肠的这一段消化管称为上消化道，空肠及其以下的部分称下消化道。

消化腺是分泌消化液的器官，分为大消化腺和小消化腺两种。大消化腺位于消化管壁外，是独立的消化器官，所分泌的消化液经导管排入消化管内，如大唾液腺、胰和肝。小消化腺分布于消化管壁内，位于黏膜层或黏膜下层，如唇腺、胃腺、肠腺等。

第一节　消　化　管

一、口腔

口腔是消化管的起始部，其前壁为上、下唇，侧壁为颊，顶为腭，封闭口腔底的是软组织（图 7-2）。口腔向前经口裂和外界相通，向后借咽峡与咽相通。口腔以上、下牙弓（牙槽突、牙龈、牙列）为界，分为前外侧部的**口腔前庭**和后部的**固有口腔**两部分。

（一）口唇

口唇分为上、下唇，其外面为皮肤和皮下组织，内面由黏膜被覆，两层之间为口轮匝肌。皮肤与黏膜的移行部呈红色，称唇红。唇红富含毛细血管，缺氧时呈绛紫色，临床上称为发绀。在上唇外面正中有一垂直的浅沟称**人中**，是人类特有的结构，昏迷患者急救时常在此处进行指压或针刺。上唇外面两侧与颊部交界处的弧形浅沟称**鼻唇沟**，面肌瘫痪时鼻唇沟消失或变浅。口裂两端，上、下唇结合处为**口角**。上、下唇内面正中处与牙龈基部之间各有一小黏膜皱襞相连，分别称上唇系带和下唇系带。

（二）颊

位于口腔两侧，由黏膜、颊肌和皮肤构成，在平对上颌第 2 磨牙牙冠的颊黏膜处有腮腺管开口。

（三）腭

构成口腔的顶，分隔鼻腔与口腔（图7-2）。腭前 2/3 为**硬腭**，由骨腭（即上颌骨的腭突及腭骨的水平板）表面覆盖黏膜构成；后 1/3 为**软腭**，由骨骼肌被覆黏膜构成。软腭斜向后下的部分称**腭帆**。腭帆后缘游离，其正中部有一圆锥状突起，称**腭垂**或**悬雍垂**。自腭帆向两侧各分出两条弓形黏膜皱襞，前方的一对延续至舌根的外侧，称**腭舌弓**；后方的一对延至咽侧壁，为**腭咽弓**，两皱襞间形成三角形的凹陷，容纳**腭扁桃体**。腭垂、腭帆游离缘、两侧的腭舌弓及舌根共同围成**咽峡**，是口腔与咽的分界，也是二者之间的通道。

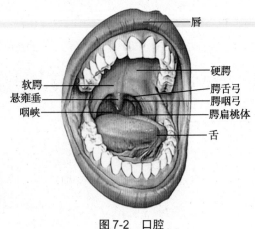

图 7-2 口腔

腭扁桃体

腭扁桃体是扁卵圆形的淋巴器官。6 岁以前发育快，青春期后开始萎缩，到老年仅留少量淋巴组织。腭扁桃体内侧面朝向咽腔，表面有黏膜被覆，黏膜内陷形成 10～20 个小凹，称扁桃体小窝，腭扁桃体发炎时扁桃体小窝可见脓液。腭扁桃体的外侧面及前、后面均被结缔组织构成的扁桃体囊包裹。腭扁桃体、咽扁桃体、咽鼓管扁桃体及舌扁桃体共同围成咽淋巴环，对消化道和呼吸道有防御和保护作用。

（四）牙

牙是人体最坚硬的器官，嵌于上、下颌骨的牙槽内，具有咀嚼食物和辅助发音的功能。

1. 牙的形态　牙在外形上分为**牙冠**、**牙颈**和**牙根** 3 部分（图7-3）。暴露在口腔内的部分为牙冠；嵌入牙槽内的部分为牙根；切牙、尖牙只有 1 个牙根，上磨牙有 2 个牙根，下磨牙有 3 个牙根；牙根与牙冠交界部分为牙颈；牙冠内的腔隙称牙冠腔，牙根内有牙根管，该管开口于牙根尖孔。牙根管与牙冠腔合称**牙腔**或**髓腔**。

2. 牙的构造　牙由**牙质**、**釉质**、**牙骨质**和**牙髓**构成。牙质构成牙的主体，呈淡黄色；牙冠部分的牙质外表面覆有釉质，是全身最坚硬的组织；牙根和牙颈部分的牙质外面包有牙骨质，其结构与骨组织类似。牙腔内有牙髓，由结缔组织、神经和血管等共同组成。

3. 牙周组织　牙周组织位于牙根周围，包括牙周膜、牙槽骨和牙龈，对牙起保护、固定和支持作用。牙周膜是连于牙根和牙槽骨之间的致密结缔组织，有固定牙根和缓冲咀嚼时所产生压力的作用。牙龈呈淡红色，包被牙颈，与牙槽骨的骨膜紧密相连。

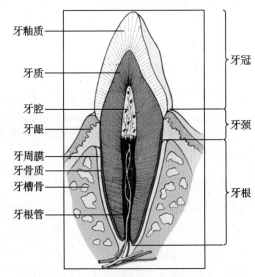

图 7-3 牙的形态和构造模式图

4. 牙的分类　人的一生中，先后有**乳牙**和**恒牙**两套牙发生。乳牙从出生后 6～7 个月开始萌发，分为乳切牙、乳尖牙和乳磨牙，到 3 岁左右出齐。6～7 岁时，乳牙开始脱落并被新长出的恒牙所代替。恒牙中的第 1 磨牙最先长出，除第 3 磨牙外，其他各牙在 14 岁左右出齐。第 3 磨牙萌出最迟，称迟牙或智牙，到成年后才长出，终生不萌出者约占 30%（表7-1）。根据形态和功能，恒牙可分为**切牙**、**尖牙**、**前磨牙**和**磨牙**（图7-4）。对牙关紧闭的病人可经第 3 磨牙后方的间隙进行胃插管或灌注流体食物。

表 7-1　牙的萌出和脱落时间

牙的分类		萌出时间	脱落时间
乳牙	乳中切牙	6～8 个月	7 岁
	乳侧切牙	6～10 个月	8 岁
	乳尖牙	16～20 个月	12 岁
	第 1 乳磨牙	12～16 个月	10 岁
	第 2 乳磨牙	20～30 个月	11～12 岁
恒牙	中切牙	6～8 岁	
	侧切牙	7～9 岁	
	尖牙	9～12 岁	
	第 1 前磨牙	10～12 岁	
	第 2 前磨牙	10～12 岁	
	第 1 磨牙	6～7 岁	
	第 2 磨牙	11～13 岁	
	第 3 磨牙	17～25 岁或更晚	

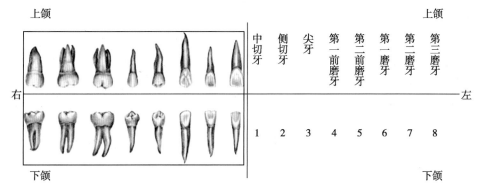

图 7-4　恒牙的分类、名称及符号

5. 牙的排列　乳牙在上、下颌的左、右半各 5 个，共计 20 个（图 7-5）。恒牙在上、下颌的左、右半各 8 个，共计 32 个。临床上，为了便于记录牙的位置，通常以面对被检查者的解剖方位为准，以"十"记号划分上、下颌及左、右两半，共 4 区，并以罗马数字 I～V 表示乳牙，用阿拉伯数字 1～8 表示恒牙，如 Ⅳ| 表示右上颌第 1 乳磨牙；|7 表示左上颌第 2 磨牙。

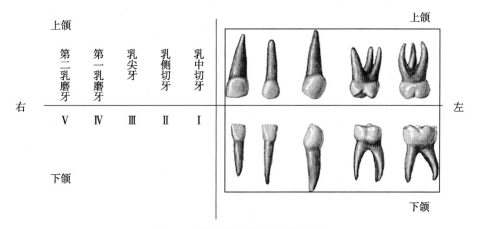

图 7-5　乳牙的分类、名称及符号

（五）舌

舌是一肌性器官，由骨骼肌被覆黏膜而成，具有协助咀嚼和吞咽、感受味觉及辅助发音等功能。

1. 舌的形态 舌有上、下两面，上面又称舌背，分为**舌根、舌体**和**舌尖**（图7-6）。舌体占舌的前2/3，其前端为舌尖，舌根占后1/3，与舌体在舌背以"∧"形的**界沟**为界。界沟尖端有一小凹称舌盲孔。

2. 舌黏膜 在舌背黏膜上有许多小突起，称舌乳头（图7-6），根据其形态及功能不同分为4种：**丝状乳头**呈白色，数目最多，体积最小，几乎遍布舌背前2/3；**菌状乳头**位于舌尖及舌体两侧缘，呈鲜红色；**叶状乳头**位于舌外侧缘的后部，人类不发达；轮廓乳头排列于界沟前方，有7～11个。菌状乳头、叶状乳头和轮廓乳头内含有味觉感受器，称味蕾，具有感受酸、甜、苦、咸等味觉功能。丝状乳头中无味蕾，故只有一般感觉功能。

舌根背面黏膜内，有许多由淋巴组织组成的隆起，称舌扁桃体。舌下面的黏膜在舌的中线上，形成一条黏膜皱襞，向下连于口底前部，称舌系带。在舌系带根部的两侧有1对小圆形隆起，称舌下阜，是下颌下腺管及舌下腺大管的开口处。由舌下阜向后外侧延续形成的带状黏膜皱襞为舌下襞，其深面有舌下腺，舌下腺小管直接开口于舌下襞（图7-7）。

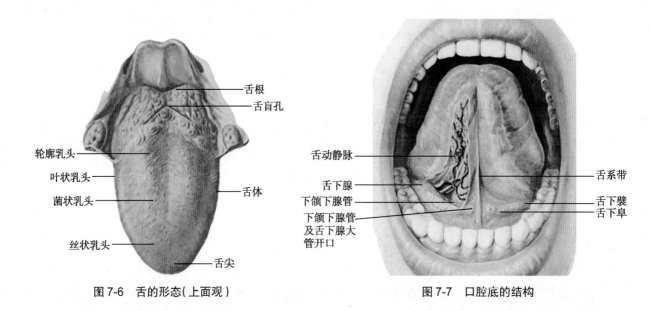

图7-6 舌的形态（上面观）

图7-7 口腔底的结构

3. 舌肌 为骨骼肌，包括舌内肌和舌外肌。舌内肌起止点均在舌内，有纵行肌、横行肌和垂直肌3种，收缩时，分别可使舌缩短、变窄或变薄。舌外肌起自舌外，止于舌内，共有4对，其中颏舌肌起自下颌骨的颏棘，肌纤维呈扇形向上后方分散，止于舌中线两侧。颏舌肌左、右各一，其功能是：双侧同时收缩，拉舌向前下方，使舌尖伸出；一侧收缩使舌尖伸向对侧。

（六）唾液腺

分泌唾液，通常将其分为大唾液腺和小唾液腺两类。小唾液腺属于黏膜腺，如唇腺、颊腺、腭腺和舌腺等。大唾液腺包括腮腺、下颌下腺、舌下腺3对（图7-8）。

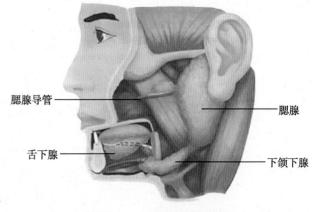

图7-8 大唾液腺（侧面观）

1. 腮腺　是唾液腺中最大的一对，外形近似三角形，位于耳郭前下方，上达颧弓，下至下颌角附近，前至咬肌后 1/3 的浅面。腮腺管自腮腺前缘穿出，在颧弓下方一横指处，横过咬肌浅面，至咬肌前缘穿颊肌，开口于上颌第 2 磨牙牙冠相对的颊黏膜上。

2. 下颌下腺　呈卵圆形，位于下颌骨下缘及二腹肌前、后腹所围成的下颌下三角内，其腺管开口于舌下阜。

3. 舌下腺　位于舌下襞的深面。腺管有大、小两种，大导管有 1 条，与下颌下腺管共同开口于舌下阜，小导管约有 10 条，开口于舌下襞表面。

二、咽

（一）咽的位置和形态

咽位于第 1～6 颈椎前方，上端附于颅底，向下于第 6 颈椎下缘续于食管。咽为前后略扁的漏斗形肌性管道，前壁不完整，向前分别与鼻腔、口腔及喉腔相通。咽是消化道与呼吸道的共同通道。

（二）咽的分部

咽以软腭、会厌上缘为界，全长分为鼻咽、口咽和喉咽 3 部分（图 7-9）。

1. 鼻咽　位于颅底与软腭之间，向前经鼻后孔与鼻腔相通。在鼻咽顶壁后部黏膜下有丰富的淋巴组织，称咽扁桃体，在婴幼儿时期较为发达，6～7 岁后开始萎缩，至 10 岁后几乎完全退化。有的幼儿咽扁桃体可出现异常增大，致使咽腔变窄，影响呼吸，熟睡时表现为张口呼吸。

在鼻咽的两侧壁上，相当于下鼻甲后方 1.0～1.2cm 处，有**咽鼓管咽口**，鼻咽经此口与中耳鼓室相通。故咽部感染时，炎症可经咽鼓管蔓延到中耳引起中耳炎。咽鼓管咽口的前、上、后方形成的隆起，称咽鼓管圆枕。咽鼓管圆枕后方与咽后壁之间有一纵行凹陷，称咽隐窝，是鼻咽癌的好发部位。

2. 口咽　位于软腭与会厌上缘之间，向上通鼻咽，向下通喉咽，向前经咽峡与口腔相通。口咽的前壁主要为舌根后部，此部与会厌之间有一黏膜皱襞，称舌会厌正中襞，襞两侧的凹陷称会厌谷，是异物易滞留的部位。在口咽的侧壁上，腭舌弓与腭咽弓间的凹陷称扁桃体窝，内有腭扁桃体。

3. 喉咽　位于会厌上缘至环状软骨下缘平面之间，向下与食管相连，向前经喉口与喉腔相通。在喉口的两侧与甲状软骨内面之间，黏膜下陷形成**梨状隐窝**，是异物易滞留的部位（图 7-10）。

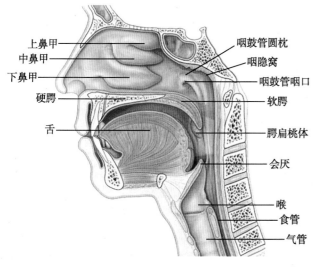

图 7-9　咽的位置和形态（侧面观）

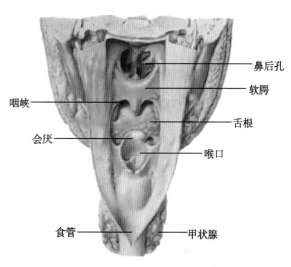

图 7-10　咽腔（后壁切开）

三、食管

（一）食管的位置和分部

食管是一前后略扁的肌性管道,全长约 25cm。上端在第 6 颈椎体下缘平面与咽相接,下端在第 11 胸椎水平连于胃贲门。按其行程可分为颈部、胸部和腹部 3 部分。颈部上起环状软骨弓后方的咽末端,下至胸骨颈静脉切迹水平,长约 5cm;胸部上起胸骨颈静脉切迹水平,下至膈食管裂孔,长约 18cm;腹部从食管裂孔至胃贲门,长约 2cm(图 7-11)。

（二）食管的形态

食管全长管径粗细不等,有 3 处生理性狭窄。第 1 狭窄位于咽与食管交界处,距中切牙 15cm;第 2 狭窄在左主支气管跨越食管处,距中切牙 25cm;第 3 狭窄为食管通过膈肌的食管裂孔处,距中切牙 40cm。这 3 处狭窄是食管异物容易滞留的部位,也是炎症和肿瘤的好发部位。对于插胃管和胃镜检查有重要意义。

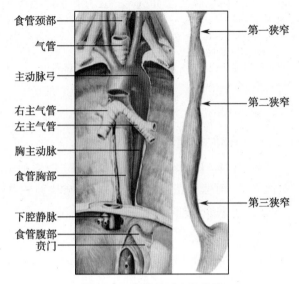

图 7-11　食管的形态和位置

（三）食管的组织结构

食管空虚时,黏膜和黏膜下层形成的纵行皱襞向管腔突出,内窥镜下见黏膜色泽浅黄或浅红。黏膜下层有许多较大的血管、神经,内含黏液性的食管腺。食管壁的肌层,上 1/3 段为骨骼肌,下 1/3 段为平滑肌,中 1/3 段由骨骼肌和平滑肌混合而成。外膜为纤维膜。

四、胃

胃是消化管中最膨大的部分,界于食管与小肠之间。其大小、位置和形态因充盈程度、体位及体型等状况而变化。成人的胃容量约 1 500ml。胃具有容纳食物、分泌胃液和初步消化的功能,同时还具有内分泌功能。

（一）胃的形态和分部

胃的组成有入口、出口,大、小弯和前、后壁(图 7-12)。胃的入口称**贲门**,连接食管。贲门的左侧,食管与胃底所构成的锐角,称贲门切迹。出口称**幽门**,与十二指肠相接。**胃小弯**是胃的右上缘,位于贲门和幽门之间。在胃小弯最低处称**角切迹**,它是胃体与幽门部在胃小弯的分界。**胃大弯**起始于贲门切迹,凸向左下方。

胃分为贲门部、胃底、胃体和幽门部 4 部分。**贲门部**指胃贲门周围的部分,与胃的其他部分无明显的界限;**胃底**指贲门切迹平面以上的部分,亦称胃穹窿,其中含有吞咽时进入的空气(约 50ml),X 线摄片上可见一半月

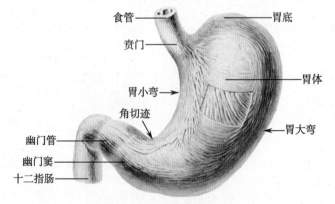

图 7-12　胃的形态和分部

状气泡，临床上称之为胃泡。**胃体**是胃底与角切迹之间的部分。**幽门部**指胃体与幽门之间的部分。在幽门部的大弯侧有一浅沟称中间沟，将幽门部分为左侧的幽门窦和右侧的幽门管。胃溃疡和胃癌多发生于胃的幽门窦近胃小弯处。临床上所称的"胃窦"即幽门窦，或是整个幽门部。

（二）胃的位置和毗邻

胃在中等充盈时大部分位于左季肋区，小部分位于腹上区。贲门位于第 11 胸椎体左侧，幽门在第 1 腰椎体右侧。胃大弯的位置较低，其最低点一般在脐平面。胃壁肌张力低或饱食后站立时，胃大弯最低点可达髂嵴水平。

胃前壁的右侧与肝左叶相邻，左侧与膈肌相邻，为左肋弓所掩盖。左侧下部在剑突下方与腹前壁直接接触，称游离缘，临床上常作为胃的触诊部位。胃后壁与胰、横结肠、左肾和左肾上腺相邻。胃底与膈和脾相邻。

（三）胃壁的大体结构

胃壁有黏膜、黏膜下层、肌层和外膜。胃黏膜层柔软，血供丰富，呈红色或红褐色。黏膜形成许多高低不一的皱襞，胃小弯处的 4～5 条纵行皱襞较为恒定，皱襞间的沟称胃道。胃黏膜在幽门形成环行皱襞，突向腔内，称幽门瓣。胃黏膜表面遍布不规则分布的小沟，小沟相互连成网状，网眼中胃黏膜呈小丘样的隆起称胃区。黏膜下层由疏松结缔组织构成，内含丰富的血管、淋巴管和神经丛。肌层由 3 层平滑肌组成，自外向内依次为纵行、环行与斜行层，环层最发达，在幽门和贲门处特别增强，形成**幽门括约肌**和**贲门括约肌**，有延缓胃内容物排空和防止肠内容物逆流至胃的作用。胃的外膜为一层浆膜。

（四）胃壁的组织结构

胃黏膜有许多纵行皱襞。黏膜表面有许多浅沟，将黏膜分成许多胃小区。黏膜表面的上皮下陷，形成**胃小凹**，每个小凹的底部有胃腺开口。上皮为单层柱状，除少量内分泌细胞外主要由表面黏液细胞组成。上皮下为固有层，其中网状纤维较多，并含有较多免疫细胞、散在的平滑肌和大量的胃腺，包括胃底腺、贲门腺和幽门腺。胃底腺分布于胃底及胃体处，为分支的管状腺，可分为颈、体及底部。胃底腺由主细胞、壁细胞、颈黏液细胞和内分泌细胞组成。

1. 主细胞 又称胃酶细胞，数量较多，分布于腺体部及底部。细胞呈柱状，核圆形位于细胞基部。主细胞分泌胃蛋白酶原。

2. 壁细胞 又称盐酸细胞，在体部及颈部较多，能合成和分泌盐酸。盐酸能激活胃蛋白酶原使之成为胃蛋白酶。壁细胞还能分泌一种糖蛋白，称内因子。内因子能促进回肠吸收 B12 入血。

3. 颈黏液细胞 位于腺的颈部，常夹于壁细胞之间，此细胞分泌的黏液含酸性黏多糖。内分泌细胞散在于胃腺及上皮细胞之间，此细胞分泌胃肠激素，调节细胞的分泌活动或收缩运动（图 7-13）。

插胃管术的应用解剖

插胃管术是将胃管由口腔或鼻腔入路，经咽、食管插入胃内，利用虹吸或重力原理洗胃、鼻饲、抽取胃液或胃组织活检。插管长度相当于在体表自鼻尖（口唇）经耳垂到剑突的长度或从患者前发际点至剑突水平的长度，成人一般插入胃管 45～50cm，不宜超过 60cm，婴幼儿为 14～18cm。经鼻腔插管时，其方向应先向上，而后平行向后下，使胃管经鼻前庭沿总鼻道下壁靠内侧滑行。注意鼻中隔前下部的易出血区（Little 区），避免损伤黏膜。同时注意插管侧鼻腔是否狭窄、有无息肉。当胃管进入鼻道 6～7cm 时，立即向后下推进，避免刺激咽后壁而引起恶心。当胃管进入咽部时，嘱咐患者做吞咽动作，吞咽时会厌封闭喉口，同时出现喉前移，使食管上口张开，有利于胃管进入食管。对于昏迷患者，由于不能做吞咽动作，故当胃管自鼻孔插至 14～16cm 时，将患者头部托起，使下颌靠近胸骨柄，以加

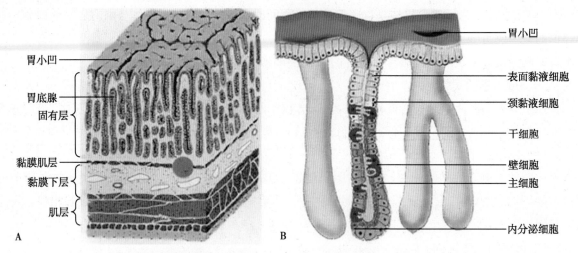

A. 胃底与胃体立体模式图；B. 胃上皮和胃底腺立体模式图。

图 7-13　胃的组织结构

大咽部通向食管的弧度，便于管端顺利沿咽后壁滑行至食管。食管起始部至贲门处细而直，导管不易弯曲，可以快速通过，至约 50cm 标记处即达胃内。插管时应予注意食管的 3 个狭窄。鉴别导管是否在胃内的方法是将胃管口放入水中看有无气泡溢出，若无气泡溢出证明胃管已进入胃内。此时，可注入营养物质或洗胃液体。

五、小肠

小肠为迂曲的长管状器官，是消化管最长的一段。起于胃的幽门，止于盲肠，成人的长 5~7m，分为十二指肠、空肠与回肠。

（一）十二指肠

十二指肠介于胃与空肠之间，长 20~25cm，紧贴腹后壁。由于既接受胃液，又接受胰液和胆汁的注入，所以十二指肠在位置和功能上都十分重要。十二指肠外形呈 "C" 形，包绕胰头，可分为上部、降部、水平部和升部（图 7-14）。

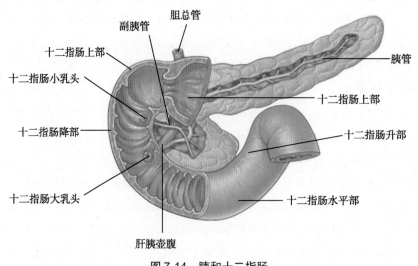

图 7-14　胰和十二指肠

1. 上部　长约 5cm，活动度最大，从幽门至胆囊颈的后下方，急转向下移行为降部。十二指肠上部近幽门约 2.5cm 的一段肠管，壁较薄，黏膜面较光滑，在 X 线下似球形，故又称十二指肠球，是十二指肠溃疡的好发部位。

2. 降部　长约 7cm，沿脊柱右侧下降至第 3 腰椎体下缘，弯向左侧，移行为水平部。降部的黏膜形成许多环状襞，其后内侧壁上有一纵行的皱襞，称十二指肠纵襞。其下端的圆形隆起，称**十二指肠大乳头**，是胆总管和胰管的共同开口。在大乳头稍上方，可见十二指肠小乳头，是副胰管的开口处。

3. 水平部　长约 10cm，自右向左横行，经下腔静脉、腹主动脉前方，至第 3 腰椎左侧续于升部。肠系膜上动、静脉紧贴此部前面通过。在某些情况下，肠系膜上动脉可压迫该部引起十二指肠梗阻。

4. 升部　长约 2.5cm，自第 3 腰椎左侧向左上，至第 2 腰椎左侧转折向前下方，形成十二指肠空肠曲，续于空肠。十二指肠空肠曲由十二指肠悬韧带（Treitz 韧带）连于右膈脚，该韧带是确定空肠起点的重要标志。

（二）空肠和回肠

空肠上端接十二指肠空肠曲，**回肠**下端续接盲肠，由肠系膜固定于腹后壁。近侧 2/5 为空肠，远侧 3/5 为回肠。实际上空肠和回肠之间没有明显的界线，其形态结构是逐渐发生变化的（图 7-15）。

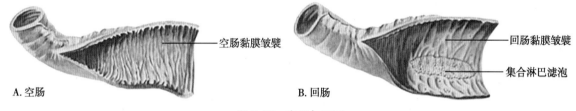

空肠黏膜皱襞

回肠黏膜皱襞

集合淋巴滤泡

A. 空肠　　　　　　　　　　　　　　　　B. 回肠

图 7-15　空肠与回肠

1. 空肠　位于腹腔的左上部，其管径较粗，管壁较厚，血管较多，颜色较红。空肠的直血管较长，动脉弓级数少。管腔内黏膜形成许多环状襞，因而极大地增加了小肠的吸收面积。黏膜和黏膜下组织内含有孤立淋巴滤泡。

2. 回肠　位于腹腔右下部，少部分位于盆腔内。其管径较细，管壁较薄，血管较少，颜色较浅。回肠的直血管较短，动脉弓的级数多（可达 4 级或 5 级弓）。管腔内黏膜环状襞少，黏膜和黏膜下组织内含有孤立淋巴滤泡与集合淋巴滤泡。肠伤寒的病菌多侵犯变集合淋巴滤泡，可并发肠穿孔或肠出血。

（三）小肠的组织结构

小肠腔面可见许多环行皱襞，是黏膜和黏膜下层共同向肠腔突出形成。黏膜表面有许多细小的突起，称**肠绒毛**，它是由上皮和固有层向肠腔突出而成。绒毛的表面为单层状上皮，中轴为固有层结缔组织。

1. 上皮　被覆在绒毛表面，是由吸收细胞、杯状细胞和少量内分泌细胞组成，而肠腺上皮除上述细胞外，还有帕内特细胞和干细胞。吸收细胞最多，游离面在光镜下可见明显的纹状缘，电镜下，是密集排列的微绒毛构成。杯状细胞散在于吸收细胞之间，分泌黏液，对黏膜有保护和润滑作用。帕内特细胞位于肠腺的底部，细胞呈锥体形，胞质顶端有粗大的嗜酸性颗粒，内含防御素和溶菌酶，对肠道微生物有杀灭作用。干细胞位于肠腺的下半部，细胞不断分裂增殖，以补充绒毛顶部脱落的细胞。内分泌细胞分布于绒毛和肠腺的上皮细胞之间，种类较多。

2. 固有层 为致密的结缔组织,其间有较多的免疫细胞。绒毛中轴的固有层内有1～2条纵行的毛细淋巴管,称**中央乳糜管**,还有丰富的有孔毛细血管网和散在的纵行平滑肌。固有层内可见淋巴小结,在十二指肠和空肠多为孤立淋巴小结,在回肠多为集合淋巴小结。

黏膜下层为致密结缔组织,十二指肠的黏膜下层内有十二指肠腺,分泌碱性黏液(图7-16)。肌层由内环、外纵两层平滑肌组成。外膜除部分十二指肠为纤维膜外,余均为浆膜。

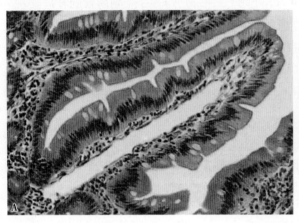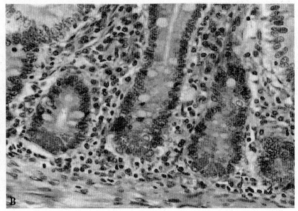

A. 小肠绒毛光镜图;B. 小肠腺光镜图。

图 7-16 小肠的组织结构

六、大肠

大肠是从回肠末端至肛门的粗大肠管,长约1.5cm,分为盲肠、阑尾、结肠、直肠和肛管5部分(图7-17)。大肠的主要功能是吸收水分、无机盐和维生素,使食物残渣形成粪便排出体外。

大肠的管径较粗,除直肠、肛管及阑尾外,结肠和盲肠均有3种特征性结构,即**结肠带**、**结肠袋**和**肠脂垂**。结肠带由肠的纵行肌增厚而成,有3条,沿肠的纵轴等距离排列,3条结肠带均汇集于阑尾根部。结肠袋的形成是由于结肠带较肠管短,使后者皱褶呈囊袋状,各袋间由横沟隔开。肠脂垂为沿结肠带两侧分布的许多脂肪突起。这3种特征性结构是区别大肠和小肠的主要标志。

(一)盲肠和阑尾

1. 盲肠 是大肠的起始部,位于右髂窝内,长6～8cm,下端呈盲囊状,上续升结肠,左侧与回肠末端相连,以回盲瓣上缘与升结肠为界(图7-17)。**回盲瓣**是由回肠末端突入盲肠所形成的上、下两个半月形皱襞。回盲瓣可阻止小肠内容物过快地流入大肠,以便食物在小肠内充分消化吸收,并可防止盲肠内容物逆流到回肠。盲肠位于右髂窝内,高位盲肠可在髂窝上方,甚至到达肝右叶下方,低位盲肠可达小骨盆内。

2. 阑尾 为一蚓状肠管,长6～8cm,根部连于盲肠的后内侧壁,远端游离。经阑尾口开口于盲肠后内侧壁。阑尾变异较大,其长

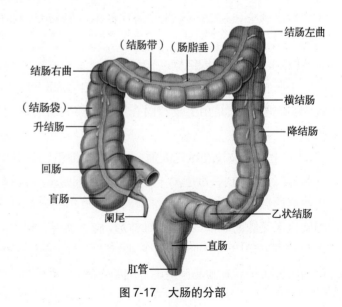

图 7-17 大肠的分部

短不一，也有缺如的。阑尾末端位置变异最为常见，以盆位和盲肠后位多见，回肠后位次之，再次为盲肠下位和回肠前位。阑尾根部的体表投影点在右髂前上棘与脐连线的中、外 1/3 交点处，称麦氏点。阑尾炎时该点有明显的压痛和反跳痛（图 7-18）。

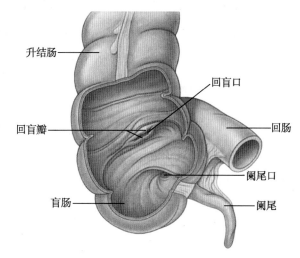

图 7-18　盲肠和阑尾

（二）结肠

结肠在右髂窝内续于盲肠，在第 3 骶椎平面终于直肠。结肠分为升结肠、横结肠、降结肠和乙状结肠，呈 M 形围绕空肠和回肠。

1. 升结肠　在右髂窝始于盲肠，沿腰方肌和右肾前方上升至肝右叶下方，转折向左前下方移行为横结肠，转折处称结肠右曲，又称肝曲。

2. 横结肠　起自结肠右曲，向左横行，至脾下方转折向下，移行为降结肠，转折处称结肠左曲，又称脾曲，其位置较结肠右曲高。横结肠由横结肠系膜连于腹后壁，活动度大，其中部可下垂至脐或低于脐平面。

3. 降结肠　自结肠左曲起，沿左肾与腰方肌前面下行，至左髂嵴处移行为乙状结肠。

4. 乙状结肠　自左髂嵴水平开始，沿左髂窝转入盆腔内，全长呈"乙"字形弯曲，至第 3 骶椎平面续于直肠。乙状结肠借系膜连于骨盆侧壁，活动度较大。如系膜过长易形成乙状结肠扭转。乙状结肠是溃疡、憩室、肿瘤好发的部位。

（三）直肠

直肠位于小骨盆腔的后部、骶骨的前方。在第 3 骶椎前方接乙状结肠，沿骶骨和尾骨前面下降，穿过盆膈移行为肛管，长 10～14cm。直肠并非笔直，在矢状面上有两个弯曲：直肠**骶曲**凸向后，与骶、尾骨前面弯曲一致；直肠**会阴曲**是直肠绕过尾骨尖形成凸向前方的弯曲（图 7-19）。

直肠下部显著膨大，称**直肠壶腹**。直肠内面有 3 个直肠横襞，由黏膜及环行肌构成，分别距肛门约 11cm、7cm 和 5cm。中间一条大而明显，位置恒定，位于直肠右前壁，是直肠镜检时的定位标志。

（四）肛管

肛管上端在盆膈平面与直肠相接，下端终于肛门，长约 4cm，由肛门括约肌所包绕。肛管内面有 6～10 条纵行的黏膜皱襞，称**肛柱**。肛柱下端，彼此借半月形的黏膜皱襞相连，称**肛瓣**。肛瓣与肛柱下端共同围成的小隐窝称**肛窦**，窦口向上，窦内往往积存粪屑，易于感染而发生肛窦炎。

肛柱上端的连线称肛直肠线，为直肠与肛管的分界线。肛柱下端与肛瓣边缘连成锯齿状的环行线，称**齿状线**（图 7-20）。齿状线为黏膜与皮肤的分界线。齿状线上方由内脏神经分布，下方由躯体神经分布。在齿状线下方有宽约 1cm 的环形区，光滑略有光泽，称痔环或肛梳。痔环下缘有一不明显的环形浅沟，称**白线**或 Hilton 线，相当于肛门内、外括约肌的分界处，肛门指检可触及此沟。

肛门是肛管的下口，为一前后纵行的裂孔，前后径 2～3cm。肛门括约肌环绕在肛管周围，包括肛门内括约肌和肛门外括约肌。**肛门内括约肌**为平滑肌，是肛管处环行平滑肌增厚而成，有协助排便的作用。**肛门外括约肌**为骨骼肌，围绕肛门内括约肌的外面（图 7-19），具有控制排便的作用。若手术损伤会导致大便失禁。

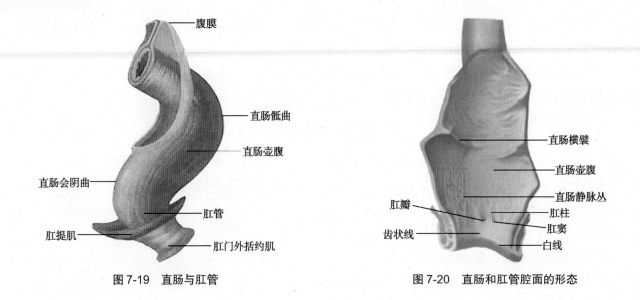

图 7-19　直肠与肛管　　　　　　　　图 7-20　直肠和肛管腔面的形态

（五）大肠的组织结构

大肠管壁分黏膜、黏膜下层、肌层和外膜。大肠黏膜不形成皱襞和肠绒毛，故黏膜表面比较平滑。大肠的主要功能是吸收大量水分和电解质。上皮是单层柱状，由吸收细胞和大量杯状细胞组成。在结肠固有层内有大量肠腺。腺上皮除柱状细胞和大量杯状细胞外，在腺的基底部尚有少数未分化细胞和内分泌细胞，但无帕内特细胞。固有层内有散在的孤立淋巴小结。黏膜下层的疏松结缔组织内有较多的脂肪细胞。肌层由平滑肌组成，内环肌较规则，节段性局部增厚，形成结肠袋；外纵肌则形成 3 条增厚的结肠带。外膜的结缔组织中常有脂肪细胞集聚而形成肠脂垂。

阑尾的大肠腺短而少，固有层内具有丰富的淋巴组织，形成许多淋巴小结。直肠与肛管上段的黏膜与结肠相同。至齿状线处，单层柱状上皮骤变为轻度角化的复层扁平上皮，肠腺和黏膜肌层均消失。痔环以下为角化的复层扁平上皮。黏膜下层含有丰富的静脉丛，当静脉瘀血扩张时则形成痔。肌层为肛门内括约肌和肛门外括约肌。

灌肠术的应用解剖

灌肠术是将一定量的液体经肛门逆行灌入大肠或由肠道供给药物达到一定的治疗作用的操作技术。根据目的不同采用不同的插管深度，一般清洁灌肠插入肛门 10～12cm，不保留灌肠插入肛门 7～10cm，保留灌肠插入肛门 10～20cm，作治疗灌肠时，根据病变部位不同，深度可达 30cm 以上。患者侧卧插管时以脐的方向为准，插入 3～4cm 后再转向上后，以顺利进入直肠。应注意以下弯曲：直肠矢状面上有骶曲、会阴曲，冠状面上有 3 个侧弯；直肠与乙状结肠的连接处有直肠乙状结肠曲。插管时勿用强力，以免损伤直肠黏膜，特别是直肠横襞。

第二节　消　化　腺

人体的大消化腺包括肝、胰及前述的 3 对大唾液腺。

一、肝

肝是人体中最大的消化腺，我国成年人肝的重量男性的约为 1 300g，女性的约为 1 200g。肝呈红褐色，质软而脆。肝接受肝固有动脉和肝门静脉的双重供应，这是有别于其他器官的重要特点。肝的功能极为复杂，除分泌胆汁外，还参与蛋白质、脂类、糖类和维生素等物质的合成、转化与分解。此外，激素、药物等的转化和解毒也在肝内进行。肝还具有防御功能，在胚胎时期具有造血功能。

（一）肝的形态和位置

1. 肝的形态 肝呈不规则的楔形，可分上、下两面，前、后两缘。肝的上面向前上方隆凸，与膈相贴，又称膈面；肝的下面凹凸不平，接触腹腔许多重要脏器，又称脏面（图7-21）。脏面有左、右两条纵沟和一条横沟，呈 H 形。横沟称**肝门**，是肝管、肝固有动脉、肝门静脉的分支、神经、淋巴管出入之处，进出肝门的这些结构被结缔组织包裹，合称肝蒂。左纵沟的前部有肝圆韧带，连接肝门和脐，是胎儿时期静脉导管的遗迹；右纵沟前部为胆囊窝，容纳胆囊，后部有下腔静脉通过。

肝的膈面，可见镰状韧带附着处，以此为界，分为**肝左叶**和**肝右叶**。左叶小而薄，右叶大而厚。脏面借"H"形沟分为肝左叶、右叶、**方叶**和**尾状叶**。

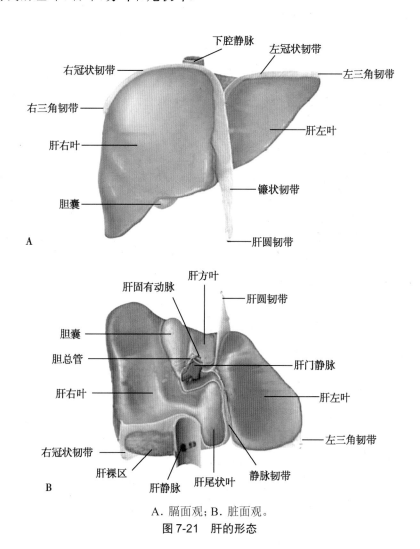

A. 膈面观；B. 脏面观。

图 7-21 肝的形态

2. 肝的位置 肝大部分位于右季肋区及腹上区，小部分位于左季肋区。肝大部分被胸廓所掩盖，仅在腹上区左、右肋弓之间，直接与腹前壁接触。当右季肋区或腹上区遭受暴力打击或肋骨骨折时，可导致肝破裂。

肝的上界与膈穹隆一致，常用以下3点的连线表示：右锁骨中线与第5肋的交点，前正中线与胸骨体下端交点，左锁骨中线与第5肋间隙的交点。肝下界即肝前缘，右侧与右肋弓一致；中部位于腹上区左、右肋弓间,剑突下 3～5cm;左侧被肋弓掩盖。3 岁以下的幼儿,由于腹腔的容积较小,而肝体积相对较大,肝下缘常比成人低 1～2cm。

肝的脏面,右叶从前向后分别邻接结肠右曲、十二指肠、右肾和右肾上腺;左叶与胃前壁相邻,后上部与食管的腹部相邻。

(二)肝的组织结构

肝表面除肝裸区以外均覆以致密结缔组织被膜,肝门部的结缔组织随肝门静脉、肝固有动脉和肝管的分支伸入肝实质,将肝实质分成许多肝小叶,相邻的肝小叶之间为各种管道密集的部位,称**肝门管区**(图 7-22)。

肝小叶是肝的基本结构单位和功能单位,呈多角棱柱体,长约 2mm,宽约 1mm。成人有 50 万～100 万个肝小叶。人肝的小叶间结缔组织很少,故分界不清。肝小叶的中央有 1 条沿其长轴走行的中央静脉(图 7-23)。

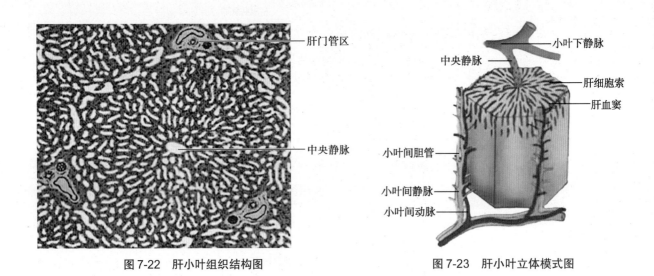

图 7-22　肝小叶组织结构图　　　　　　　图 7-23　肝小叶立体模式图

肝细胞以中央静脉为中心单行排列成板状,称为**肝板**。肝板不规则,大致呈放射状,相邻肝板吻合连接成网,称肝板网。肝板之间是肝血窦,形状不规则,窦壁的内皮细胞有窗孔,无基膜,间隙大,窦内有巨噬细胞,具有很强的吞噬能力,在监视肿瘤等方面发挥重要作用。肝血窦经肝板上的孔洞互相通连,形成网状管道称肝血窦网。小叶周边的一层环形肝板称界板。在切片中,肝板呈索状,称**肝索**。肝细胞体积较大,直径 15～30μm,呈多面体形,核大而圆,位于中央,部分肝细胞有双核,肝细胞胞质丰富,多呈嗜酸性。

窦周隙为肝血窦内皮与肝板之间的狭小间隙,宽约 0.4μm,内有肝细胞血窦面的微绒毛直接浸泡在血浆内,可进行充分高效的物质交换。窦周隙内有一种贮脂细胞,可贮存脂肪和摄取维生素 A。

胆小管是相邻肝细胞的质膜局部凹陷而成的微细管道,在肝板内连接成网,直径约 1μm。肝细胞分泌的胆汁进入胆小管。当肝细胞发生变性、坏死或胆管堵塞,内压增大时,胆小管正常结构遭到破坏,胆汁溢入肝血窦,进入血液,从而出现黄疸(图 7-24)。

肝内血液来自肝固有动脉和肝门静脉,它们通过肝门入肝,在门管区分支形成小叶间动脉和小叶间静脉,并与肝血窦相通,与肝细胞进行物质交换,最后汇入中央静脉、小叶下静脉,最终合成 3 条肝静脉,汇入下腔静脉。

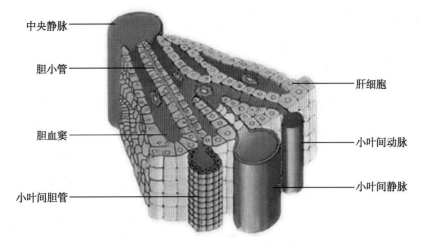

图 7-24　肝板、肝血窦与胆小管的超微结构

（三）肝外胆道

肝外胆道包括胆囊和输胆管道（图 7-25）。

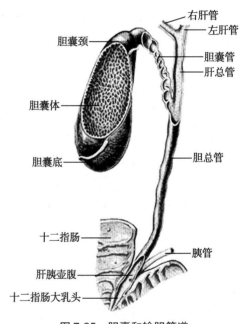

图 7-25　胆囊和输胆管道

1. 胆囊　呈长梨形，位于肝的胆囊窝内，有储存和浓缩胆汁的作用。胆囊可分为胆囊底、胆囊体、胆囊颈、胆囊管 4 个部分：**胆囊底**是钝圆的盲端，突向前下方，稍露于肝前缘下方，其体表投影点在右腹直肌外缘与右肋弓相交处，胆囊炎时该点有压痛。**胆囊体**与胆囊底无明显界线，位于胆囊底后上方，为胆囊的主要部分。胆囊体在近肝门处，移行为缩细的**胆囊颈**。胆囊颈向后下方延续为**胆囊管**，管长 4cm 左右，内衬的黏膜形成螺旋状的皱襞，称螺旋襞，有调节胆汁进出的作用，同时胆结石易嵌顿于此。

2. 输胆管道　肝内胆小管逐级汇合成肝左管和肝右管，两管出肝门后汇合成肝总管。**肝总管**在肝十二指肠韧带内下降，并在韧带内与胆囊管以锐角结合成**胆总管**。胆总管经十二指肠上部后方，至胰头附近与胰管相遇，共同斜穿十二指肠降部后内侧壁，在壁内两管合并，形成**肝胰壶腹**（Vater 壶腹），开口于十二指肠大乳头。在肝胰壶腹周围有环形的平滑肌，称**肝胰壶腹括约肌**（Oddi括约肌），有控制胆汁、胰液排出的作用，平时保持收缩状态，进食时舒张松弛。

3. 胆汁的产生和排出　胆汁由肝细胞分泌，首先进入胆小管，继而汇入小叶间胆管，经肝左、右管至肝总管，再通过胆囊管入胆囊内储存和浓缩。进食时，肝胰壶腹括约肌松弛，胆囊收缩，浓缩的胆汁经胆囊管、胆总管、十二指肠大乳头开口，流入十二指肠，参与食物的消化。如胆道由于结石或肿瘤被阻塞，压力增高，胆汁反流至肝内，造成胆小管破裂，胆汁进入血液中，可引起阻塞性黄疸。

二、胰

胰是人体第二大消化腺，由外分泌部和内分泌部组成，外分泌部分泌胰液，有分解消化蛋白质、糖类和脂肪的作用。内分泌部即胰岛，散在于外分泌部之间，主要分泌胰岛素和胰高血糖素，参与调节人体血糖代谢。

（一）胰的位置和毗邻

胰位于胃的后方，在第1、2腰椎体的前方，横贴于腹后壁。胰的前面隔网膜囊与胃相邻，后方有下腔静脉、胆总管、肝门静脉和腹主动脉等重要结构。其右端被十二指肠环抱，左端抵达脾门（图7-14）。

（二）胰的分部

胰外形细长似三棱形，可分为胰头、胰体和胰尾3部。**胰头**为右端膨大部，在第2腰椎体右前方，被十二指肠包绕。胰头后方有肝门静脉和胆总管通过，因此胰头癌或慢性胰腺炎时，常压迫胆总管而出现阻塞性黄疸，如压迫肝门静脉，可引起肝门脉静脉系淤血、腹水等症状。**胰体**为胰的中间部，横跨第1腰椎体前面，向左逐渐变细，移行于胰尾。**胰尾**向左行达脾门。胰的实质内，有1条从左向右横贯全长的排泄管，称**胰管**，它与胆总管汇合成肝胰壶腹，共同开口于十二指肠大乳头。胰液经胰管和肝胰壶腹排入十二指肠。有的可见胰头上部有一条较小的副胰管，开口于十二指肠小乳头。

（三）胰的组织结构

胰表面覆以薄层结缔组织被膜，结缔组织伸入腺实质内，将实质分隔为许多小叶。腺实质由外分泌部和内分泌部两部分组成（图7-26）。

外分泌部为浆液性复管泡状腺。腺细胞呈锥体形，基底面有基膜，顶部胞质充满酶原颗粒。腺泡腔内有一些扁平或立方细胞，称泡心细胞。胰的闰管较长，逐渐汇合成小叶间导管。小叶间导管较粗，管壁为单层立方或低柱状上皮。总导管上皮为单层高柱状，杯状细胞较多。成人的胰每天分泌1 000～2 000ml胰液。胰液为碱性液体，含多种消化酶和丰富的电解质，是重要的消化液。

内分泌部是散在于外分泌部之间大小不一的细胞团，称**胰岛**。成人的胰约有100万个胰岛，人胰岛主要有A细胞、B细胞、D细胞和PP细胞（图7-27）。

1. A细胞 约占胰岛细胞总数的20%，细胞体积较大，多分布在胰岛的外周部，分泌胰高血糖素，使血糖升高，满足机体活动能量需要。

2. B细胞 数量较多，约占胰岛细胞总数的70%，细胞较小，多位于胰岛的中央部，此细胞分泌胰岛素。胰岛素最主要的作用是促进血液内的葡萄糖通过细胞膜进入胞质，还可以促进葡萄糖合成糖原或转化为脂肪，使血糖降低。

3. D细胞 数量较少，约占胰岛细胞总数的5%，能分泌生长抑素，可调节邻近的A、B、PP细胞的分泌功能。

4. PP细胞 又称胰多肽细胞，数量很少，可抑制胰液分泌、胃肠运动及胆囊收缩。

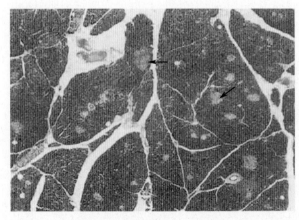

图7-26 胰光镜图（→示胰岛）

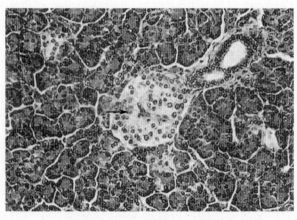

图7-27 胰岛光镜图（→示胰岛）

讨论与思考题

1.患者,男,35岁,1个月前出现腹痛、上腹部饱胀、反酸嗳气,幽门螺杆菌检查结果阳性,查体:上腹部有轻压痛。初步诊断为慢性胃炎,鉴别诊断有:①胃溃疡;②十二指肠溃疡。请思考:

(1)胃位于何处?分哪四部分?胃溃疡好发于何处?

(2)胃壁内细胞有几种?可分泌哪几种分泌物?该患者反酸是什么原因?

2.患者,男,25岁,既往健康,大量饮酒后出现剧烈恶心,呕吐,呕血500ml,鲜红色。诊断为上消化道出血。请思考:

(1)上消化道包括哪些器官?患者呕出的血可能是哪里出血?

(2)上消化道大出血时可进行内镜下止血,请问内镜插入胃前要经过食管哪几个狭窄?

3.患者,女,30岁,转移性右下腹疼痛10小时,反跳疼及肌紧张,血白细胞高于正常值,初步诊断为急性阑尾炎。请思考:

(1)阑尾位于何处?其形态特点是什么?

(2)阑尾的体表投影点位于何处?

（张　帆）

第八章　呼吸系统

重点内容提示

1. 呼吸系统的组成,上、下呼吸道的概念。
2. 鼻腔的分部和结构,鼻旁窦的位置和开口位置。
3. 喉腔的分部。
4. 气管的形态,左、右主支气管的形态差异。
5. 肺的位置和形态。
6. 胸膜的分部,壁胸膜的分部。
7. 纵隔的概念和分区。

导学关键词

上呼吸道、上颌窦引流、环甲膜穿刺、肋膈隐窝、胸膜腔穿刺

呼吸系统由呼吸道和肺组成(图 8-1)。呼吸道包括鼻、咽、喉、气管和主支气管,临床上把鼻、咽、喉称为**上呼吸道**,气管和主支气管及其分支称为**下呼吸道**。肺由肺内各级支气管、肺泡以及血管、淋巴管、神经等组成。呼吸系统的主要功能是进行气体交换,即吸入 O_2,呼出 CO_2。

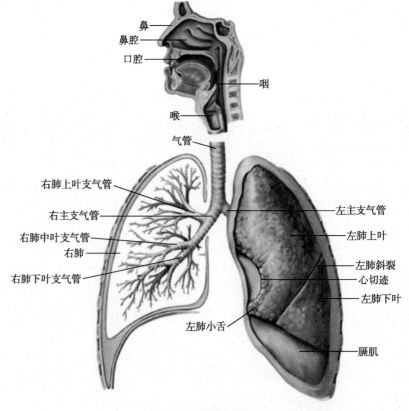

图 8-1　呼吸系统概貌

第一节　呼　吸　道

一、鼻

鼻分为外鼻、鼻腔和鼻旁窦。它既是呼吸道的起始部，又是嗅觉器官。

（一）外鼻

外鼻以鼻骨和软骨为支架，外被皮肤和少量结缔组织。外鼻与额相连部称鼻根，向下延为鼻背，末端称鼻尖。鼻尖两侧的弧形隆起称**鼻翼**，呼吸困难的患者常有鼻翼扇动。从鼻翼向外下方至口角的浅沟为**鼻唇沟**。鼻尖和鼻翼是痤疮和疖肿的好发部位。

（二）鼻腔

鼻腔是由骨和软骨围成的腔，内衬有黏膜，被鼻中隔分成左右两半，向前经**鼻孔**与外界相通，向后经**鼻后孔**与咽相通。每侧鼻腔以鼻阈为界分为前下部的鼻前庭和后部的**固有鼻腔**。鼻前庭由皮肤覆盖，生有鼻毛，有过滤和净化空气功能，因其缺少皮下组织，所以发生疖肿时疼痛剧烈。固有鼻腔外侧壁自上而下可见**上、中、下鼻甲**突向鼻腔，上、中、下鼻甲下方的腔分别为**上、中、下鼻道**（图8-2）。上鼻甲的后上方与鼻腔顶之间的陷凹为蝶筛隐窝。**鼻中隔**由筛骨垂直板、犁骨和鼻中隔软骨及表面覆盖的黏膜构成，位置通常偏向一侧。其前下方血管丰富，外伤或干燥刺激均易引起出血，故称为**易出血区**（Little 区）。位于上鼻甲内侧面与其相对的鼻中隔以上部分呈淡黄色的鼻黏膜称为**嗅区**，含有感受嗅觉的嗅细胞。鼻腔其余部分呈粉红色的黏膜称为**呼吸区**，内含丰富的血管和腺体。

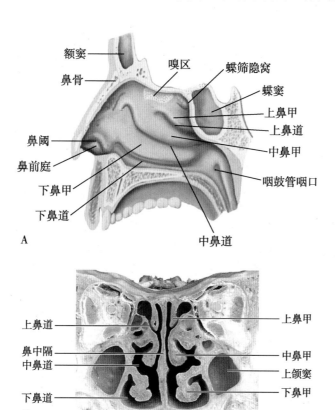

A. 右侧壁；B. 冠状切面。

图 8-2　鼻腔

（三）鼻旁窦

鼻旁窦为开口于鼻腔的含气空腔，包括额窦、筛窦、蝶窦和上颌窦（图8-3）。腔内衬以黏膜并与鼻腔黏膜相移行，可调节吸入空气的温度、湿度及在发音时起共鸣作用。**额窦**位于额骨体内，左右各一，开口于中鼻道。**筛窦**位于筛骨迷路内，依据窦口的部位将其分为前、中、后群。前、中群开口于中鼻道，后群开口于上鼻道。**蝶窦**位于蝶骨体内，被中隔分为左、右二腔，开口于蝶筛隐窝。**上颌窦**位于上颌骨内，是鼻窦中体积最大的一对，其开口位置高于窦底。

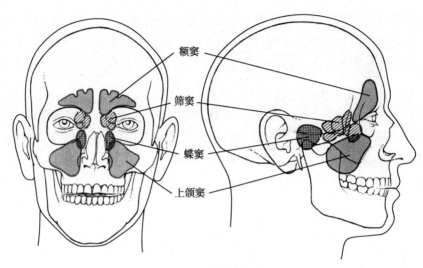

图8-3 鼻旁窦投影

上颌窦穿刺的解剖学要点

上颌窦位于上颌骨内，容积约15ml。上壁与眶下壁相邻。下壁为上颌骨的牙槽突，常低于鼻腔，有的与上颌第1、2磨牙根部邻近，只有一层很薄的骨质或黏膜相隔，故牙与上颌窦的炎症或肿瘤均可互相累及。上颌窦的内侧壁即鼻腔的外侧壁的一部分，在下鼻甲附着部骨质较薄，用针很容易穿破，故上颌窦炎时多在下鼻道处穿刺冲洗。上颌窦开口于中鼻道，因开口位置较高，分泌物不易排除，故窦腔积液时，体位引流也是一种很有效的治疗方法。

二、喉

喉由软骨、韧带、喉肌及喉黏膜构成，它不仅是呼吸管道，也是发音器官。其上界是会厌上缘，下界达环状软骨下缘。上经喉口与喉咽相通，下端借环气管韧带连接气管。成年人的喉在第3～6颈椎之间。喉的两侧是颈部血管、神经和甲状腺侧叶等。

（一）喉软骨

喉软骨是喉的支架，由甲状软骨、环状软骨、会厌软骨和杓状软骨等构成（图8-4）。

1. 甲状软骨 是喉软骨中最大者，构成喉的前壁和外侧壁。由左右两个四边形软骨板组成。两板前缘愈着处形成前角，前角上端向前突出，称**喉结**，成年男子尤为明显，为男性第二性征之一。喉结上方呈"V"形的切迹，称上切迹。板后缘游离并分别向上、下发出一对突起，称上角和下角。上角借韧带与舌骨大角连接，下角与环状软骨相关节。

2. 环状软骨 位于甲状软骨的下方，是喉软骨中唯一完整的软骨环。它由前部低窄的环状软骨弓和后部高阔的环状软骨板构成。软骨弓平对第6颈椎，是颈前部重要的体表标志。环状软骨对呼吸道保持畅通起到重要作用,损伤后可产生喉腔狭窄。

3. 会厌软骨　位于舌骨体后上方,上宽下窄呈叶状。下端借甲状会厌韧带连于甲状软骨前角内面上部。会厌软骨被覆黏膜称**会厌**,是喉口的活瓣,平时喉口保持开张状态,当吞咽时,喉口即被会厌关闭,以防止食物或唾液误入喉腔。

4. 杓状软骨　位于环状软骨板的上方,左右各一。杓状软骨底与环状软骨板上缘构成环杓关节,底向前伸出的突起称声带突,有声带附着;向外侧伸出的突起称肌突,有喉肌附着。

(二)喉的连结

喉的连结包括喉软骨间及喉软骨与舌骨、气管之间的纤维连结(图8-4)。

1. 环甲关节　由环状软骨外侧部关节面和甲状软骨下角构成。在环甲肌作用下,甲状软骨在冠状轴上作前倾和复位运动,使甲状软骨前角与杓状软骨之间的距离增大或缩小,进而使声带紧张或松弛。

2. 环杓关节　由环状软骨板上缘关节面和杓状软骨底构成。在该关节上杓状软骨可沿垂直轴向内或外侧旋转,使声门缩小或开大。

3. 弹性圆锥　是由弹力纤维构成的圆锥形弹性纤维膜。起自甲状软骨前角后面,呈扇形向下、向后分别止于环状软骨上缘和杓状软骨声带突。其上缘游离增厚,紧张于甲状软骨至声带突之间,称**声韧带**。声韧带连同声带肌及覆盖于其表面的喉黏膜一起,称为**声带**。甲状软骨下缘与环状软骨弓之间的弹性圆锥中部纤维增厚,称**环甲正中韧带**。急性喉阻塞时,可在此切开以建立临时的呼吸通道。

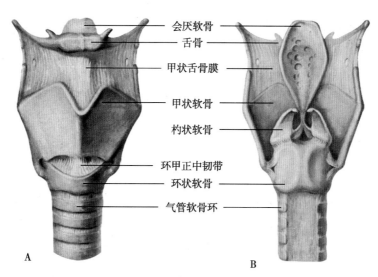

A. 前面观;B. 后面观。
图 8-4　喉软骨连结

(三)喉肌

喉肌是发音的动力器官。依其功能可分为两群。一群作用于环杓关节,可开大或缩小声门;另一群作用于环甲关节,可紧张或松弛声带,通过喉肌的运动可以控制声带的紧张、松弛和声门的开关,来调节发音的强弱和声调的高低(图8-5)。环甲肌起自环状软骨弓前外侧面,止于甲状软骨下缘,作用是紧张声带。环杓后肌起于环状软骨后面,止于杓状软骨肌突,作用是开大声门,紧张声带。

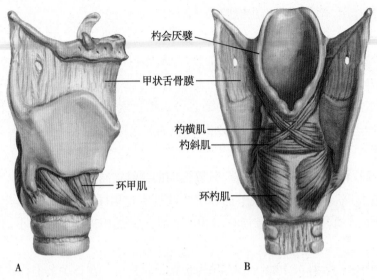

A. 侧面观；B. 后面观。

图 8-5　喉肌

（四）喉腔

　　喉腔是由喉壁围成的管腔（图 8-6）。喉腔向下通气管，向上经喉口与咽相通。**喉口**是喉腔的上口，由会厌上缘、杓会厌襞和杓间切迹围成。喉腔的侧壁有上、下两对水平方向突入腔内的黏膜皱襞，上方的为**前庭襞**，两侧前庭襞之间的裂隙称**前庭裂**。下方的为**声襞**，两侧声襞之间的裂隙称**声门裂**，是喉腔中最狭窄的部位。**喉前庭**位于喉口与前庭襞之间，呈上宽下窄漏斗状。**喉中间腔**是前庭裂和声门裂之间的狭窄部分，经前庭襞和声襞间向两侧的突出部分称**喉室**。**声门下腔**位于声襞与环状软骨下缘之间。喉黏膜下组织疏松，炎症时易发生喉水肿，尤以婴幼儿更易产生急性喉水肿而致喉梗塞，从而产生呼吸困难或窒息。

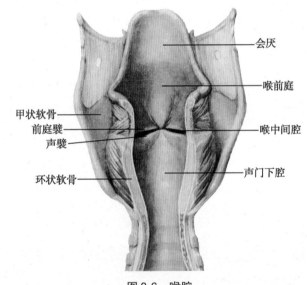

图 8-6　喉腔

　　环甲膜切开术的解剖学要点

　　当遇到喉腔阻塞的患者，又没有条件立即作气管切开时，可行紧急环甲膜穿刺或切开，以达到呼吸道通畅、抢救患者生命的目的。切开部位在甲状软骨和环状软骨之间的环甲膜上。此部位为一浅凹，触之易得，切之容易。但甲状腺峡及锥状叶正位于此处，可以先切开皮肤，迅即以左示指作引导，下推甲状腺峡，在环甲膜上作一横切口；再将止血钳插入，扩张切口，插入较小号的气管套管，解除呼吸困难。

三、气管与主支气管

（一）气管

　　气管由呈"C"形的透明软骨环、平滑肌和结缔组织构成。是一后壁略扁平的并具有一定舒张性的圆筒状管道。上端平第 6 颈椎起自环状软骨下缘，向下进入胸腔，至胸骨角平面（相当于第 4 胸椎体平面)分为左、右主支气管(图 8-7)。分叉处称为**气管杈**,气管杈的内面有一个向上凸出的半月形纵嵴,称**气管隆嵴**,是支气管镜检查的重要定位标志(图 8-8)。

气管以颈静脉切迹平面分为颈部和胸部,颈部短而浅表,沿颈前正中线下行,在胸骨颈静脉切迹上方可以触及。胸部较长,位于胸腔内。

(二)主支气管

左、右**主支气管**分出后向外下方进入肺门,二者分叉处下方形成一个 65°~80° 的夹角。

右主支气管短粗而陡直,长 1.9~2.1cm,外径 1.5cm。气管中线延长线与右主支气管下缘间的夹角男性为 21°~24°(图 8-7)。故经气管坠入的异物多进入右主支气管。

左主支气管细长而走向倾斜,长 4.5~4.8cm,外径 1.4cm。气管中线延长线与左主支气管下缘间的夹角在男性为 36°~39°。

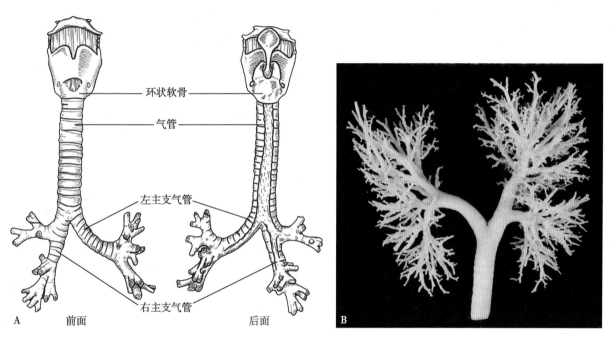

A. 前后面观;B. 铸型标本倒立示支气管树。

图 8-7　气管和主支气管

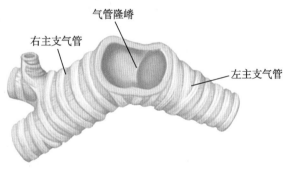

图 8-8　气管隆嵴

(三)气管与主支气管的微细结构

气管与主支气管的管壁由内向外依次由黏膜、黏膜下层和外膜构成(图 8-9)。

1. 黏膜　由上皮和固有层组成。上皮为假复层纤毛柱状上皮,主要由纤毛细胞、杯状细胞、刷细胞等组成。纤毛可规则协调地摆动,将黏液及附着的细菌和灰尘推向喉部咳出,具有清洁保护呼吸道的作用。固有层由富含弹性纤维的结缔组织构成。

2. 黏膜下层 由疏松结缔组织组成，内含丰富的气管腺，腺体分泌较稀薄的液体有利于纤毛正常摆动。

3. 外膜 由疏松结缔组织和透明软骨构成。在软骨缺口处由结缔组织连接，内含平滑肌束和混合腺。

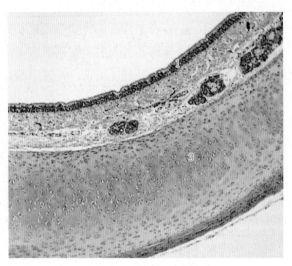

1. 上皮；2. 气管腺；3. 透明软骨。

图 8-9 气管的微细结构

气管切开术的解剖学要点

气管颈部位于颈部正中，上接环状软骨，下端在颈静脉切迹平面与胸部相连。颈部气管有7~8个气管软骨环，甲状腺峡部一般位于第2~4气管软骨环前面。气管前的结构层次是：皮肤、皮下组织、颈筋膜、舌骨下肌群、气管前筋膜及气管软骨环。气管后壁扁平无软骨，由纤维组织和平滑肌组成，与食管前壁紧密相贴，切开气管时，不可切入过深，以免损伤食管。颈部气管上部较表浅，越近胸骨则越深，两侧胸锁乳突肌深部有颈总动脉和颈内静脉，在环状软骨水平处血管离颈中线较远，而在胸骨上窝处则与气管靠近。临床上通常在第3、4或4、5气管环处沿正中线作气管切开。头臂静脉位于7~8气管环前，故切口不宜太低。

第二节 肺

一、肺的位置和形态

肺位于胸腔内，膈上方，纵隔的两侧。肺的表面被覆脏胸膜，正常肺呈浅红色，质柔软呈海绵状，富有弹性。因右侧膈下有肝，故右肺较宽短；因心偏左，而致左肺较狭长（图8-10）。

肺呈圆锥形，分1尖、1底、2面、3缘。**肺尖**钝圆，经胸廓上口伸入颈根部，在锁骨内侧1/3段向上突至锁骨上方达2.5cm。**肺底**又称膈面，紧邻膈上方，因膈上推使肺底呈半月形凹陷。肋面与胸廓的前、外、后壁相邻。纵隔面中央有椭圆形凹陷，称**肺门**，其内有支气管、血管、神经、淋巴管的出入，这些结构被结缔组织包裹，称**肺根**。肺前缘锐利，左肺前缘下部有心切迹和左肺小舌。后缘在脊柱两侧的肺沟中，为肋面与纵隔面在后方的移行处。下缘位于膈上，其位置随呼吸运动而显著变化。

左肺斜裂由后上斜向前下,将左肺分为上、下叶。右肺的斜裂和水平裂将右肺分为上、中、下叶。

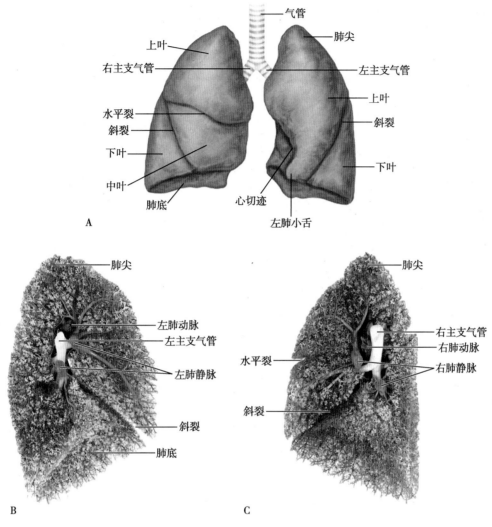

A. 前面观;B. 左肺内侧面观;C. 右肺内侧面观。

图 8-10 肺的形态

二、支气管树与肺段

在肺门处,左、右主支气管分为次级支气管,进入肺叶,称为**肺叶支气管**。肺叶支气管进入肺叶后,再继续分支,称**肺段支气管**。支气管经多次分支形成树状,称为**支气管树**(图 8-7)。

支气管肺段是每一肺段支气管及其分支分布区的全部肺组织的总称,简称肺段。

三、肺的微细结构

肺组织分为肺实质和肺间质。肺实质即肺内各级支气管及肺泡。肺间质即肺内的结缔组织、血管、淋巴管和神经等。肺实质按功能不同又分为导气部和呼吸部。

(一)导气部

导气部为气体传送的通道,是指终末细支气管及以上的所有肺叶支气管的各级分支,包括肺叶支气管、肺段支气管、小支气管、细支气管和终末细支气管等。每一细支气管及其各级分支和肺泡构成一个**肺小叶**（图8-11）。肺小叶呈锥体形，其尖端朝向肺门，底面朝向肺表面。临床上小叶性肺炎系指肺小叶范围内的病变。导气部各级支气管管壁的组织结构与主支气管基本相似，但随着管腔的变小和管壁的变薄，管壁的结构也发生相应的变化，其变化特点为：黏膜逐渐变薄，假复层纤毛柱状上皮逐步变为单层柱状上皮，杯形细胞渐减少至消失；黏膜下层的腺体渐减少至消失；外膜中软骨渐减少直至消失；平滑肌渐增多，并形成完整的环形肌层。

（二）呼吸部

呼吸部为气体交换的部位，包括呼吸性细支气管、肺泡管、肺泡囊和肺泡（图8-12）。

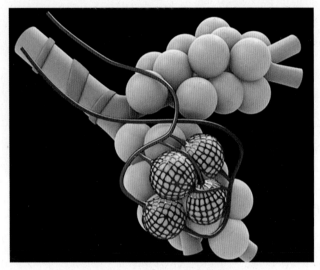

图8-11　肺小叶立体模型

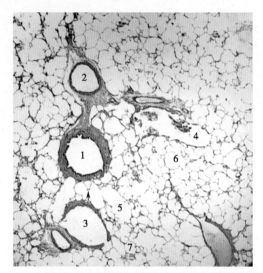

1.小支气管；2.细支气管；3.终末细支气管；
4.呼吸性细支气管；5.肺泡管；6.肺泡囊；
7.肺泡；↑结节状膨大。

图8-12　肺的微细结构

1. 呼吸性细支气管　是终末细支气管的分支，其管壁结构与终末细支气管结构相似，但管壁上连着少量肺泡，并且肺泡开口于管壁。管壁不完整，壁内面衬有单层立方上皮，外围有少量结缔组织和平滑肌。

2. 肺泡管　为呼吸性细支气管的分支，连有较多肺泡，管壁极不完整，管壁自身的结构仅在相邻肺泡开口之间保留少许，呈结节状膨大。

3. 肺泡囊　肺泡囊与肺泡管相连，为多个肺泡共同开口处。相邻肺泡开口之间没有环行平滑肌束，仅有少量结缔组织，故无结节状膨大。

4. 肺泡　为多面形有开口的囊泡，开口于肺泡囊、肺泡管或呼吸性细支气管的管壁。成人每侧肺内约有3亿~4亿个肺泡。肺泡壁菲薄，由单层肺泡上皮细胞和基膜组成。相邻肺泡之间有少量结缔组织，富含血管和弹性纤维。

（1）**肺泡上皮**：肺泡表面有一层完整的上皮。上皮细胞包括Ⅰ型肺泡细胞和Ⅱ型肺泡细胞（图8-13）。Ⅰ型肺泡细胞数量少，细胞扁平，覆盖肺泡的大部分表面，细胞含核部分较厚并向肺泡腔内突出，无核部分胞质菲薄，是进行气体交换的部位。Ⅰ型肺泡细胞无增殖能力。Ⅱ型肺泡细胞位于Ⅰ型肺泡细胞之间，数量多，但其覆盖面积比Ⅰ型肺泡细胞小。细胞呈立方形或圆形，顶端突入肺泡腔。细胞核圆形，胞质着色浅、呈泡沫状。电镜下细胞游离而有少量微绒毛，胞质内富含线粒体和溶酶体，有较发达的粗面内质网和高尔基复合体。核上方有较多大小不等的分泌颗粒，颗粒内物质释放出来后，在肺泡表面形成一层黏液层，称为**表面活性物质**。表面活性物质有降低肺泡表面张力、稳定肺泡大小的作用。Ⅱ型肺泡细胞有分裂、增殖并分化为Ⅰ型肺泡细胞的潜能，故具有修复受损伤上皮的作用。

（2）**肺泡隔**：相邻肺泡之间的薄层结缔组织为肺泡隔。其内有丰富的毛细血管网、弹性纤维、成纤维细胞、巨噬细胞、浆细胞、肥大细胞等。肺泡隔中的毛细血管紧贴肺泡上皮，利用肺泡内的 O_2 与血液中的 CO_2 交换。肺泡隔的弹性纤维使肺泡具有弹性。肺泡隔中的巨噬细胞可游走进入肺泡腔，吞噬灰尘、细菌、异物及渗出的红细胞，吞噬大量尘粒后的巨噬细胞称**尘细胞**。

（3）**肺泡孔**：是相邻肺泡之间气体流通的小孔，有平衡肺泡内气压的作用。在肺部感染时，肺泡孔也是炎症扩散的通道。

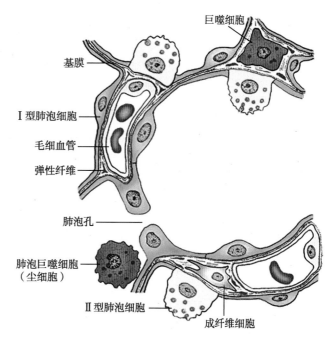

图 8-13　肺泡和肺泡隔切面模式图

（4）**气 - 血屏障**：是肺泡腔内的 O_2 与肺泡隔毛细血管内血液携带的 CO_2 之间进行气体交换所通过的结构。气 - 血屏障由肺泡表面液体层、Ⅰ型肺泡细胞与基膜、薄层结缔组织、毛细血管基膜与连续内皮构成。气 - 血屏障很薄，有利于气体交换。

四、肺的血管

肺有两套血管系统，即肺血管系统和支气管血管系统。

1. 肺动脉、肺静脉　是肺的功能性血管。肺动脉从肺门入肺后，其分支与支气管的各级分支伴行，直至肺泡隔内形成密集的毛细血管网（图 8-11）。毛细血管内的血液与肺泡进行气体交换后汇入小静脉，小静脉逐渐汇聚最后在肺门处汇合成为肺静脉。

2. 支气管动脉、支气管静脉　是肺的营养性血管。其分支与支气管的分支伴行，在各级支气管管壁内形成毛细血管网，为组织提高营养。管壁内的毛细血管一部分汇入肺静脉，另一部分形成支气管静脉，与支气管伴行由肺门出肺。

第三节　胸　膜

胸膜是覆盖于肺表面、胸廓内面、膈上面和纵隔侧面的浆膜，按其分布部位可分为**脏胸膜**和**壁胸膜**两部，二者相互移行形成一个密闭的浆膜囊腔隙，即**胸膜腔**，内含有少量浆液，可减少呼吸时的摩擦。左、右胸膜腔是各自独立的，互不相通（图 8-1）。

胸膜腔内的压力，不论吸气或呼气时，总是低于外界大气压，故呈负压，这是肺扩张的重要因素。负压使脏胸膜与壁胸膜相互贴附在一起，所以胸膜腔实际上是两个潜在性的腔隙。当刀枪或胸背部穴位针刺等外伤造成胸膜破裂时，负压使外界空气容易通过胸壁伤口或经肺破裂处进入胸膜腔，形成气胸。

一、脏胸膜

脏胸膜被覆于肺的表面,与肺紧密结合而不易分离,并伸入肺叶间裂内,又称肺胸膜。

二、壁胸膜

壁胸膜按所附着的部位可分为相互移行转折的 4 部分:①**肋胸膜**:衬贴于肋骨与肋间肌内面;②**膈胸膜**:覆盖于膈上面;③**纵隔胸膜**:贴附于纵隔的两侧面,其中部包绕肺根移行于脏胸膜;④**胸膜顶**:肋胸膜与纵隔胸膜上延至胸廓上口平面以上,呈穹隆状,称胸膜顶,覆盖于肺尖上方。胸膜顶经胸廓上口伸向颈根部,高出锁骨内 1/3 段上方 2~3cm。

三、胸膜隐窝

壁胸膜相互移行转折之处的胸膜腔称**胸膜隐窝**。在下方肋胸膜与膈胸膜相互转折处的胸膜隐窝称**肋膈隐窝**。肋膈隐窝的深度一般可达两个肋间隙,即使在深吸气时,肺下缘也不能充满此空间,是胸膜腔的最低部位,胸膜腔积液首先聚积于此,故临床常在此处进行胸腔穿刺,抽出积液或进行胸腔闭式引流。

四、肺和胸膜的体表投影

壁胸膜各部相互转折之处形成胸膜的返折线,胸膜返折线在体表的投影位置,标志着胸膜腔的范围(图 8-14)。

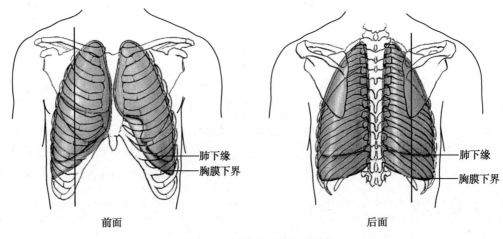

图 8-14　胸膜和肺的体表投影

1. 肺的体表投影　肺尖深入并充满胸膜顶内,投影与胸膜顶同。右肺前缘与胸膜前界一致。左肺前缘在第 4 肋软骨处向外弯曲至胸骨旁线,转向外下,呈略凸向外的弧形线下行,形成心切迹,至第 6 肋软骨中点移行为下界。肺下界投影线较胸膜下界高出约 2 个肋的距离,即在锁骨中线与第 6 肋相交,在腋中线与第 8 肋相交,在肩胛线上与第 10 肋相交,在脊柱旁终于第 10 胸椎棘突平面。

2. 胸膜的体表投影　两侧胸膜顶和胸膜前界的体表投影与肺尖和肺的前缘基本一致。两侧胸膜下界的体表投影比两肺下缘的投影大约低两肋(表 8-1)。

表 8-1　肺下缘与胸膜下界的体表投影

肺和胸膜	标志线			
	锁骨中线	腋中线	肩胛线	近脊柱处
肺下缘	第 6 肋	第 8 肋	第 10 肋	平第 10 胸椎棘突
胸膜下界	第 8 肋	第 10 肋	第 11 肋	平第 12 胸椎棘突

第四节　纵　　隔

纵隔是左右纵隔胸膜间全部器官与组织结构的总称，前界为胸骨，后界为脊柱胸段，两侧为纵隔胸膜，向上达胸廓上口，向下至膈，成人纵隔位置略偏左侧。当胸部或腹部器官病变时，可引起纵隔的移位或变形。

通常以胸骨角平面（平对第 4 胸椎椎体下缘）将纵隔分为上纵隔与下纵隔（图 8-15）。

一、上纵隔

主要内容为胸腺，左、右头臂静脉和上腔静脉，左、右膈神经，迷走神经，喉返神经，主动脉弓及其 3 个大分支，食管，气管，胸导管及淋巴结。

二、下纵隔

以心包为界，又可分为前纵隔、中纵隔和后纵隔。

1. 前纵隔　位于胸骨与心包之间，内含胸腺的下部、部分纵隔前淋巴结及疏松结缔组织。

2. 中纵隔　位于前、后纵隔之间，内含心包、心和出入心的大血管根部、奇静脉弓、膈神经、心包膈血管等。

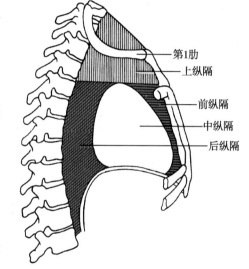

图 8-15　纵隔的分部

第 1 肋
上纵隔
前纵隔
中纵隔
后纵隔

3. 后纵隔　位于心包与脊柱之间，内含主支气管、食管、胸主动脉、胸导管、奇静脉、半奇静脉、迷走神经、胸交感干和淋巴结。

胸膜腔穿刺术的解剖学要点

胸壁的层次因部位不同略有差异，由浅入深分为 6 层。胸部的皮肤各部厚度不同，胸前部较背部薄。浅筋膜内含脂肪组织、血管、皮神经和淋巴管。深筋膜为薄层致密结缔组织，覆盖胸壁肌层。胸前外侧壁的肌有胸大肌和胸小肌；胸侧壁有前锯肌和腹外斜肌；胸后壁有斜方肌、背阔肌及肩部诸肌。肋间结构包括肋间外肌、肋间内肌、肋间血管和肋间神经。在肋间隙后部（即肋角内侧），由于肋沟消失，肋间血管和神经位于肋间隙中间，排列顺序不定。因此，背部作胸腔穿刺时，不宜在肋角与胸椎之间进行。在肋角以前，肋间血管和神经穿入肋间内肌两层之间，并紧贴肋沟前行。排列关系自上而下为静脉、动脉和神经。肋间动脉在近肋角处常分出一小支，沿下位肋骨的上缘前行。根据上述血管神经的走行位置，胸后外侧部胸腔穿刺应选择在肋角以前，于下位肋骨的上缘进针；胸前部穿刺时，应在上、下肋之间进针为妥。胸内筋膜是一层致密结缔组织膜，衬覆于胸廓内面，与壁胸膜间存有薄层疏松组织。壁胸膜贴于胸内筋膜、膈和纵隔表面。壁胸膜由肋间神经分布，痛觉十分敏感，故麻醉应逐层浸润直达该层。

　　胸膜腔积液的穿刺部位,应根据患侧呼吸音消失或叩诊实音最明显的部位以及 X 线检查或超声检查结果确定。通常在肩胛线第 7～9 肋间隙或腋中线第 5～7 肋间隙下位肋骨的上缘进针。胸膜腔积气穿刺点选在患侧呼吸音消失及叩诊鼓音区,通常在锁骨中线第 2 或第 3 肋间隙之上、下肋之间进针。不同穿刺点穿经的肌层不尽相同,肩胛线第 7～9 肋间隙穿经背阔肌;腋中线第 5～7 肋间隙穿经前锯肌;胸前壁穿经胸大肌。根据部位决定是从肋骨上缘进针还是从两肋之间进针。

讨论与思考题

　　1. 患者,男,47 岁,因"反复喷嚏、流清涕 3 月余",在医院门诊拟诊断为"慢性鼻窦炎、鼻息肉"收入院。请思考:

　　(1) 鼻旁窦包括哪些? 分别位于何处? 开口于什么部位?

　　(2) 哪一对鼻旁窦最易转为慢性鼻窦炎? 为什么?

　　2. 患者,女,5 岁,午饭时突发呛咳,呼吸加快,口唇无发绀,其母亲认为食物卡在患者的喉咙里,让患者伏在自己手臂上捶打其背部数次,力度中等,数分钟后患者情况有所缓解。但不久后症状反复,咳嗽加重,伴呼吸困难,精神变差,遂急诊入院。查体见呼吸困难,25 次 /min,可见三凹征,气管左移,右胸活动度减小,右肺呼吸音减弱。右肺叩诊呈鼓音,未闻及胸膜摩擦音。X 线检查右肺中叶和下叶过度充气,纵隔左移,呼吸运动减弱。支气管镜检发现右侧中叶支气管内有异物,经检查异物为花生米。临床诊断:右侧支气管异物阻塞。请思考:

　　(1) 为什么异物易坠入右主支气管? 用解剖学知识予以解释。

　　(2) 其母亲急救措施是否正确,有无改进之处?

(吴龙祥)

第九章 泌尿系统

重点内容提示

1. 肾的形态、位置和肾冠状切面上可见到的结构。
2. 输尿管的形态和分部。
3. 膀胱的位置、形态和分部，膀胱三角的位置及其黏膜特点。

导学关键词

肾门、肾区、肾单位、膀胱三角、膀胱穿刺、女性导尿

泌尿系统由肾、输尿管、膀胱和尿道组成（图 9-1）。肾生成尿液，输尿管输送尿液至膀胱，膀胱暂时储存尿液，尿道将尿液排出体外。泌尿系统的主要功能是排出机体新陈代谢所产生的水溶性废物（如尿素、尿酸、肌酸和肌酐等）及多余的水分和某些无机盐类等，以保持机体内环境的相对稳定和电解质平衡。此外，肾还具有产生促红细胞生成素和肾素等内分泌功能。

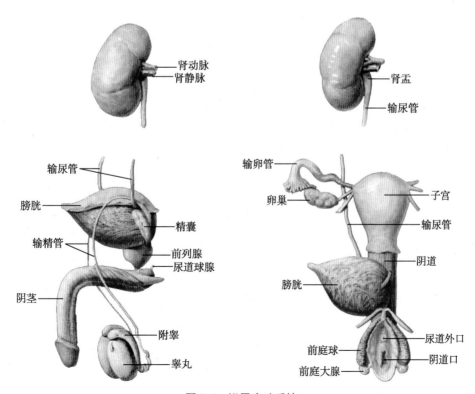

图 9-1 泌尿生殖系统

第一节 肾

一、肾的形态

肾为实质性器官，左、右各一，形似蚕豆，表面光滑，新鲜时呈红褐色。成年男性的肾长约11cm，宽约6cm，厚约3cm，重量为134～150g。男性的肾略大于女性的，左肾略重于右肾。肾可分为前、后两面，上、下两端和内、外侧两缘（图9-1）。肾的前面凸向前外侧，后面较平坦，紧贴腹后壁。上端宽而薄，下端窄而厚。外侧缘隆凸，内侧缘中部凹陷，称**肾门**，为肾血管、神经、淋巴管及肾盂出入的门户。出入肾门的诸结构被结缔组织包裹称**肾蒂**，右肾蒂较左肾蒂短。由肾门伸入肾实质的凹陷称**肾窦**，由肾血管、肾小盏、肾大盏、肾盂和脂肪等所占据。

二、肾的位置与毗邻

1. 肾的位置　肾位于脊柱两侧，紧贴腹后壁的上部，腹膜后间隙内，属腹膜外位器官（图9-2）。因受肝的影响，右肾较左肾低1～2cm，左肾在第11胸椎体下缘至第2～3腰椎间盘之间；右肾则在第12胸椎体上缘至第3腰椎体上缘之间。两肾上端相距较近，下端相距较远。左、右两侧的第12肋分别斜过左肾后面中部和右肾后面上部（图9-3）。肾门平第1腰椎体，距正中线约5cm。临床上常将竖脊肌外侧缘与第12肋之间的夹角区，称**肾区**，又称**脊肋角**。某些肾脏疾病时，此区可有压痛或叩击痛。肾的位置有个体差异，女性的一般低于男性，儿童的低于成人，新生儿肾位置更低。

2. 肾的毗邻　肾上腺位于肾的上方，二者共为肾筋膜包绕，其间有疏松结缔组织分隔。左肾前上部与胃底后面相邻，中部与胰尾和脾血管相接触，下部邻接空肠和结肠左曲。右肾前上部与肝相邻，下部与结肠右曲相接触，内侧缘邻接十二指肠降部。两肾后面的上1/3与膈相邻，下部自内向外与腰大肌、腰方肌及腹横肌相毗邻（图9-4）。

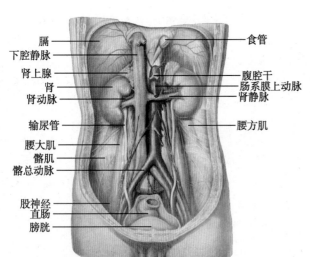

图9-2　肾的位置和毗邻（前面观）

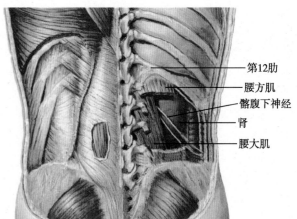

图9-3　肾的位置和毗邻（后面观）

三、肾的被膜

肾的被膜分为3层，由内向外依次为纤维囊、脂肪囊和肾筋膜（图9-4）。

1. 纤维囊 包裹于肾实质的表面,由致密结缔组织和弹性纤维构成,薄而坚韧。肾破裂或部分切除时需缝合此膜。纤维囊与肾连结疏松,易于剥离,在病理情况下,则与肾实质粘连。

2. 脂肪囊 又名肾床,位于纤维囊外周,包裹肾,并经肾门进入肾窦。临床上作肾囊封闭,就是将药液注入肾脂肪囊内。

3. 肾筋膜 位于脂肪囊的外面,分前、后层,包被肾上腺和肾的周围,由它发出的一些结缔组织小梁穿过脂肪囊与纤维囊相连,有固定肾的作用。肾筋膜前、后层在肾上腺的上方和肾外侧缘处互相融合;向内侧,前层逐渐变薄,覆盖于肾血管、腹主动脉和下腔静脉前面,并与对侧的相连续;后层与腰大肌和腰方肌的筋膜相融合,并经肾血管和输尿管等结构的后方,附着于腰椎体和椎间盘;在肾的下方,两层互相分离,中间有输尿管通过。

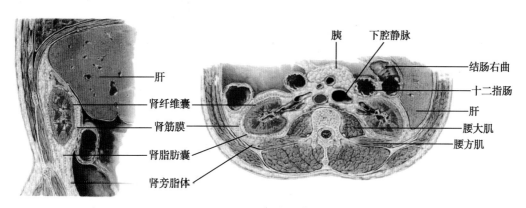

图 9-4　肾的被膜

四、肾的结构

1. 肾的大体结构 在肾的冠状切面上,可见肾实质分为皮质和髓质(图9-5)。**肾皮质**主要位于肾实质表层,厚0.5～1.5cm,富有血管,新鲜标本呈红褐色,其内可见有细小的红色点状颗粒,主要由肾小体和肾小管构成。肾皮质深入髓质肾锥体之间的部分称为**肾柱**。**肾髓质**位于肾皮质的深层,约占肾实质的2/3,血管较少,呈淡红色,由15～20个**肾锥体**构成。肾锥体呈圆锥形,结构致密而有光泽,由许多小管道平行排列而成,故有条纹。肾锥体近皮质的部分宽大,尖端钝圆,突入肾小盏,称为肾乳头。有时2～3个肾锥体的尖端合成一个**肾乳头**。每肾有7～12个肾乳头。肾乳头上有10～30个小孔,称为乳头孔,为乳头管的开口。肾内生成的尿液,经乳头孔流入肾小盏。**肾小盏**为漏斗状的膜管结构,包绕着肾乳头,位于肾窦内,每肾有7～8个。有的一个肾小盏可包绕2～3个肾乳头。相邻的肾小盏合并成2～3个较大的膜管,称为**肾大盏**。肾大盏在肾窦内合并成一个漏斗状的扁囊,称为**肾盂**。成人肾盂容积为3～10ml。肾盂离开肾门向内下走行,逐渐变细,约在第2腰椎上缘水平与输尿管相移行。

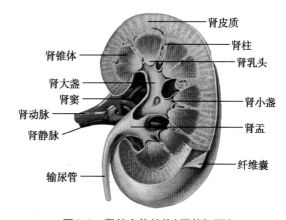

图 9-5　肾的大体结构(冠状切面)

2. 肾的组织结构 肾实质主要由大量泌尿小管构成,其间有少量结缔组织、血管和神经等,为肾的间质。泌尿小管由肾小管和集合管组成。肾小管起始处膨大内陷成双层的肾小囊,与血管球共同构成肾小体。肾小体与肾小管构成**肾单位**(图9-6)。肾单位是肾结构和功能的基本单位。每侧肾约有100万个以上的肾单位,它们与集合管共同行使泌尿功能。

(1)**肾小体**:呈球形,又称**肾小球**(图9-7),位于皮质迷路和肾柱内,包括血管球与肾小囊两部分。血管球由一团毛细血管网丛盘曲成球状,连接于入球微动脉和出球微动脉之间。肾小囊是近端小管起始部膨大并凹陷而成的杯形结构,血管球则嵌在肾小囊的杯口内。肾小囊由脏层和壁层两层上皮细胞组成。脏层(内层)紧贴毛细血管壁的基膜上,壁层(外层)与肾小管管壁相连,两层上皮之间的腔隙叫肾小囊腔,与肾小管相通。

(2)**肾小管**:为一条细长的单层上皮管道,起始段在肾小体附近紧接肾小囊的一段盘曲走行,称近端小管曲部或近曲小管,继而离开皮质迷路入髓放线,从髓放线直行向下进入肾锥体,称近端小管直部。随后管径骤然变细,称为细段。细段之后管径又骤然增粗,并返折向上走行于肾锥体和髓放线内,称为远端小管直部。近端小管直部、细段和远端小管直部三者构成"U"形的袢,称为髓袢,又称肾单位袢。髓袢由皮质向髓质方向下行的一段称降支,而由髓质向皮质方向上行的一段称升支。髓袢长短不一,长者可达乳头部,短者只存在于髓放线中。远端小管直部离开髓放线后,在皮质迷路内盘曲走行于原肾小体附近,称为远端小管曲部,最后汇入集合小管系。

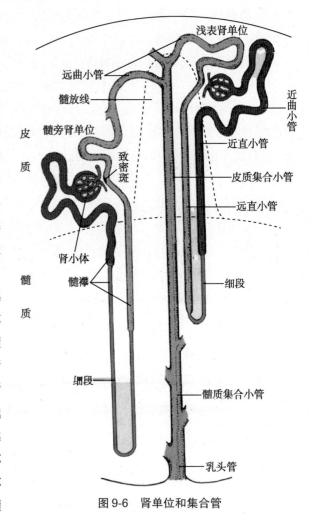

图9-6 肾单位和集合管

(3)**集合小管**:分为弓形集合小管、直集合管和乳头管3段。起始端与远端小管曲部相接,乳头管端开口于肾乳头与肾小盏相通。

(4)**球旁复合体**:也称肾小球旁器,位于肾小体血管极,包括球旁细胞、致密斑和球外系膜细胞。球旁细胞为入球微动脉管壁上平滑肌细胞转变成的上皮样细胞。球旁细胞较大呈立方形,胞质弱嗜碱性,内有能分泌肾素的颗粒;致密斑为远端小管靠近肾小体血管极侧的上皮细胞增高变窄,排列形成一椭圆形细胞密集区。致密斑是钠离子感受器,并能影响球旁细胞分泌肾素;球外系膜细胞位于入球微动脉、出球微动脉和致密斑之间的三角区域内,与球旁细胞和球内系膜细胞之间有缝隙连接,在球旁复合体的功能活动中可起到传递信息的作用。

(5)**滤过屏障**:又称**滤过膜**,由血管球毛细血管的有孔内皮、基膜和裂孔膜构成(图9-8)。当血液流经血管球时,血浆中除蛋白质等大分子物质外,其他分子量小于7万、直径小于4nm、带正电荷的物质易于通过滤过膜滤入肾小囊腔成为原尿。若滤过膜受损,则大分子蛋白质,或血细胞可漏出,出现蛋白质尿或血尿。

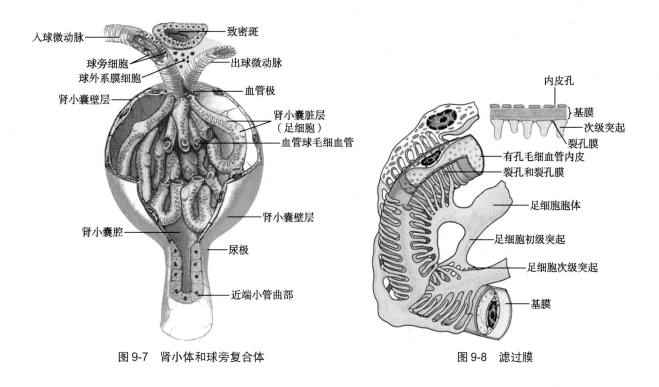

图 9-7　肾小体和球旁复合体　　　　　　　　　　图 9-8　滤过膜

五、肾动脉与肾段

肾动脉在肾门处分为前支和后支。前支较粗,再分出 4 个 2 级分支,与后支一起进入肾实质内,这 5 个分支在肾内呈节段性分布,称肾段动脉。每支肾段动脉分布到一定区域的肾实质,称为**肾段**。肾内静脉无一定节段性,互相间有丰富的吻合支,在肾门处汇全为 1 支肾静脉。

第二节　输　尿　管

输尿管是成对的肌性管道,为腹膜外位器官。约平第 2 腰椎上缘起自肾盂,终于膀胱。长 20～30cm,管径 0.5～1.0cm,最窄处口径只有 0.3cm。

一、输尿管的分部

输尿管全长分 3 部,即腹部、盆部和壁内部(图 9-1,图 9-2)。

1. 腹部　起自肾盂下端,经腰大肌前面下行至其中点附近,与睾丸血管(男性)或卵巢血管(女性)交叉,通常血管在其前方走行,达骨盆入口处。在此处,左输尿管越过左髂总动脉末端前方;右输尿管则经过右髂外动脉起始部的前方。

2. 盆部　自小骨盆入口处,经盆腔侧壁、髂内血管和骶髂关节前方下行,达坐骨棘水平。男性输尿管走向前、内、下方,经直肠前外侧壁与膀胱后壁之间下行,在输精管后外方与之交叉,从膀胱底外上角向内下穿入膀胱壁。两侧输尿管达膀胱后壁时相距约 5cm。女性输尿管经子宫颈外侧约 2.5cm 处,从子宫动脉后下方绕过,行向下内至膀胱底外上角穿入膀胱壁内。

3. 壁内部　斜行于膀胱壁内,长约 1.5cm。在膀胱空虚时,膀胱三角区的两输尿管口间距约 2.5cm;当膀胱充盈时,膀胱内压的升高可引起壁内部的管腔闭合,阻止尿液由膀胱向输尿管反流。

二、输尿管狭窄

输尿管全程有 3 处狭窄,分别是:①肾盂与输尿管移行处;②骨盆上口,输尿管跨过髂血管处;③输尿管壁内部。狭窄处口径仅约 0.3cm,是肾盂结石易滞留、梗阻的部位。

第三节 膀 胱

膀胱是储存尿液的肌性囊状器官,其形状、位置随尿液充盈程度、年龄而异。成年人的膀胱容量为 350～500ml,最大容量为 800ml,超过 500ml 时,可因膀胱壁张力过大而产生疼痛。新生儿膀胱容量约为成人的 1/10,女性膀胱的容量小于男性,老年人因膀胱肌张力低而容量增大。

一、膀胱的形态

空虚的膀胱呈三棱锥体形,分为膀胱尖、膀胱体、膀胱底和膀胱颈(图 9-1)。膀胱尖朝向前上方,由此沿腹前壁至脐之间有一皱襞为脐正中韧带。膀胱的后面朝向后下方,呈三角形,为膀胱底。膀胱尖与底之间为膀胱体。膀胱的最下部称膀胱颈,与男性的前列腺底和女性的尿生殖膈相接。

二、膀胱的位置和毗邻

膀胱的位置随年龄和充盈程度而不同,在成人,空虚的膀胱全部位于骨盆腔内。此时,男性膀胱底的上部覆有腹膜,并向后移行至直肠,形成直肠膀胱陷凹;在腹膜反折以下,底的外下部与精囊、输精管壶腹和直肠相邻(图 9-9)。膀胱颈为膀胱的最下部,位于骨盆下口平面的稍上方,与前列腺底相接触,约距耻骨联合下部 3～4cm。女性膀胱底没有腹膜覆盖,借富有静脉的疏松结缔组织与阴道前壁和子宫颈相接。膀胱上面则几乎全部被腹膜覆盖,腹膜自此向后上移行至子宫体前面,并形成膀胱子宫陷凹。膀胱颈直接与尿生殖膈相接。膀胱随尿液的充盈程度逐渐向上伸展,腹膜也随之上移。当膀胱充盈时,膀胱与腹前外侧壁之间的腹膜反折线可上移到耻骨联合上方。

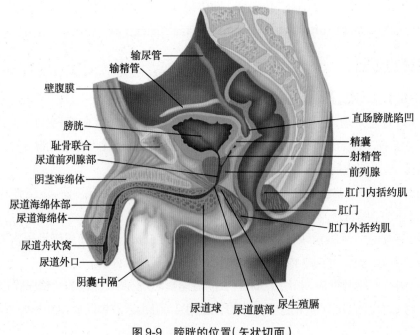

图 9-9 膀胱的位置(矢状切面)

新生儿的膀胱位置比成年人高,大部分位于腹腔内。随年龄的增长,膀胱位置逐渐下降,至 6 岁才降入盆腔,约至青春期才达成人位置。老年人因盆底肌收缩力减弱,膀胱位置可降低。

三、膀胱内面的结构

膀胱内面被覆黏膜,当膀胱壁收缩时,黏膜形成皱襞,称膀胱襞(图 9-10)。而在膀胱底内面,位于左、右输尿管口和尿道内口之间的三角形区域,膀胱黏膜与肌层紧密连接,缺少黏膜下层组织,无论膀胱扩张或收缩,始终保持光滑,无黏膜皱襞,称**膀胱三角**,是肿瘤、结核和炎症的好发部位,膀胱镜检查时应特别注意。两个输尿管口之间的皱襞称输尿管间襞,膀胱镜下所见为一苍白带,是临床寻找输尿管口的标志。

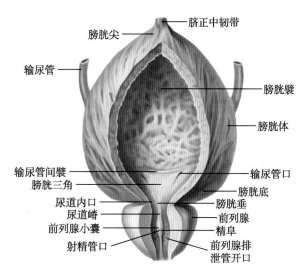

图 9-10 膀胱内面观

膀胱穿刺术的解剖学要点

膀胱穿刺术是用穿刺针在耻骨联合上缘经皮刺入膀胱,以解除尿道梗阻所致的尿潴留或抽取尿液进行细菌培养。由于膀胱充盈,腹膜上移,穿刺针可不通过腹膜腔。在耻骨联合上缘 1～2cm 处垂直进针 2～3cm,针尖依次穿经皮肤、浅筋膜、腹白线、腹横筋膜、膀胱前壁达膀胱腔。穿刺前应首先确定膀胱内有一定量的尿液,针尖勿向后下穿刺,以免刺伤耻骨联合后方的静脉丛,也勿向上后穿刺,以免进入腹膜腔。待有尿液抽出后再缓慢进针 1～2cm。对过分膨胀的膀胱,宜缓慢抽取尿液,以免膀胱内压力骤减导致膀胱内出血,甚至诱发休克。

第四节 尿 道

男性尿道与女性尿道在形态、结构和功能上不完全相同。男性尿道除有排尿功能外,兼有排精作用,故将在男性生殖系统中叙述。

女性尿道起于尿道内口,开口于阴道前庭的尿道外口,长 3～5cm,直径约 6mm,较男性尿道短、宽而直,只有排尿功能。**尿道内口**约平耻骨联合后面中央或稍下部,周围被平滑肌构成的膀胱括约肌环绕。尿道走行向前下方,穿过尿生殖膈,此处有尿道阴道括约肌(为骨骼肌)环绕,可控制排尿。**尿道外口**位于阴道口的前方,阴蒂后方 2～2.5cm 处(图 9-12)。在尿道下端有一些腺体,称为尿道旁腺,其导管开口于尿道周围,发生感染时可形成囊肿。由于女性尿道较短而直,易通过尿路发生逆行感染。

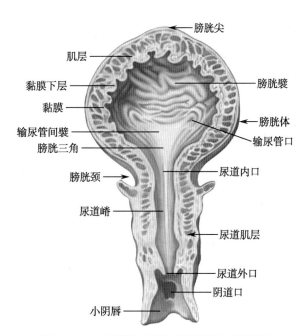

图 9-11 女性膀胱与尿道(冠状切面,前面观)

女性导尿术的解剖学要点

女性导尿术是将导尿管经尿道插入膀胱，导出尿液以协助诊断或治疗的方法。应仔细观察尿道外口，将导尿管自尿道外口插入尿道约 4cm，见有尿液流出，再插入少许。女性尿道外口较小，经产妇和老年女性因会阴部肌肉松弛，尿道回缩，使术者辨认不清尿道外口而误将导尿管插入阴道。

讨论与思考题

1. 患者，男，50 岁，右侧腰痛伴血尿 3 个月。医院检查尿液中有红细胞、白细胞，给予消炎治疗。查体：腹部平软，肝脾双肾未触及，右肾区压痛 (+)，叩痛 (+)。右输尿管走行区有深压痛。B 超检查发现右肾积水，各肾盏囊性扩张，右髂区有强回声。实验室检查：尿 pH 5.0、尿蛋白 (+)，RBC 30～50/ 高倍，WBC 2～4/ 高倍。诊断：右输尿管结石、右肾积水。请回答：

(1) 肾的主要功能是什么？

(2) 输尿管结石易发生于何处？该患者结石可能在第几狭窄？

2. 患者，男，70 岁，间歇尿频、尿急、尿痛、腰痛和发热 38.9℃。体格检查：T 38.9℃，P 120 次 /min，R 20 次 /min，Bp 120/80mmHg，腹部平软，下腹部压痛，无肌紧张及反跳痛，肝脾未触及，双肾区叩击痛 (+)。实验室检查：Hb 129g/L，WBC 37.6×10^9/L，尿蛋白 (+)，白细胞多数 / 高倍，可见脓球和白细胞管型。诊断：急性肾盂肾炎。请回答：

(1) 简述肾的毗邻关系，肾盂肾炎为何会有肾区叩击痛？

(2) 简述肾盂的解剖位置和形态，肾盂的功能是什么？

（方　伟）

第十章 男性生殖系统

重点内容提示

1. 男性生殖系统的组成。
2. 睾丸和附睾的形态和位置。
3. 前列腺的形态和位置。
4. 男性尿道的形态和分部。

导学关键词

睾丸、精索、前尿道、后尿道、男性导尿

男性生殖系统分为内生殖器和外生殖器。**内生殖器**包括生殖腺（睾丸）、输精管道（附睾、输精管、射精管和男性尿道）和附属腺（精囊、前列腺和尿道球腺）。**外生殖器**包括阴囊和阴茎。

第一节 内生殖器

一、睾丸

（一）睾丸的位置和外形

睾丸位于阴囊内，左右各一。睾丸呈椭圆形，表面光滑，可分为前、后缘，内、外侧面和上、下两端。前缘游离，后缘的上部有血管、神经和淋巴管等出入，并与附睾、输精管下段相接触。内侧与阴囊中隔相贴；外侧面与阴囊壁相贴。上端被附睾头遮盖，下端游离（图10-1）。

（二）睾丸的微细结构

睾丸表面被覆浆膜，浆膜下有一层致密结缔组织构成的白膜包裹。白膜在睾丸后缘上部增厚，并伸入睾丸内形成睾丸纵隔（图10-2）。从睾丸纵隔发出许多呈放射状的睾丸小隔，将睾丸实质分成100～200个睾丸小叶。每个睾丸小叶内含2～4条盘曲的**精曲小管**，精曲小

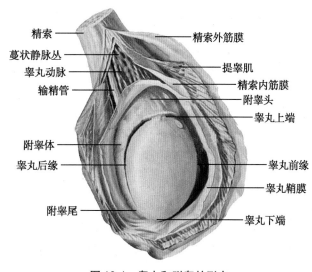

图 10-1　睾丸和附睾的形态

睾丸动脉

精索

蔓状静脉丛

输精管

附睾体

睾丸后缘

附睾尾

精索外筋膜

提睾肌

精索内筋膜

附睾头

睾丸上端

睾丸前缘

睾丸鞘膜

睾丸下端

管之间为**睾丸间质**。精曲小管是产生精子的部位,其管壁由生精上皮围成。生精上皮的细胞分支持细胞和生精细胞两种。支持细胞体积大,数量少,具有支持和营养生精细胞的功能。生精细胞数量多,位于支持细胞之间,呈多层排列,从上皮基底面到管腔面依次为精原细胞、初级精母细胞、次级精母细胞、精子细胞和精子(图 10-3)。精曲小管之间的结缔组织称为睾丸间质,间质内有一种内分泌细胞,即睾丸间质细胞,常单个或成群。该细胞呈多形边或圆形,胞体较大,核大而圆,染色浅,胞质嗜酸性。该细胞可分泌雄激素,后者可促进男性生殖器官的发育和精子的发生,促进及维持男性第二性征的发育和维持正常性功能。精曲小管汇合成精直小管。精直小管入睾丸纵隔吻合成睾丸网。睾丸网发出睾丸输出小管,出睾丸后缘的上部进入附睾。

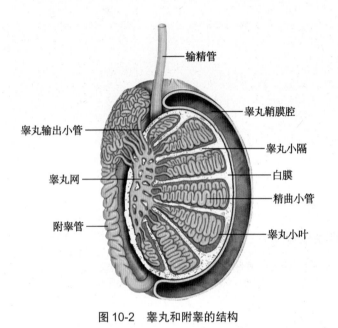

图 10-2　睾丸和附睾的结构　　　　　　图 10-3　精曲小管与睾丸间质的微细结构

睾丸的下降和隐睾

睾丸在胚胎第 6～7 周开始形成,位于腹后壁的上部,随着腺体的增大,逐渐突向腹腔。睾丸在胚胎第 3 个月时已降至盆腔,第 6～7 个月时降至腹股沟管内,第 8～9 个月时至腹股沟管皮下环,出生前后才下降到阴囊内。如果出生后 5 个月内睾丸仍未降入阴囊,即为隐睾症。

二、输精管道

1. 附睾　呈新月形,贴附于睾丸的上端和后缘(图 10-1,图 10-2)。附睾上端膨大圆钝,称附睾头,中部窄细称附睾体,下端尖细称附睾尾。附睾有暂时贮存精子,分泌附睾液促进其进一步成熟并维持活力的作用。附睾为结核的好发部位。

2. 输精管和射精管　输精管是附睾管的直接延续,长约 50cm,直径约 0.3cm,管壁厚,触之呈硬圆索状(图 10-2)。输精管按其行程分为四部:①睾丸部:始于附睾尾,沿睾丸后缘上行至睾丸上端;②精索部:介于睾丸上端与腹股沟管皮下环之间,位置表浅,容易触及,是结扎输精管的最佳部位;③腹股沟管部:位于腹股沟管的精索内;④盆部:此段最长,由腹环出腹股沟管后,沿盆腔侧壁行向后下,经输尿管末端前方至膀胱底的后面,两侧输精管在此处逐渐接近,并膨大形成输精管壶腹。壶腹末端变细,在前列腺底的后上方与精囊排泄管汇合成射精管(图 10-4)。射精管长约 2cm,穿前列腺实质,开口于尿道前列腺部。

精索是一对柔软的圆索状结构，由睾丸上端延伸至腹股沟管深环处。精索主要由精索外筋膜、提睾肌和精索内筋膜包裹输精管、睾丸动脉、蔓状静脉丛、神经丛、淋巴管和腹膜鞘突残余等构成。

三、附属腺

1. 精囊　为前后略扁的一对长椭圆形的囊状器官，位于膀胱底后方，输精管壶腹的外侧。精囊的排泄管与输精管壶腹末端合成射精管（图10-4）。

2. 前列腺　前列腺位于膀胱颈与尿生殖膈之间，为不成对的实质性器官，呈前后略扁的栗子形（图10-4，图10-5）。由腺组织、肌组织和结缔组织构成。其分泌物是精液的主要成分，由16～32条排泄管排泄到尿道前列腺部。

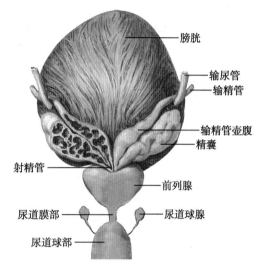

图10-4　精囊、前列腺和尿道球腺

前列腺上端宽大，称前列腺底；下端尖细，称前列腺尖，朝向前下方，与尿生殖膈上面邻接。前列腺底与尖之间的部分称前列腺体；体的后面平坦，朝向后下方，与直肠下部相邻。在体后面的正中线上有一纵行浅沟，称前列腺沟。尿道从前列腺底的前部穿入，贯通腺实质后由尖部穿出。

前列腺表面包有结缔组织和平滑肌形成的前列腺囊。腺实质可分为前、中、后和左、右侧叶（图10-5）。小儿前列腺甚小，性成熟期腺体发育较快，老年人的腺组织逐渐萎缩，体积缩小。但有些中老年人腺内结缔组织增生，形成病理性的前列腺肥大，严重者可压迫尿道引起排尿困难。

3. 尿道球腺　呈豌豆大小，左右各一，包埋在尿生殖膈的会阴深横肌内，其导管开口于尿道球部（图10-4）。

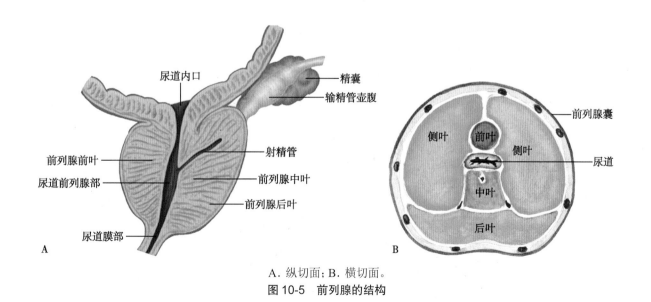

A. 纵切面；B. 横切面。

图10-5　前列腺的结构

第二节 外 生 殖 器

一、阴囊

阴囊为囊袋状结构，内容纳睾丸、附睾和精索下部。阴囊由浅入深依次由皮肤、肉膜、精索外筋膜、提睾肌、精索内筋膜和睾丸鞘膜组成（图10-6）。皮肤薄且柔软。肉膜为浅筋膜，与腹壁的浅筋膜相延续，含平滑肌纤维，可随外界温度的变化而舒张或收缩，以调节阴囊内的温度（保持在35℃），以利于精子的发育。精索外筋膜为腹外斜肌腱膜的延续；提睾肌为腹内斜肌和腹横肌下部肌纤维的延续，收缩时可上提睾丸；精索内筋膜为是腹横筋膜的延续；睾丸鞘膜为腹膜的延续，分壁层和脏层。壁层与脏层在睾丸后缘相移行，形成睾丸鞘膜腔，内有少量浆液，适于睾丸的活动。

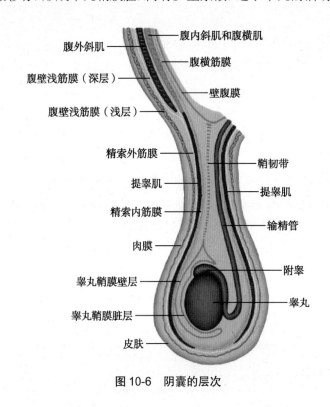

图 10-6　阴囊的层次

二、阴茎

1. 阴茎的形态　阴茎分为阴茎根、阴茎体和阴茎头 3 部分，长 7cm，勃起时长度可达 12cm。阴茎根附于耻骨下支和尿生殖膈下面。阴茎体呈圆柱状，悬于耻骨联合的前下方。阴茎头为阴茎前端的膨大部分，头的尖端有矢状位的尿道外口。阴茎头和阴茎体的移行部称阴茎颈。

2. 阴茎的构造　阴茎由两个阴茎海绵体和一个尿道海绵体构成，外面有筋膜和皮肤包裹（图10-7）。**阴茎海绵体**呈圆柱体，并列于阴茎的背侧。**尿道海绵体**呈圆柱形，位于阴茎海绵体的腹侧。其前端膨大为阴茎头；后端的膨大为尿道球。尿道贯穿尿道海绵体全长。

海绵体为勃起组织，由许多海绵体小梁和腔隙组成，腔隙与血管相通。当腔内充满血液时，阴茎勃起。3 个海绵体的外面被阴茎筋膜和皮肤包裹。皮肤在阴茎颈处折叠，形成包绕阴茎头的双层环状皱襞称**阴茎包皮**。在阴茎头腹侧中线与阴茎包皮之间呈矢状位的皮肤皱襞称**包皮系带**。

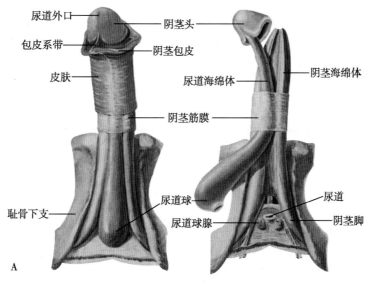

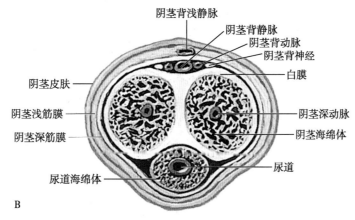

A. 腹侧面观；B. 中部横断面。

图 10-7　阴茎的外形和结构

第三节　男　性　尿　道

男性尿道起自膀胱的尿道内口，终于阴茎头的尿道外口（图 9-12，图 10-8）。长 16～22cm，管径 0.5～0.7cm。可分为前列腺部、膜部和海绵体部。临床上通常将海绵体部称为**前尿道**，前列腺部和膜部称为**后尿道**。

1. 前列腺部　为尿道穿过前列腺的部分，管径最粗，长约 2.5cm。此部后壁有前列腺排泄管和射精管的开口。

2. 膜部　为尿道穿过尿生殖膈的部分，长约 1.5cm，管径细，但扩张性强。其周围有尿道膜部括约肌环绕，此肌收缩时可控制排尿。

3. 海绵体部　为尿道贯穿尿道海绵体的部分，长约 15cm。此部的起始处位于尿道球内，略扩大，称尿道球。骑跨伤时，尿道球部易发生破裂而致尿液外渗。海绵体部在阴茎头内扩大，称**尿道舟状窝**。

尿道全长粗细不一，有 3 处狭窄、3 处扩大和 2 个弯曲。3 处狭窄分别位于尿道内口、尿道膜部和尿道外口。3 处扩大位于尿道前列腺部、尿道球部和尿道舟状窝。两个弯曲分别为耻骨下弯和耻骨前弯。耻骨下弯位于耻骨联合下方2cm处，凹向前上方，位置固定。耻骨前弯位于耻骨联合的前下方，凹向下后方。将阴茎上提贴近腹前壁，耻骨前弯消失。

男性导尿术的解剖学要点

导尿术是临床护理常用的操作技术，用于尿潴留、盆腔器官术前准备、留尿做细菌培养、准确记录尿量、注入造影剂及膀胱冲洗等。其方法为，以左手拇指和示指夹持阴茎并将阴茎抬起与腹壁成60°角，以消除耻骨前弯，使尿道形成凹向上的一个大弯曲。右手用止血钳将导尿管慢慢插入尿道。若插入时有阻挡感，提示到达尿道的耻骨下弯，此时不应用力，而要更换方向，缓慢进入，使其顺利通过耻骨下弯、尿道膜部和内口，进入16～20cm，有尿液流出时再深入2cm，切忌插入过深和反复抽动导管。导致插管困难的因素有：老年患者前列腺肥大压迫尿道、先天性后尿道瓣膜、尿道裂、尿道憩室、副尿道、尿道狭窄等。

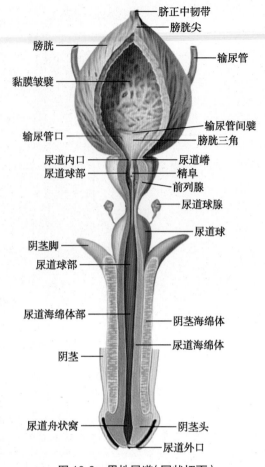

图 10-8　男性尿道（冠状切面）

讨论与思考题

1. 患儿，男，3⁺个月，因左侧阴囊内无睾丸，家长抱来就诊，经检查诊断为隐睾症。针对此病应指导家长先行观察，2岁后若仍不降入阴囊需手术治疗。

（1）患儿的睾丸可能停留在何处？为什么？

（2）若不手术对长大后生育有什么影响？

2. 患者，男，70岁。夜尿增多、排尿困难4年，加重1天。检查发现前列腺Ⅱ°增大，表面光滑，边缘清楚，质中，无触痛，中央沟变浅。初步诊断：良性前列腺增生；急性尿潴留。请问：

（1）前列腺位于何处？有何功能？

（2）请结合解剖学基础，分析下一步行导尿术的注意事项。若导尿管难以插入，需采取什么方法排出膀胱中尿液？

（程志超）

第十一章 女性生殖系统

重点内容提示

1. 卵巢的形态和位置。
2. 输卵管的位置、形态特点和分部。
3. 子宫的位置、形态和固定装置。
4. 阴道的位置、形态及阴道穹的组成与毗邻。
5. 会阴的概念和分区。
6. 女性乳房的位置、形态和结构特点。

导学关键词

卵巢、输卵管、子宫、阴道后穹、会阴、Cooper 韧带

女性生殖系统分为**内生殖器**和**外生殖器**。内生殖器包括生殖腺（卵巢）、生殖管道（输卵管、子宫和阴道）和附属腺（前庭大腺）。外生殖器又称女阴（图 11-1）。

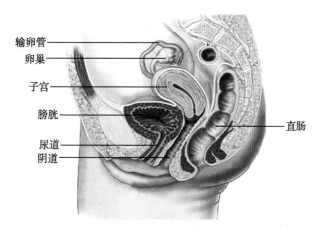

图 11-1　女性盆腔（正中矢状切面）

第一节　内　生　殖　器

一、卵巢

卵巢为女性生殖腺，具有产生卵子和分泌雌激素及孕酮的功能。

（一）卵巢位置和形态

卵巢位于小骨盆侧壁，髂内、外动脉之间的卵巢窝内（图 11-1，图 11-2）。卵巢是左、右成对的实质性器官，呈扁卵圆形。可分为内、外两面，前后两缘和上下两端，上端与输卵管伞相触；下端借韧带连于子宫；前缘为卵巢系膜，连于子宫阔韧带后层，有血管、淋巴管和神经出入；后缘游离。卵巢的大小和形态随年龄而变化。幼儿卵巢较小，表面光滑；性成熟期卵巢最大，以后由于多次排卵，其表面形成瘢痕，凹凸不平；35～40 岁开始缩小，50 岁左右逐渐萎缩，月经随之停止。

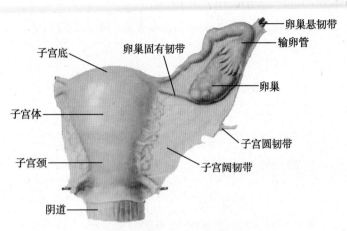

图 11-2　女性内生殖器模式图

（二）卵巢的固定装置

卵巢的正常位置主要靠韧带维持。卵巢悬韧带为腹膜形成的皱襞，上起于小骨盆上口侧缘，向下止于卵巢的上端。内有卵巢的血管、神经和淋巴管等。卵巢固有韧带又称卵巢子宫索，由结缔组织和平滑肌纤维组成，表面被腹膜覆盖，自卵巢下端连于子宫与输卵管结合处的后下方。

（三）卵巢的结构

卵巢的表面覆有一层浆膜，为单层立方或单层扁平上皮，上皮深面有一致密结缔组织薄层，称**白膜**。卵巢实质可分两部分：周围部称**皮质**，主要由许多不同发育阶段的卵泡（原始卵泡、生长卵泡、成熟卵泡）和结缔组织构成；中央部称**髓质**，由富含血管的疏松结缔组织构成（图 11-3）。

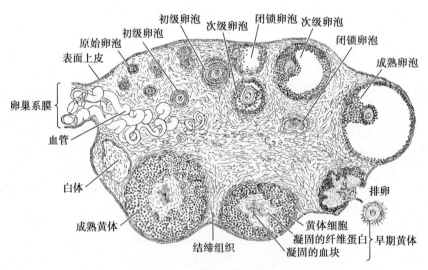

图 11-3　卵巢的微细结构

1. 卵泡及其发育过程　女性出生时两侧卵巢内约有 70 万～200 万个原始卵泡。青春期，在垂体促性腺激素的作用下，一般每月有 15～20 个卵泡开始生长发育，但通常只有 1 个卵泡发育成熟。在女子一生中，两侧卵巢有 400～500 个最终发育成熟，其余均在不同年龄先后退化为闭锁卵泡。卵泡在生长发育过程中，其结构发生一系列变化，一般可分为 3 个阶段：

（1）**原始卵泡**：位于皮质的浅层，体积小数量多。原始卵细胞中央是 1 个较大的初级卵母细胞，周围是一层小而扁平的卵泡细胞。卵泡细胞对卵母细胞起支持和营养作用。

（2）**生长卵泡**：从青春期开始，原始卵泡开始生长发育。卵泡细胞逐渐分裂增生，由单层变为多层；卵母细胞不断增大，在卵母细胞和卵泡细胞之间出现一层含糖蛋白的厚度均匀的嗜酸性膜，称**透明带**（由初级卵母细胞和卵泡细胞共同分泌形成）。随着卵泡细胞的不断增殖，卵泡细胞间出现一些含有液体的腔隙，以后逐渐扩大融合形成一个大腔，称**卵泡腔**，腔内的液体称卵泡液。随着卵泡的不断增长，卵泡腔增大，卵泡液增多，卵母细胞及其周围的卵泡细胞被推向一侧，突入卵泡腔中，形成**卵丘**。靠近透明带的一层卵泡细胞增大变为柱状，呈放射状排列，称**放射冠**。位于卵泡腔外周的卵泡细胞构成卵泡壁，当卵泡继续生长时，其周围的结缔组织形成卵泡膜包围卵泡，卵泡膜富含细胞和血管。

（3）**成熟卵泡**：生长卵泡发育到最后阶段成为成熟卵泡。此时，卵泡细胞停止增殖，但卵泡液继续增多，卵泡壁越来越薄，并凸向卵巢表面，排卵前初级卵母细胞完成第 1 次成熟分裂，产生 1 个次级卵母细胞，待受精时完成第 2 次成熟分裂。从原始卵泡发育至成熟卵泡需 14 天左右。

生长卵泡和成熟卵泡具有内分泌功能，可分泌雌激素。

2. 排卵 由于卵泡液剧增，卵泡腔内压力增高，卵泡向卵巢表面突出，卵泡壁破裂，次级卵母细胞与周围的透明带、放射冠随同卵泡液一起，脱离卵巢，排入腹膜腔，这一过程称为排卵。

3. 黄体形成和退化 排卵后残留在卵巢内的卵泡壁塌陷，卵泡膜和血管随之陷入。在黄体生成素作用下，发育成一个较大、富含毛细血管的内分泌细胞团，新鲜时呈黄色，称**黄体**。黄体可分泌雌激素和孕激素。如果排出的卵没有受精，黄体发育到两周左右即萎缩退化，称月经黄体。如果排出的卵受精，黄体继续发育增大，直到妊娠 6 个月才逐渐开始退化，称为妊娠黄体。黄体退化后为结缔组织所代替，称白体。

二、输卵管

输卵管为一对输送卵子的细长肌性管道，长 10～14cm，位于子宫阔韧带上缘内。内侧端连于子宫底的外侧端；外侧端游离，呈漏斗状，借输卵管腹腔口开口于腹膜腔。输卵管由内向外分为 4 部（图 11-4）。

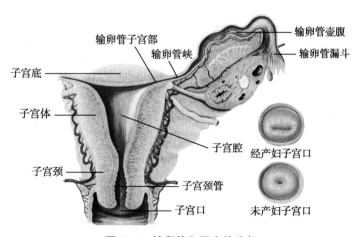

图 11-4 输卵管和子宫的分部

1. 输卵管子宫部 为贯穿子宫壁的部分，以输卵管子宫口开口于子宫腔。

2. 输卵管峡 为输卵管内侧的一段，接近子宫角，细直而短。输卵管结扎术常在此部进行。

3. 输卵管壶腹 为输卵管峡向外移行的膨大弯曲部分，约占输卵管全长的 2/3，卵子通常在此部受精,受精卵向内进入子宫腔着床生长发育成胎儿。如果受精卵未能进入子宫而在输卵管内或腹膜腔内发育,称为宫外孕。

4. 输卵管漏斗 是输卵管外端膨大部分,呈漏斗状。其游离缘有许多指状突起,称输卵管伞,遮盖于卵巢的表面,手术时常以此作为识别输卵管的标志。末端有输卵管腹腔口,开口腹膜腔。

临床上常将卵巢和输卵管称为子宫附件,附件炎即指输卵管炎和/或卵巢炎。

三、子宫

子宫是孕育胎儿的肌性器官,壁厚腔小,大部分为腹膜所覆盖。其形态、大小、位置及结构随年龄、月经周期和妊娠而发生改变。

(一)子宫的形态

成年未孕的子宫前后稍扁,呈倒置梨形,从上而下分为 3 部(图 11-4)。上端宽而圆凸的部分称**子宫底**,在两侧输卵管子宫口连线水平以上。底向下移行为**子宫体**,下端较窄而呈圆柱状的部分是**子宫颈**,为肿瘤的好发部位。子宫颈的下端突入阴道内的部分,称子宫颈阴道部,在阴道以上的部分,称子宫颈阴道上部。子宫与输卵管相接的部位称子宫角。体与颈之间的狭细部分称子宫峡,长约 1cm。在妊娠期,子宫的形态发生较大变化,子宫峡逐渐伸展变长,妊娠末期可达 7～11cm,峡壁逐渐变薄,产科常在此处进行剖宫术,可避免进入腹膜腔,减少感染的机会(图 11-5)。

子宫的内腔甚为狭窄,可分上、下两部。上部在子宫体内,称**子宫腔**,呈前后略扁的倒置三角形腔隙,底的两端通输卵管,尖向下通子宫颈管。下部在子宫颈内,称**子宫颈管**,呈梭形,上通子宫腔,下通阴道,称**子宫口**。未产妇的子宫口为圆形,边缘光滑整齐,分娩以后呈横裂状。子宫口的前、后缘分别称前唇和后唇,后唇较长,位置也较高(图 11-4)。

(二)子宫的位置

子宫位于骨盆腔的中央,膀胱与直肠之间,下端接阴道,两侧连有卵巢、输卵管和子宫阔韧带等。未妊娠时,子宫底位于小骨盆入口平面以下。子宫活动性较大,其位置可随膀胱和直肠的充盈程度而发生改变。当膀胱空虚时,成年子宫的正常姿势呈轻度的前倾前屈位。前倾指整个子宫向前倾斜,子宫的长轴与阴道的长轴之间呈向前开放的钝角;前屈为子宫体与子宫颈之间凹向前的弯曲,呈钝角(图 11-5)。子宫位置异常(如后倾),是不孕的原因之一。可通过双合诊检查子宫位置是否正常。

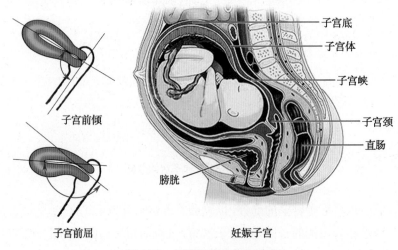

图 11-5 子宫位置和妊娠形态

（三）子宫的固定装置

保持子宫正常位置的韧带主要有：

1. 子宫阔韧带　位于子宫两侧，由覆盖子宫前后面的腹膜自子宫侧缘向两侧延伸而形成的双层腹膜皱襞，向外伸至骨盆侧壁和盆底，上缘游离，包裹输卵管（图11-2）。两层之间有血管、淋巴管和神经等。子宫阔韧带可限制子宫向两侧移动。

2. 子宫圆韧带　是一对由平滑肌和结缔组织构成的圆索状结构。起自子宫角的前下方，在阔韧带前层的覆盖下伸向前外侧，穿经腹股沟管，止于阴阜和大阴唇的皮下。此韧带主要是维持子宫的前倾。

3. 子宫主韧带　位于子宫阔韧带下部的两层之间，从子宫颈阴道上部两侧缘连至骨盆侧壁，由结缔组织和平滑肌构成（图11-6）。此韧带较强大，坚韧，是维持子宫颈正常位置，防止子宫下垂的主要结构。

4. 骶子宫韧带　由平滑肌和结缔组织组成，起自子宫颈阴道上部后面，向后绕过直肠的两侧，止于骶骨前面的筋膜（图11-6）。此韧带可向后上牵引子宫颈，与子宫圆韧带协同维持子宫的前倾前屈位。

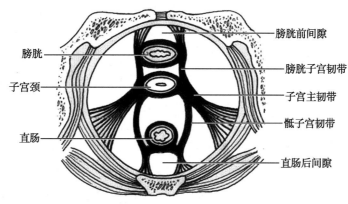

图 11-6　子宫的固定装置

除上述诸韧带外，盆底肌、尿生殖膈和阴道的承托以及子宫周围的结缔组织，也都是保持子宫正常位置的重要因素。如果子宫的固定装置薄弱或受损伤，可导致子宫位置、姿态的异常或不同程度的脱垂。

（四）子宫壁的微细结构

子宫壁很厚，从内向外分为子宫内膜、子宫肌层和子宫外膜（图11-7）。

1. 内膜　即子宫黏膜，由上皮和固有层构成。上皮为单层柱状上皮。固有层较厚，含有管状子宫腺和丰富的血管。其动脉呈螺旋状，称螺旋动脉。子宫内膜的浅层为功能层，从青春期开始，在卵巢分泌激素的作用下发生周期性脱落、出血形成月经；子宫内膜的深层为基底层，不发生周期性脱落，但有增生、修复的功能。

2. 肌层　厚达15mm，由分层排列的平滑肌构成。

3. 外膜　大部分为浆膜，小部分为结缔组织膜。

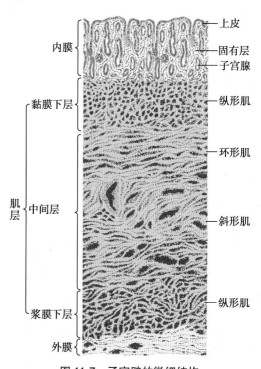

图 11-7　子宫壁的微细结构

（五）子宫内膜与卵巢的周期性变化关系

自青春期开始，子宫内膜的功能层在卵巢周期性分泌激素的影响下，每隔 28 天左右出现一次剥落、出血和修复的过程，这种周期性变化，称为月经周期。在月经周期中，子宫内膜的变化分为**增生期、分泌期**和**月经期**（图11-8）。子宫内膜与卵巢的周期性变化关系如表11-1。

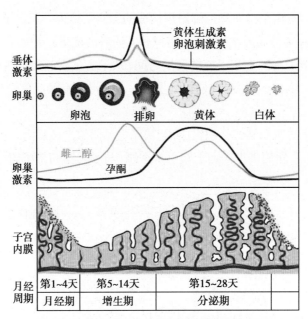

图 11-8　子宫内膜与卵巢的周期性变化关系

表 11-1　子宫内膜与卵巢的周期性变化关系

分期	时间	激素水平	卵泡变化	子宫内膜变化
增生期	5～14d	雌激素逐渐升高	卵泡生长发育成熟期末趋向排卵	子宫内膜增厚，螺旋动脉增长并弯曲，腺体无分泌
分泌期	15～28d	雌、孕激素处于高水平状态	排卵，黄体形成	子宫内膜继续增厚，螺旋动脉更弯曲，腺体分泌
月经期	1～4d	雌、孕激素逐渐下降至低水平状态	卵未受精，黄体退化成白体	螺旋动脉收缩，子宫内膜缺血、坏死、脱落形成月经。

四、阴道

阴道为连接子宫和外生殖器的肌性管道，是女性的交接器官，也是排出月经和娩出胎儿的通道。阴道的前壁较短，后壁较长，前、后壁相贴，下部较窄，下端以**阴道口**开口于阴道前庭。阴道上部较宽阔，包绕子宫颈阴道部，在二者之间形成环行的凹陷，称**阴道穹**，以阴道穹后部最深，与后上方的直肠子宫陷凹之间仅隔以阴道后壁和腹膜（图11-1），当直肠子宫陷凹积液时，可经阴道穹后部进行穿刺引流。

阴道前壁邻膀胱和尿道，后壁邻直肠。若邻接部位受损，可发生尿道阴道瘘或直肠阴道瘘，致使尿液或粪便进入阴道。

五、前庭大腺

前庭大腺位于阴道口两侧，与前庭球的后内侧相接，形如豌豆，其导管开口于阴道前庭，分泌物有润滑阴道口的作用（图 11-9）。常因炎症而阻塞导管，形成前庭大腺囊肿。

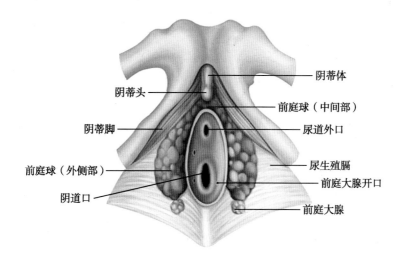

图 11-9　前庭球和前庭大腺

第二节　外生殖器

女性外生殖器又称**女阴**（图 11-10），包括以下结构。

1. 阴阜　为耻骨联合前面的皮肤隆起，皮下富有脂肪。性成熟期以后，皮肤生有阴毛。

2. 大阴唇　为左右纵行隆起的富含色素的皮肤皱襞，其前、后端左右互相连合，形成唇前连合和唇后连合。

3. 小阴唇　位于大阴唇内侧，为一对薄的皮肤皱襞，表面光滑。小阴唇的前端形成内、外两个小皱襞，外侧者在阴蒂上方与对侧相连形成阴蒂包皮，内侧者在阴蒂后下方左右结合成阴蒂系带，向上连于阴蒂。两侧小阴唇后端相连合形成阴唇系带。

4. 阴道前庭　是位于两侧小阴唇之间的裂缝，其前上部有尿道外口，后下部为阴道口。阴道口的周缘有黏膜皱襞，称**处女膜**，该膜破裂后留有处女膜痕。

5. 阴蒂　位于唇前连合的后方，由一对阴蒂海绵体构成，后端以阴蒂脚附着耻骨下支和坐骨支，前部与对侧阴蒂海绵体结合成阴蒂体，表面覆以阴蒂包皮。阴蒂头露于表面，富有神经末梢，感觉敏锐。

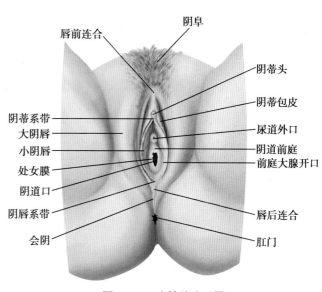

图 11-10　女性外生殖器

6. 前庭球 相当于男性的尿道海绵体,呈蹄铁形,可分为两个侧部和中间部。侧部较大,位于大阴唇皮下;中间部较小,位于尿道外口与阴蒂体之间的皮下(图11-9)。

第三节 会 阴

一、会阴的定义和分区

会阴有广义和狭义之分。广义的会阴是指封闭骨盆下口的全部软组织,呈菱形(图11-11)。其前界为耻骨联合下缘,后界为尾骨尖,两侧界为耻骨下支、坐骨支、坐骨结节和骶结节韧带。以左、右坐骨结节的连线为界,分为前、后两个三角形的区域,前区称**尿生殖区**或**尿生殖三角**,男性有尿道穿过,女性有尿道和阴道穿过。后区称**肛区**或**肛门三角**,其中央有肛管穿过。狭义的会阴为外生殖器与肛门之间的区域,又称产科会阴。

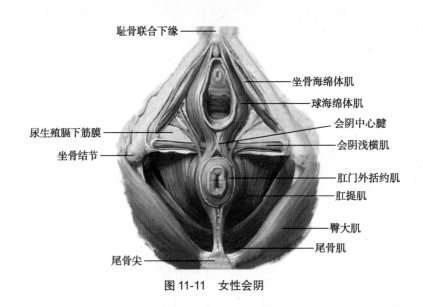

图 11-11 女性会阴

二、会阴的结构

会阴的结构除男、女外生殖器外,其深部主要是会阴肌和筋膜。

（一）会阴肌

1. 肛区肌群

（1）肛提肌:是位于骨盆底的成对扁肌。两侧肛提肌向下会合成漏斗状,封闭骨盆下口的大部分。其作用是托起盆底,承托盆腔器官,并协助括约肛管和阴道。

（2）尾骨肌:位于肌提肌的后方,贴附于骶棘韧带的上面。参与封闭小骨盆下口和协助承托盆腔器官。

（3）肛门外括约肌:环绕肛门周围的骨骼肌,按其位置可分为皮下部、浅部和深部。浅、深部是控制排便的重要肌束。

2. 尿生殖区肌群 尿生殖区肌群位于肛提肌前下方,分为浅、深两层。

（1）浅层肌:①会阴浅横肌:起于坐骨结节,止于会阴中心腱,有固定会阴中心腱的作用;②球海绵体肌：在女性覆盖前庭球，收缩时缩小阴道口，故又称阴道括约肌；③坐骨海绵体肌：覆盖于阴蒂脚的表面，收缩时压迫阴蒂海绵体根部，参与阴蒂勃起。

（2）深层肌：①会阴深横肌：位于尿生殖膈上、下筋膜之间，收缩时可加强会阴中心腱的稳固性；②尿道括约肌：在会阴深横肌的前方，环绕尿道和阴道，故又称尿道阴道括约肌，收缩时可紧缩尿道和阴道。

产科会阴

产科会阴为一狭窄区域，皮肤和浅筋膜较薄，深层为会阴中心腱。会阴中心腱有诸多会阴肌附着，有加固盆底的作用。此腱具有韧性和弹性，在分娩时有重要意义。分娩时由于此区承受的压力较大，易发生撕裂（会阴撕裂），助产时要注意保护。如会阴撕裂，应予以缝合修复，以免畸形愈合。

（二）会阴筋膜

1. 浅筋膜　肛区的浅筋膜富含脂肪，充填于坐骨肛门窝内。尿生殖区的浅筋膜分为两层；浅层为脂肪层。深层呈膜状，称会阴浅筋膜，又称 Colles 筋膜，向前上与腹壁浅筋膜深层相续，向后附于尿生殖膈后缘，向两侧附于耻骨下支和坐骨支。

2. 深筋膜　在肛区，深筋膜覆盖于坐骨肛门窝的各壁，并覆盖于肛提肌和尾骨肌的上、下面，分别称为盆膈上、下筋膜。盆膈上、下筋膜和其间的肛提肌、尾骨肌共同构成盆膈，封闭小骨盆下口的大部，中央有直肠穿过。在尿生殖区，深筋膜分为两层，覆盖于会阴深横肌和尿道括约肌的上、下面，分别称为尿生殖膈上、下筋膜。会阴深横肌和尿道括约肌及覆盖于它们上、下面的尿生殖膈上、下筋膜共同构成尿生殖膈，封闭尿生殖区，有尿道和阴道穿过。

【附】女性乳房

女性乳房至青春期开始生长发育，妊娠和哺乳期有分泌活动。

1. 乳房的位置　乳房位于胸前部，在胸大肌和胸肌筋膜的表面，上起第2～3肋，下至第6～7肋，内侧至胸骨旁线，外侧可达腋中线。

2. 乳房的形态　成年女性未经哺乳，乳房呈半球形，紧张而有弹性，乳房中央的突起称乳头，其顶端有许多输乳管的开口。乳头周围颜色较深的环状皮肤区称**乳晕**，表面有许多小隆起，其深面为乳晕腺，可分泌脂性物质滑润乳头（图11-12）。乳头和乳晕的皮肤较薄弱，易受损伤，故哺乳期应注意，以防感染。妊娠和哺乳期乳腺增生，乳房明显增大。停止哺乳后，乳腺萎缩，乳房变小，弹性减弱。老年时，乳房萎缩而下垂。

3. 乳房的结构　乳房主要由皮肤、纤维组织、脂肪组织和乳腺构成。纤维组织包绕乳腺，并向深面发出许多小隔，将乳腺分割成15～20个**乳腺叶**。每个乳腺叶内有1条排泄管，称**输乳管**，行向乳头，在近乳头处膨大为输乳管窦，其末端变细，以输乳孔开口于乳头。各乳腺叶和输乳管均以乳头为中心呈放射状排列，故乳房手术宜作放射状切口，以减少对输乳管和乳腺的损伤。乳腺周围的纤维组织向浅面和深面发出许多小的纤维束连于皮肤和胸肌筋膜上，称乳房悬韧带或 Cooper 韧带，对乳房起支持和固定作用（图11-13）。乳腺癌时，由于乳腺真皮内淋巴管阻塞导致皮肤水肿和 Cooper 韧带受浸润而皱缩，牵拉皮肤向内凹陷，使乳房表面皮肤呈现许多小凹，类似橘皮，临床上称为橘皮样变，是乳腺癌早期诊断的常见体征。

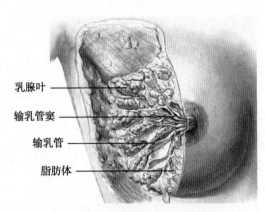

图 11-12　女性乳房的形态和结构

乳腺叶
输乳管窦
输乳管
脂肪体

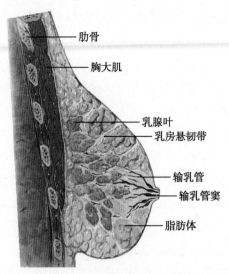

图 11-13　女性乳房的结构（矢状切面）

肋骨
胸大肌
乳腺叶
乳房悬韧带
输乳管
输乳管窦
脂肪体

讨论与思考题

1. 患者，女，61 岁，发现外阴肿物 3 年，病史不详。已婚，自然生产 1 次，人工流产 1 次。妇科检查：患者用力时见外阴前壁及宫颈脱出于阴道外口约 3cm。初步诊断：子宫脱垂Ⅲ度。

（1）维持子宫正常位置的固定装置有哪些？

（2）防止子宫下垂的韧带主要是什么？

2. 患者，女，29 岁，下腹剧痛，伴头晕、恶心 2 小时急诊入院。急性病容，面无血色，检查见子宫左后方可及 8cm×6cm×6cm 不规则包块，压痛明显。化验：尿妊娠（+），Hb 90g/L，Plt 145×10⁹/L。B 超：可见宫内避孕环，子宫左后有 6.6cm 囊性包块，后陷凹有液性暗区。行后穹穿刺进行检查。初步诊断：异位妊娠出血；急性失血性休克。请回答：

（1）阴道穹分哪几部分？直肠子宫陷凹（后陷凹）穿刺从何处进针？经哪些层次？

（2）异位妊娠多发生于输卵壶腹部，请问输卵管分哪几部分？

3. 患者，女，31 岁。左乳房红肿、疼痛 3 天，伴发热 1 天。患者为初产妇，产后 1 个月，哺乳中。乳腺检查：左乳房外侧明显红肿，边界不清，范围约 4cm×4cm，触痛，波动感（−）。左乳头、皮肤未见明显破损。左腋窝可触及质韧淋巴结 1 枚，约 1.5cm×1cm，轻度触痛。实验室检查：血常规：Hb 120g/L，WBC 15.8×10⁹/L，N 0.86。初步诊断：急性乳腺炎。

请结合解剖学基础分析，若此时预行切开引流，应作何种切口？

（程志超）

第十二章　腹　膜

重点内容提示

1. 腹膜的概念、分部，腹膜腔的概念。
2. 腹膜与脏器的关系及临床意义。
3. 腹膜形态的结构。
4. 腹膜陷凹的位置及临床意义。

导学关键词

腹腔、腹膜腔、肝肾隐窝、直肠膀胱陷凹、直肠子宫陷凹、腹腔穿刺

第一节　概　述

腹膜为覆盖于腹、盆腔壁内面和腹、盆腔脏器表面的一层薄而光滑的浆膜，由间皮和少量结缔组织构成，呈半透明状。按其被覆部位分为两部：凡衬于腹、盆腔壁内的腹膜称为**壁腹膜**，覆盖于腹、盆腔脏器表面的腹膜称为**脏腹膜**。壁腹膜和脏腹膜互相延续、移行，共同围成不规则的潜在性腔隙，称为**腹膜腔**。腔内有少量浆液。男性的腹膜腔完全密闭；在女性则借输卵管腹腔口，经输卵管、子宫、阴道与外界相通。壁腹膜较厚，与腹、盆腔内壁之间有腹膜外组织。脏腹膜紧贴于脏器表面，从组织结构和功能方面都可视为脏器的一部分，构成器官的外膜（图12-1）。

腹膜分泌少量浆液，可润滑腹膜，减少摩擦，有利于胃、肠等器官的活动。腹膜尚有吸收功能，使腹膜腔内的浆液在不断更新。一般认为，上腹部，特别是膈下区的腹膜吸收能力较强，这是因为该部的腹膜面积较大，腹膜外组织较少，微血管较丰富，以及呼吸运动的影响较明显。所以腹腔炎症或手术后的患者多采取半卧位，使有害液体流至下腹部，以减缓腹膜对有害物质的吸收。腹膜和腹膜腔内浆液中含有大量的巨噬细胞，可吞噬细菌和有害物质，有防御功能。腹膜还有较强的修复和再生能力。

腹膜腔和腹腔在解剖学上腹膜腔和腹腔是

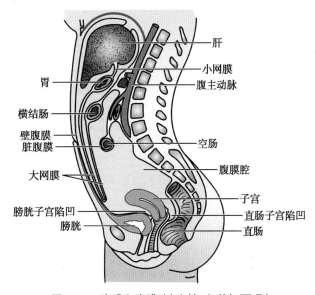

图 12-1　腹膜和腹膜腔（女性，矢状切面观）

两个不同而又相关的概念。腹腔是指膈以下、盆膈以上，腹前、后壁之间的腔，腹腔内有多个器官；而腹膜腔则指脏腹膜和壁腹膜之间的潜在性腔隙，腹膜腔内没有任何组织结构，只有少量浆液（图 12-1）。腹、盆腔脏器均位于腹腔之内、腹膜腔之外。临床应用时，有的手术（如肾和膀胱的手术）常在腹膜外进行，并不需要通过腹膜腔，可避免腹膜的感染和术后粘连，因此手术者应对两腔有明确的区分。

第二节 腹膜与脏器的关系

根据脏器被腹膜覆盖的范围不同，可将腹、盆腔脏器分为腹膜内位、间位和外位器官（图见 12-1，图 12-2）。

1. 腹膜内位器官 是指表面几乎完全被腹膜覆盖的器官，这些器官的活动性较大。如胃、十二指肠上部、空肠、回肠、盲肠、阑尾、横结肠、乙状结肠、脾、卵巢和输卵管等。

2. 腹膜间位器官 是指表面大部分被腹膜覆盖的器官，这些器官的活动性较小。如肝、胆囊、升结肠、降结肠、子宫、直肠上段、充盈的膀胱等。

3. 腹膜外位器官 是指仅一面被腹膜覆盖的器官，这些器官大多位于腹膜后间隙，临床上又称腹膜后位器官，位置固定，几乎不能活动。如肾、肾上腺、输尿管、胰、十二指肠降部和下部、直肠中下段、空虚的膀胱等。

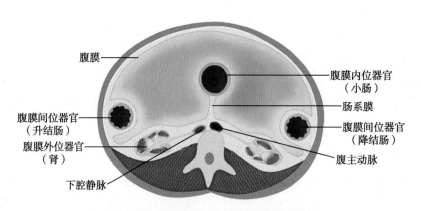

图 12-2 腹膜与器官的关系（横切面观）

第三节 腹膜形成的结构

腹膜从腹盆壁移行于脏器或在脏器之间，形成各种不同的腹膜结构，如网膜、系膜、韧带、陷凹等。这些结构不仅对器官起着连接和固定的作用，也是血管、神经等进入脏器的途径。

一、网膜

网膜是指与胃相连的多层腹膜结构，包括小网膜、大网膜和网膜囊（图 12-3）。外观呈疏网状，其间有血管、神经、淋巴管和结缔组织等。

1. 小网膜 是指连于肝门与胃小弯和十二指肠上部之间的双层腹膜结构。其左侧从肝门连于胃小弯的部分称**肝胃韧带**；右侧从肝门连于十二指肠上部的部分称**肝十二指肠韧带**，其内有进出肝门的胆总管、肝固有动脉和肝门静脉。

2. 大网膜 是连于胃大弯与横结肠之间的四层腹膜结构。形似围裙覆盖于空、回肠和横结肠的前方。构成小网膜的两层腹膜分别贴被胃和十二指肠上部的前、后两面并向下延伸，至胃大弯处互相愈合，形成大网膜的前叶（双层腹膜），后者降至脐平面稍下方，然后向后上反折，形成大网膜的后叶（双层腹膜），连于横结肠并延续为横结肠系膜，贴于腹后壁。连于胃大弯和横结肠之间的大网膜前两层称**胃结肠韧带**。大网膜中含有丰富的脂肪和巨噬细胞，具有重要防御功能。

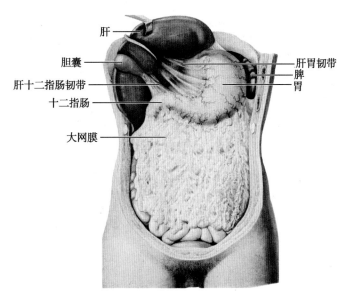

图 12-3　网膜

3. 网膜囊和网膜孔　网膜囊是小网膜和胃后壁与腹后壁腹膜之间的一个扁窄腹膜间隙，又称小腹膜腔，属于腹膜腔的一部分。小网膜的右缘游离，其后方为**网膜孔**，经此孔可进入网膜囊。网膜孔的高度在第 12 胸椎至第 2 腰椎体的前方，成人的可容 1~2 指通过（图 12-4）。在临床上，胃后壁穿孔时，胃内容物可流入网膜囊，再经网膜孔到大腹膜腔。

二、系膜

将空腔器官（肠管）固定于腹、盆壁的双层腹膜结构，称为**系膜**，包括肠系膜、阑尾系膜、横结肠系膜和乙状结肠系膜（图 12-4）。

1. 肠系膜（小肠系膜）　是将空肠和回肠固定于腹后壁的双层腹膜结构，整体呈折扇形，其附着于腹后壁的部分称为肠系膜根，长约 15cm，自第 2 腰椎左侧起，斜向右下跨过脊柱及其前方结构，止于右骶髂关节前方。肠系膜连于空、回肠的肠系膜缘处，长达 5~7m，由于肠系膜根和肠缘的长度相差悬殊，故肠系膜形成许多皱襞，这有利于空、回肠的活动，对消化和吸收有促进作用。肠系膜内有肠系膜上动、静脉及其分支、淋巴管、淋巴结、神经丛和脂肪等结构。

2. 阑尾系膜　是连于阑尾与肠系膜下方的三角形状的双层腹膜结构。阑尾的血管、淋巴管和神经走行于系膜的游离缘内，阑尾切除手术时，应从系膜游离缘进行血管结扎。

3. 横结肠系膜　是将横结肠连于腹后壁的双层腹膜结构。其根部自结肠右曲起，向左至结肠左曲。横结肠系膜内含有中结肠动、静脉及其分支、淋巴管、淋巴结和神经丛等。

4. 乙状结肠系膜　是将乙状结肠固定于左下腹的双层腹膜结构。其根部附着于左髂窝和骨盆左后壁。该系膜较长，故乙状结肠活动度较大，可降入盆腔，也可移至右下腹。过度活动可能发生肠扭转。肠系膜内有乙状结肠的血管、直肠上血管、淋巴管、淋巴结和神经丛等结构。

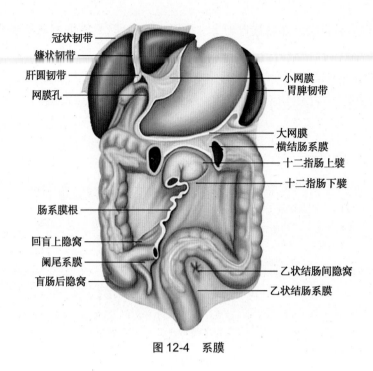

图 12-4　系膜

三、韧带

韧带是指连接腹、盆壁与脏器之间或相邻脏器之间的腹膜结构,对脏器有固定作用。主要韧带有:

1. 肝的韧带　位于肝下方的有肝胃韧带和肝十二指肠韧带;肝上方的韧带有:①**镰状韧带**:呈矢状位,是上腹前壁和膈下面连与肝上面的双层腹膜结构。镰状韧带下缘游离并增厚,内含肝圆韧带;②**冠状韧带**:呈冠状位,由膈下面的壁腹膜反折至肝上面所形成的双层腹膜结构。分前、后两层,前层向前与镰状韧带相延续,前、后两层之间无腹膜被覆的肝表面称为**肝裸区**。冠状韧带左、右两端,前、后两层彼此粘合增厚形成**左、右三角韧带**。

2. 脾的韧带　包括胃脾韧带、脾肾韧带、膈脾韧带等。胃脾韧带连于胃底和胃大弯上份与脾门之间,向下与大网膜左侧部相延续。脾肾韧带连于脾门至左肾前面。膈脾韧带为脾肾韧带的上部连至膈下面的腹膜结构。

3. 胃的韧带　包括**肝胃韧带**、**胃结肠韧带**、胃脾韧带和胃膈韧带。胃膈韧带连于胃贲门左侧、食管腹段与膈下面。

4. 子宫阔韧带　是连于子宫两侧与骨盆侧壁之间的双层腹膜结构。

第四节　腹膜襞、隐窝和陷凹

腹膜襞是腹、盆壁与脏器之间或脏器与脏器之间腹膜形成的隆起,其深部常有血管走行。在腹膜皱襞之间或皱襞与腹、盆壁之间的凹陷称隐窝,较大的隐窝则称陷凹。

1. 腹后壁的隐窝　最大的隐窝是**肝肾隐窝**,位于肝右叶下方与右肾之间,在仰卧时,肝肾隐窝是腹膜腔的最低部位,腹膜腔内的液体易积存于此。

2. 腹前壁的皱襞和隐窝　腹前壁内面有 5 条腹膜皱襞(图 12-5)。正中为**脐正中襞**,位于脐与膀胱尖之间,内含脐尿管闭锁后形成的脐正中韧带。一对脐内侧襞位于脐正中襞的两侧,内含脐动脉闭锁后形成的脐内侧韧带。一对脐外侧襞分别位于脐内侧襞的外侧,内含腹壁下动、静脉。上述5条皱襞之间形成3对浅凹,由中线向外侧依次为膀胱上窝、腹股沟内侧窝和腹股沟外侧窝。

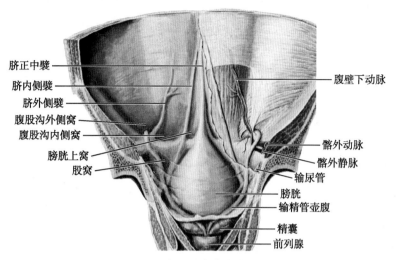

图 12-5　腹前壁腹膜皱襞及隐窝

3. 腹膜陷凹　为腹膜在盆腔脏器之间移行反折形成的大而恒定的陷凹。男性在膀胱与直肠之间有**直肠膀胱陷凹**。女性在膀胱与子宫之间有**膀胱子宫陷凹**,直肠与子宫之间有**直肠子宫陷凹**,又称Douglas腔,较深,与阴道后穹之间仅隔以薄的阴道后壁和腹膜(图12-1,图12-6)。站立或半卧位时,男性的直肠膀胱陷凹和女性的直肠子宫陷凹是腹膜腔的最低部位,故坐位或半卧位时腹膜腔内的积液多聚积于此。临床上可进行直肠穿刺和阴道后穹穿刺以进行诊断和治疗。

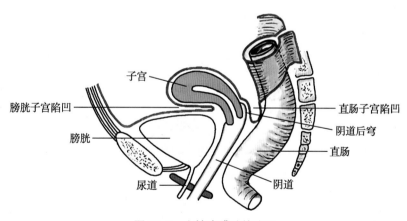

图 12-6　女性腹膜腔的陷凹

腹腔穿刺术的解剖学要点

腹腔穿刺术是抽出腹水或向腹膜腔内注入药物的一项诊疗技术。

腹前外侧壁由浅入深可分为6层。皮肤薄而富有弹性和延展性,移动性大。浅筋膜由脂肪及疏松结缔组织构成,厚1~2cm。浅筋膜在脐平面以下分两层,浅层为脂肪层,又称康伯(camper)筋膜,由脂肪组织构成;深层为膜性层,又称斯卡帕(Scarpa)筋膜,由富有弹性纤维的膜样组织构成。深筋膜较薄。腹直肌位于中线的两侧,被腹直肌鞘包裹,腹壁下动脉及其伴行静脉行于腹直肌深面。3层阔肌由浅入深分别为腹外斜肌、腹内斜肌和腹横肌。腹横筋膜衬附于腹横肌和腹直肌鞘后层深面。腹膜外筋膜为填充于腹横筋膜与壁腹膜之间的疏松结缔组织。壁腹膜为腹前外侧壁的最内层。

腹前壁由第7~11肋间神经、肋下神经、髂腹下神经及髂腹股沟神经支配，它们由上而下呈节段性分布，管理腹前外侧壁的皮肤、肌和壁腹膜。

穿刺点可选择以下2处：①下腹部正中旁穿刺点：脐与耻骨联合上缘间连线的中点上方1cm偏左或右1~2cm，此处穿刺较安全。穿经层次为皮肤、浅筋膜、腹白线或腹直肌内缘、腹横筋膜、腹膜外脂肪、壁腹膜，进入腹膜腔；②左下腹部穿刺点：脐与左髂前上棘连线的中、外1/3交界处，此处可避免损伤腹壁下动脉。穿经层次为皮肤、浅筋膜、腹外斜肌、腹内斜肌、腹横肌、腹横筋膜、腹膜外脂肪、壁腹膜，进入腹膜腔。

腹腔体位引流术的解剖学要点

通过采用半卧位将腹膜腔内渗出物或脓液引流入盆腔陷凹内，称腹腔体位引流术。用于腹腔、盆腔某些疾病的治疗或预防并发症的发生。腹膜腔借横结肠及其系膜为界，分为结肠上区和结肠下区。结肠上区又称膈下间隙，位于膈与横结肠及其系膜之间的区域，内有肝、胆囊、脾、胃和十二指肠上部等器官。结肠上区以肝为界分为肝上间隙和肝下间隙。结肠下区为横结肠及其系膜与盆底之间的区域，内有空肠、回肠、盲肠、阑尾、结肠以及盆腔内器官。以肠系膜根和升、降结肠为界可分为左、右结肠旁沟和左、右肠系膜窦。结肠旁沟位于升、降结肠外侧。右结肠旁沟向上直通右肝下间隙（肝肾隐窝），向下经右髂窝通盆腔。由于膈结肠韧带的限制，左结肠旁沟向上不直接与膈下间隙相通，向下可通盆腔。肠系膜窦位于肠系膜根与升、降结肠之间。右肠系膜窦为肠系膜根与升结肠之间的三角形间隙，下方有回肠末端相隔，故间隙内的炎性渗出物常积存于局部。左肠系膜窦为肠系膜根与降结肠之间的间隙，向下通盆腔，如有积液可向下流入盆腔。

腹膜炎症及腹腔、盆腔术后应取半卧位体位。渗出物沿右结肠旁沟，左结肠旁沟及左肠系膜窦下口引流至盆腔的直肠膀胱陷凹或直肠子宫陷凹内。此处腹膜吸收缓慢，又邻近直肠、阴道，便于穿刺或切开引流治疗。

阴道后穹穿刺术的解剖学要点

阴道后穹穿刺术是通过阴道后穹穿刺抽取直肠子宫陷凹内的炎性渗出液、血液或脓液等而进行的一项诊疗技术。

阴道位于盆腔中央，子宫的下方，大部分在尿生殖膈以上，小部分在尿生殖区内。阴道上端包绕子宫颈阴道部的部分与子宫颈形成阴道穹，以后穹最深，其后上方即为直肠子宫陷凹，两者间仅间隔以阴道后壁和一层腹膜。在半卧位时，直肠子宫陷凹是腹膜腔的最低处，腹膜腔内的炎性渗出液、血液、脓液等常积存于其内。

穿刺点选择在阴道后穹中央部。患者取膀胱截石位或半卧位。穿刺针穿经阴道后壁、盆膈筋膜、腹膜进入直肠子宫陷凹。穿刺时，针应与子宫颈平行进针，边进针边抽吸，刺入1cm有落空感时即表明进入直肠子宫陷凹，抽取积液。穿刺不宜过深，以免伤及后方的直肠。

讨论与思考题

1. 患者，女，25岁，已婚。持续性、痉挛性下腹部疼痛、活动后加重一周，同时伴有发热，阴道分泌物增多。B超检查显示有盆腔积液，诊断盆腔腹膜炎。请思考：

（1）男、女性腹膜腔的区别是什么？为什么女性腹膜炎发病率高于男性？

（2）男、女性腹膜腔的最低点各位于何处？有何临床意义？

（3）抽取患者直肠子宫陷凹内的炎症性液体有哪些途径和方法？

2. 患者，男，40 岁。腹胀、腹痛、腹围增大、双下肢浮肿、皮肤黏膜黄染，入院诊断为乙型肝炎、肝硬化及门脉高压症，医嘱给予利尿脱水、输注白蛋白、控制腹腔感染，腹腔穿刺抽取腹水等治疗措施。请思考：

（1）如何选择腹腔穿刺的进针点？

（2）腹腔穿刺由浅入深依次经过哪些结构？

（王　辉）

脉管系统

脉管系统是人体内一套封闭的管道系统,包括心血管系统和淋巴系统。心血管系统由心、动脉、毛细血管和静脉组成,其内有血液流动。淋巴系统包括淋巴管道、淋巴器官和淋巴组织,淋巴(液)沿淋巴管道向心流动,最后汇入静脉。

脉管系统的主要功能是运输物质。一方面,将消化器官吸收的营养物质和肺吸入的 O_2 输送到身体各器官的组织和细胞,供其进行新陈代谢;另一方面,又将各器官的组织和细胞代谢产物,如 CO_2 及尿素等运送至肺、肾和皮肤等器官排出体外,以保证人体新陈代谢的正常进行。此外,内分泌腺(或组织)所分泌的激素也借脉管系统输送至相应的靶器官,以调节其生理功能;淋巴系统的淋巴器官和淋巴组织能产生淋巴细胞和抗体,参与机体的免疫反应。

第十三章　心血管系统

重点内容提示

1. 心血管系统的组成。血液循环的概念。
2. 心的位置、外形,心腔的结构。
3. 主动脉的起止、走行和分部。
4. 颈总动脉、颈外动脉、锁骨下动脉、腋动脉、肱动脉、桡动脉、尺动脉、髂外动脉、股动脉、腘动脉、胫前动脉和胫后动脉的起始和走行。
5. 上、下腔静脉的组成、起止和走行。
6. 颈内静脉、锁骨下静脉、股静脉的位置。
7. 颈外静脉、头静脉、贵要静脉、肘正中静脉、大隐静脉的起止和走行。
8. 肝门静脉的组成、属支,门腔静脉间的吻合。

导学关键词

体循环、肺循环、危险三角、心、胸外按压、心包穿刺、动脉穿刺、静脉穿刺

第一节 概　述

一、心血管系统的组成

心血管系统包括心、动脉、毛细血管和静脉。

1. 心　主要由心肌构成,是血液循环的动力器官。心借房间隔、室间隔和左、右房室口分为四个腔:左、右心房和左、右心室。心房接受静脉,心室发出动脉。同侧的心房与心室借房室口相通,在房室口和动脉口周缘附有瓣膜,它们如同阀门,当血液顺流时开放,逆流时关闭,保证血液定向流动。

2. 动脉　是运送血液离开心的血管。从心室发出后,多次分支,越分越细,最后移行为毛细血管。动脉管壁较厚,能承受较大的压力。

3. 毛细血管　是连于动、静脉末梢之间的细小血管,相互吻合成网,除角膜、晶状体、毛发、被覆上皮、软骨和牙釉质等结构外,几乎遍布全身各处,在代谢旺盛的器官(如脑、心、肝、肾等),毛细血管网稠密,而代谢较低的器官(如肌腱、平滑肌等)则较为稀疏。毛细血管壁很薄,通透性较大,有利于血液与组织、细胞之间进行物质交换。

4. 静脉　是运送血液回心的血管。起自毛细血管,在向心汇集的过程中,不断接受属支,逐渐变粗。最后注入心房。与相应的动脉相比,静脉管壁较薄,管腔较大,弹性较小,收缩力微弱,血容量较大。

二、血液循环的途径

心有节律地收缩,将血液射入动脉,经毛细血管到达全身各处的组织、细胞,进行物质交换后,再经静脉返回心,如此周而复始的循环流动,称为血液循环(图 13-1)。根据血液在心血管系统内循环的具体途径,可将血液循环分为体循环(大循环)和肺循环(小循环)。两个循环同时进行,彼此连通。

1. 体循环　左心室收缩,血液自左心室射入主动脉,经主动脉的各级分支到达全身各部的毛细血管网(在此与组织、细胞进行物质交换,使含丰富 O_2 和营养物质的鲜红色动脉血变成含有较多 CO_2 等代谢产物的暗红色的静脉血),再经体循

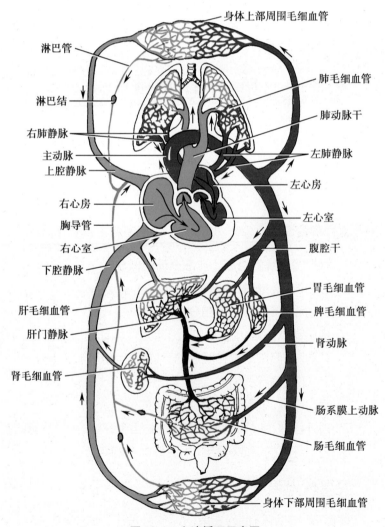

图 13-1　血液循环示意图

身体上部周围毛细血管
淋巴管
淋巴结
右肺静脉
主动脉
上腔静脉
右心房
胸导管
右心室
下腔静脉
肝毛细血管
肝门静脉
肾毛细血管

肺毛细血管
肺动脉干
左肺静脉
左心房
左心室
腹腔干
胃毛细血管
脾毛细血管
肾动脉
肠系膜上动脉
肠毛细血管
身体下部周围毛细血管

环的各级静脉,最后经上、下腔静脉和冠状窦流回右心房。血液沿上述途径的流动过程称为体循环。体循环的特点是流程长,流经范围广,主要功能是实现营养物质交换。

2. 肺循环 右心室收缩,血液流入肺动脉干,经肺动脉的各级分支至肺泡周围的毛细血管网(在此与肺泡进行气体交换,排出 CO_2,吸入 O_2,使静脉血变成动脉血),再经肺静脉的各级属支,最后经 4 条肺静脉返回左心房。血液沿上述途径的流动过程称为肺循环。肺循环的特点是流程短,只流经肺,主要功能是实现气体交换。

三、血管吻合

在动脉与动脉之间,静脉与静脉之间,动脉与静脉之间,借吻合支或交通支彼此广泛相连,形成**血管吻合**。静脉间吻合比动脉间吻合丰富,在浅静脉间常吻合成静脉网(如手背静脉网)或静脉弓(如足背静脉弓),深静脉间常吻合成静脉丛(如子宫静脉丛,膀胱静脉丛),保证在器官受压或扩大时血流通畅。在指尖等处,动、静脉间直接有血管相连,以调节局部血流量和温度。

较大的动脉干在行程中,发出与其平行的侧副支,它与同一主干远侧发出的侧副支吻合,形成侧支吻合,当主干阻塞时,侧副支逐渐增粗,血流经扩大的侧支吻合到达远侧的血管主干,使远侧的血供得到不同程度的恢复,这种经侧支建立的循环称侧支循环。侧支循环的建立,对于保证器官在病理情况下的血液供应具有重要意义(图 13-2)。

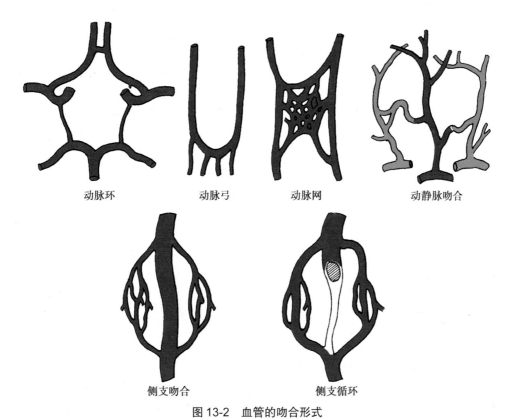

| 动脉环 | 动脉弓 | 动脉网 | 动静脉吻合 |

| 侧支吻合 | 侧支循环 |

图 13-2 血管的吻合形式

四、血管的结构

根据血管管径的大小,动脉和静脉都可以分为大、中、小三级。大动脉是指接近心的动脉,如主动脉和肺动脉等;管径小于 1mm 的动脉属小动脉,其中接近毛细血管的小动脉称微动脉;管径介于大、小动脉之间的属中动脉(除大动脉外,其余凡在解剖学中有名称的动脉),如桡动脉和尺动脉等。大静脉的管径大于 10mm,如上腔静脉和下腔静脉等;管径小于 2mm 的静脉属小静脉,其中与毛细血管相连的小静脉称微静脉;管径介于大、小静脉之间的属中静脉(除大静脉外,其余凡在解剖学中有名称的静脉)。

血管除毛细血管外,其管壁结构由内向外依次分为内膜、中膜和外膜(图 13-3)。

1. 动脉 管壁较厚,管径较小,弹性大。

(1)内膜:最薄,由内皮、内皮下层和内弹性膜组成。内皮是单层扁平上皮,表面光滑,可减少血液流动的阻力。内皮下层是薄层结缔组织,内含少量胶原纤维、弹性纤维和少许平滑肌纤维。内弹性膜是一层由弹性蛋白构成的膜,富有弹性(图 13-4)。

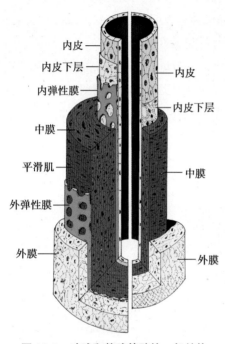

图 13-3　动脉和静脉管壁的一般结构

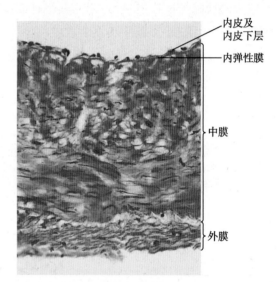

图 13-4　中动脉(局部横切面,高倍光镜图)

(2)中膜:最厚,由平滑肌和弹性纤维等构成。大动脉的中膜以弹性纤维为主(图 13-5),故管壁有较大的弹性,因而大动脉也称弹性动脉,当心室收缩射血时,大动脉扩张;心室射血停止时,大动脉可借弹性回缩,推动血管内的血液持续流动。中、小动脉的中膜以平滑肌为主,故中、小动脉也称肌性动脉。小动脉平滑肌的舒缩,可明显改变血管的口径,影响其灌流器官的血流量,而且可改变血液流动的外周阻力,影响血压。

(3)外膜:较厚,主要由疏松结缔组织构成。外膜中有小血管、淋巴管和神经分布。

2. 毛细血管 管径很细,直径 7～9μm,管壁结构简单,主要由一层内皮和基膜构成。

根据毛细血管内皮细胞的结构特点,可将毛细血管分为 3 类(图 13-6):①连续毛细血管,特点是内皮细胞紧密连接成一层连续性内皮,基膜完整。连续毛细血管主要分布于结缔组织、肌组织、肺和中枢神经系统等处;②有孔毛细血管,特点是内皮细胞不含核的部分很薄,有许多贯穿细胞的孔,孔的直径为 60～80nm。有孔毛细血管主要分布于某些内分泌腺、胃肠黏膜和肾血管球处;③血窦,或称窦状毛细血管,特点是管腔较大,形状不规则。血窦主要分布于肝、脾、骨髓和某些内分泌腺中。

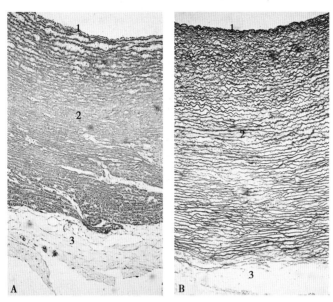

A. HE 染色；B. 特殊染色（示弹性纤维）；1. 内膜；2. 中膜；3. 外膜。
图 13-5　大动脉（局部横切面，中倍光镜图）

3. 静脉　与各级相应的动脉比较，静脉的管径较大，管壁较薄，弹性小。静脉的管壁也分内膜、中膜和外膜，但 3 层的分界不明显。静脉的内膜薄，由一层内皮和结缔组织构成；中膜稍厚，主要由一些环行平滑肌构成；外膜最厚，由疏松结缔组织构成（图 13-7）。

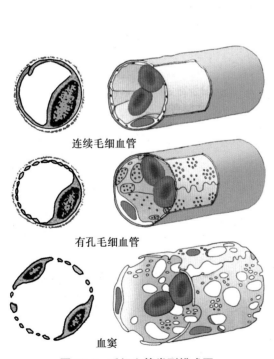

图 13-6　毛细血管类型模式图

连续毛细血管

有孔毛细血管

血窦

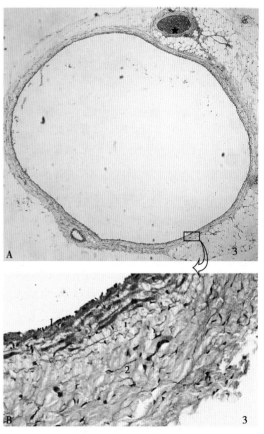

1. 内膜；2. 中膜；3. 外膜；★为外膜中小动脉；
A. 横切低倍；B. 局部高倍。
图 13-7　大静脉（光镜图）

五、微循环

微循环是指微动脉与微静脉之间微细血管中的血液循环。通过微循环,血液向组织细胞提供氧和营养物质,运走细胞代谢所产生的代谢产物,所以微循环是脉管系统的基本功能单位(图 13-8)。

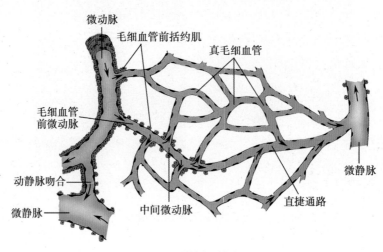

图 13-8　微循环模式图

微循环一般包括微动脉、中间微动脉、真毛细血管、直捷通路、动静脉吻合和微静脉 6 个部分。

1. 微动脉　是小动脉的分支。其管壁结构由内向外主要为内皮、1～2 层环行平滑肌和少量结缔组织。微动脉管壁平滑肌的舒缩可调节进入微循环的血流量,有总闸门之称。

2. 中间微动脉　是微动脉的分支,管壁的平滑肌稀少,不连续成层。

3. 真毛细血管　即通常所说的毛细血管,它是中间微动脉的分支。在真毛细血管起始处有少量环行平滑肌,称毛细血管前括约肌,它的舒缩可以调节真毛细血管内的血流量,是调节微循环的分闸门。一般情况下,只有小部分真毛细血管开放。当局部组织代谢增强时,毛细血管前括约肌松弛,真毛细血管的血流量增加。

4. 直捷通路　是中间微动脉直接和微静脉相通的部分。其管壁结构与毛细血管相同。直捷通路较短直,血流量较快。当组织处于静止状态时,中间微动脉内的血液大部分经直捷通路进入微静脉。

5. 动静脉吻合　是微动脉和微静脉之间直接连通的血管。动静脉吻合收缩时,血液由微动脉进入毛细血管;动静脉吻合松弛时,微动脉血液经此直接流入微静脉。动静脉吻合也是调节局部组织血流量的重要结构。

6. 微静脉　它收集真毛细血管、直捷通路和动静脉吻合等的血液。

微循环血管的连续关系见下流通图:

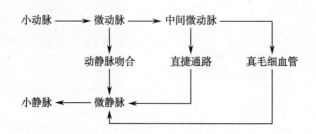

第二节 心

心是中空的肌性器官，为血液循环的动力泵，外面裹以心包。在活体，心有节律地搏动，故心的位置、形状和大小是不恒定的。

一、心的位置和外形

心位于胸腔的中纵隔内。前方对胸骨体和第2~6肋软骨，大部分被肺和胸膜遮盖，仅下部一个小区域借心包与胸骨体下半和左侧第4~5肋软骨相邻，此区称为心包裸区；心两侧与纵隔胸膜、胸膜腔和肺相邻；后方对第5~8胸椎，邻近食管、迷走神经和胸主动脉等；下方贴膈；上方与出入心的大血管相连。心的2/3居正中矢状面的左侧，1/3居正中矢状面的右侧（图13-9）。

心似倒置的圆锥体，有1尖、1底、2面、3缘和4条沟。**心尖**朝向左前下方，由左心室构成，其体表投影在左侧第5肋间隙、锁骨中线内侧1~2cm处，活体于此处可看到或摸到心尖搏动。**心底**朝向右后上方，由左、右心房构成，是上腔静脉、肺动脉、主动脉和4条肺静脉出入心的部位。**胸肋面**（前面）大部分由右心房和右心室构成，小部分由左心耳和左心室构成。**膈面**（下面）平坦，贴于膈上面，由左心室和部分右心室构成。

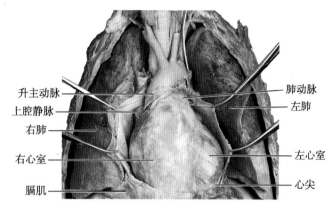

图13-9 心的位置

心右缘垂直向下，由右心房构成。左缘钝圆，斜向左下，主要由左心室构成。下缘近乎水平，由右心室和心尖构成。近心底处，有一条近冠状位的环形沟，称为**冠状沟**，分隔后上方的心房和前下方的心室，此沟前部被肺动脉干中断。在心的胸肋面和膈面上各有一条纵沟，分别称**前室间沟**和**后室间沟**；前、后室间沟是左、右心室在心表面的分界标志。冠状沟和前、后室间沟内有血管和脂肪组织填充（图13-10）。在心底，右肺静脉末端右侧的浅沟称房间沟。

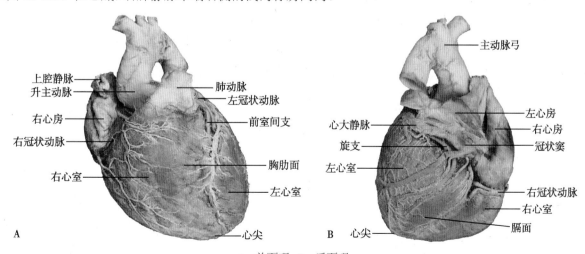

A. 前面观；B. 后面观。

图13-10 心的外形和血管

153

二、心腔

心内腔被房、室间隔分为互不相通的左、右两半，习惯上称为左半心和右半心。每半心各有一个房室口，将心腔分为心房和心室。因此，心内腔被分为右心房、右心室和左心房、左心室 4 个腔。

1. 右心房 位于心的右上部，壁较薄（图 13-11）。它向左前内侧的锥形突出部分称**右心耳**。腔内可见许多平行的肌隆起，称为梳状肌。右心房有 3 个入口：上方有**上腔静脉口**，下方有**下腔静脉口**。下腔静脉口与右房室口之间有一小的圆形开口，称为**冠状窦口**。这些入口分别导入人体上半身、下半身和心壁的静脉血。右心房的出口为**右房室口**，位于右心房的前下部，通右心室。

右心房的后内侧壁主要由房间隔组成，其下部有一浅凹，称为**卵圆窝**，是胚胎时期卵圆孔闭合后的遗迹。房间隔缺损多发生于此处，是先天性心脏病的一种。

2. 右心室 位于右心房的左前下方，室壁厚 3~4mm（图 13-12）。

右心室的入口为**右房室口**，口周缘附有 3 片呈三角形的瓣膜，称为**右房室瓣**（三尖瓣）（图 13-12）。**乳头肌**是从室壁突入室腔的锥体形肌隆起，有前、后、隔侧 3 个（组）。各乳头肌的尖端借腱索连于右房室瓣上。当右心室收缩时，血液推顶瓣膜，使右房室瓣合拢封闭右房室口；同时，乳头肌收缩，腱索牵拉，使各尖瓣相互紧密闭合而不致翻向右心房，以防止血液向右心房逆流。

右心室的出口为**肺动脉口**，通向肺动脉干。肺动脉口周围附有 3 片半月形瓣膜，称**肺动脉瓣**（图 13-12）。当右心室收缩时，血流冲开肺动脉瓣流入肺动脉干；右心室舒张时瓣膜关闭肺动脉口，以阻止血液逆流入右心室。

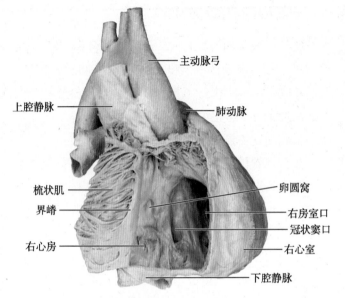

图 13-11 右心房

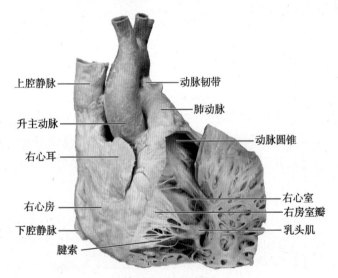

图 13-12 右心室

3. 左心房 位于右心房的左后方，构成心底的大部分。其向右前方的突起称为**左心耳**，位于肺动脉干的左侧（图 13-13）。左心房有 4 个入口，位于后壁两侧，每侧各有 2 个，称**肺静脉口**（分别为左、右肺上静脉口和左、右肺下静脉口），导入由肺回流至心的动脉血。左心房的出口为**左房室口**，在左心房的前下部，通向左心室。

4. 左心室 位于右心室的左后方，室腔近似圆锥形（图 13-13）。左心室壁厚，约为右心室壁的 3 倍，达 9~12mm。

左心室的入口为左房室口，呈卵圆形，口周缘附有两片近似三角形的瓣膜，称为**左房室瓣**（二尖瓣）（图13-14），瓣的边缘有腱索连于乳头肌。左心室的乳头肌较右心室的乳头肌肥大。左房室瓣的作用与右房室瓣相似。

左心室的出口为**主动脉口**，口周缘附有3片半月形的瓣膜，称**主动脉瓣**（图13-14）。每片瓣膜相对的主动脉壁向外膨出，瓣膜和动脉壁之间形成的空间，称为主动脉窦，可分为左、右、后3个窦，在左、右窦的动脉壁上分别有左、右冠状动脉的开口。主动脉瓣的功能与肺动脉瓣的功能相似。

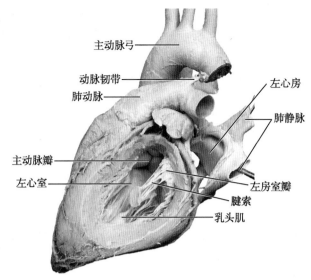

图13-13 左心房和左心室

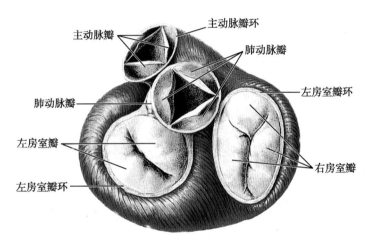

图13-14 心的瓣膜

三、心壁的微细结构

心壁由心内膜、心肌和心外膜构成（图13-15）。

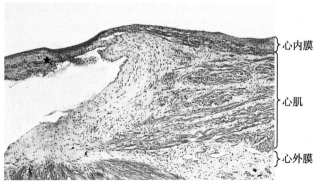

房室交界处低倍，★为心内膜折叠而成的心瓣膜。

图13-15 心壁的微细结构

1. 心内膜 是覆盖在心腔内表面的一层光滑的膜,与血管内膜相延续。心内膜由内皮、内皮下层和心内膜下层组成。内皮薄而光滑,与出入心的大血管的内皮相连续;内皮下层在内皮的外面,由较细密的结缔组织构成,含有较多的弹性纤维;心内膜下层在内皮下层的外面,由疏松结缔组织构成,内含小血管、神经和心的传导系统的分支。心内膜在房室口和动脉口处折叠形成心的瓣膜,中间夹有薄层致密结缔组织。

心内膜是风湿性疾病易侵犯的部位,可引起结缔组织增生,使心瓣膜变形,导致瓣膜闭锁不全,或引起瓣膜粘连,使房室口或动脉口狭窄。

2. 心肌 由心肌纤维构成,包括普通心肌和特殊分化的心肌。普通心肌为心房肌和心室肌,彼此不延续,分别附着于结缔组织构成的支架上,因此,心房肌和心室肌依次先后顺序分开收缩。特殊分化的心肌构成心的传导系统。

3. 心外膜 是覆盖在心表面的一层光滑的薄膜,是浆膜心包的脏层。

房间隔较薄,由心内膜、结缔组织和少量心肌构成,卵圆窝处最薄。室间隔较厚,大部分由心内膜和心肌构成,称为肌部。室间隔上部靠近主动脉口下方,有一卵圆形的较薄部分,缺乏肌质,称为膜部,是室间隔缺损的好发部位。

心的结缔组织支架主要包括位于左、右房室口及主动脉口、肺动脉口周围的纤维环和位于主动脉口和左、右房室口之间的左、右纤维三角。纤维环是心房肌和心室肌以及瓣膜的附着处。

常见先天性心脏病的解剖学基础

房间隔缺损 出生前,在卵圆孔的左侧继发隔形成卵圆孔瓣。由于卵圆孔瓣的存在,当心房舒张时,只允许右心房的血液流入左心房,反之则不能。出生后,肺循环开始,左心房压力增大,卵圆孔瓣与卵圆孔逐渐贴紧,出生后1年左右完全愈合,达到解剖关闭,左、右心房分隔。约25%的人卵圆孔未达到解剖关闭,但不一定影响功能。如缺损较大可影响功能。房间隔缺损的原因多见于卵圆孔过大,卵圆孔瓣不能将其关闭。

室间隔缺损 胚胎早期,室间隔肌部不断向心内膜垫方向伸展,在接近其之前留有一孔,称室间孔,使左右心室相通。胚胎第7周末,此孔关闭,形成室间隔膜部。室间隔缺损常见于室间隔膜部缺损,是由于室间隔肌部没能与心内膜垫等融合所致。

动脉导管未闭 胚胎期,在左肺动脉与主动脉之间连有一段血管,即动脉导管。肺动脉90%以上的血液经过动脉导管注入降主动脉。出生后动脉导管逐渐闭锁成为动脉韧带,3个月左右达到解剖关闭。

四、心传导系统

心传导系统由特殊分化的心肌细胞构成,其功能是产生并传导冲动,以维持心的节律性舒缩。心传导系统包括窦房结、房室结、房室束及其分支等(图13-16)。

1. 窦房结 呈长椭圆形,位于上腔静脉口附近右心房壁的心外膜下。窦房结发出冲动,传至心房肌,使心房肌收缩,同时向下传至房室结。窦房结是心节律性活动的正常起搏点。

2. 房室结 位于房间隔下部右心房侧的心内膜下,冠状窦口的前上方,呈扁椭圆形,其前下端续为房室束,房室结的功能是将窦房结传来的冲动传至心室,而且冲动在房室结内作短暂的延搁,使心房肌和心室肌不在同一时间内收缩。

3. 房室束 又称 His 束,起自房室结,沿室间隔膜部后下缘前行,于室间隔肌部上缘处分为左束支和右束支,分别沿室间隔左、右侧心内膜的深面向下走行。

(1)**右束支**:为单一的索状纤维束,沿室间隔右侧面的心内膜深面下行,分支分布于室壁心肌。

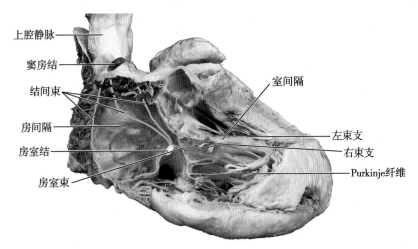

图 13-16 心传导系统

(2) **左束支**：呈扁带状，沿室间隔左侧心内膜深面走行，通常在室间隔上、中 1/3 交界处分为两组分支，分布于左心室前上部的前乳头肌、室间隔前部、左心室壁和乳头肌。

(3) **浦肯野(Purkinje)纤维网**：左、右束支的分支在心内膜深面交织成心内膜下浦肯野纤维网，由该网发出的纤维进入室壁心肌，形成肌内浦肯野纤维网。

心传导系各部分均可自动产生节律，但窦房结的兴奋性最高。在正常情况下，由窦房结发出的冲动传至心房肌，使心房肌收缩，同时也传至房室结，再经房室束、左右束支及 Purkinje 纤维网传至心室肌，引起心室肌收缩。若心传导系功能失调，就会出现心律失常。

五、心的血管

1. 动脉 营养心的动脉是左、右冠状动脉（图 13-10）。

(1) **左冠状动脉**：起于主动脉左窦，经左心耳与肺动脉干之间走向左前方，随即分为前室间支和旋支：①前室间支：是左冠状动脉主干的延续，沿前室间沟下行，绕过心切迹达后室间沟下部，与右冠状动脉的后室间支吻合。前室间支沿途分支分布于左、右心室前壁的一部分和室间隔的前上 2/3 部；②旋支：分出后沿冠状沟向左走行，绕过心左缘达膈面，沿途分布于左心房和左心室壁。

(2) **右冠状动脉**：起于主动脉右窦，经右心耳与肺动脉干之间入冠状沟。向右下方走行，绕过心右缘至膈面，继续沿冠状沟向左行，沿途分布于右心房、右心室，右冠状动脉达房室交点处，分为后室间支和左室后支：①后室间支：沿后室间沟下行，终于沟的下部，分布于膈面的左、右心室壁和室间隔的后下 1/3 部；②左室后支：较小，分布于左心室膈面心壁。

2. 静脉 心的静脉血由冠状窦、心前静脉和心最小静脉 3 个途径回心，统称心静脉系统（图 13-17）。**冠状窦**位于心膈面的冠状沟内，左心房与左心室之间，借冠

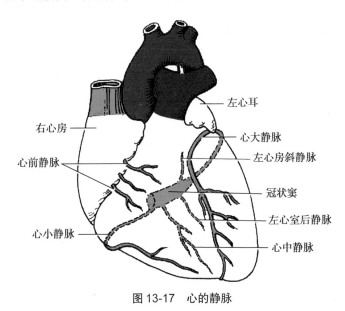

图 13-17 心的静脉

状窦口开口于右心房。其主要属支有：①心大静脉：起于心尖，沿前室间沟上行至冠状沟，再沿冠状沟向左行至膈面转向右行，续为冠状窦；②心中静脉：起于心尖，沿后室间沟上行，注入冠状窦近右端；③心小静脉：行于冠状沟右侧半内，向左注入冠状窦的右端。心前静脉起于右心室前壁，有 2～3 条，越过冠状沟直接开口于右心房。心最小静脉是心壁内的小静脉，直接开口于心的各腔。

六、心包

心包为包裹心和大血管根部的锥形囊，可分为纤维心包和浆膜心包（图 13-18）。

1. 纤维心包 是一个坚韧的结缔组织囊，向上与出入心的大血管的外膜相移行，下面与膈中心腱愈着。

2. 浆膜心包 分壁层和脏层。壁层紧贴于纤维心包的内面，脏层覆于心肌的外面，即心外膜。两层在出入心的大血管根部相移行，围成的密闭间隙称**心包腔**，腔内含少量浆液，起润滑作用，减少心搏动时的摩擦。

心包有保护、固定心和防止心过度扩张的功能。在病理情况下，可发生心包炎、心包积液等病变。

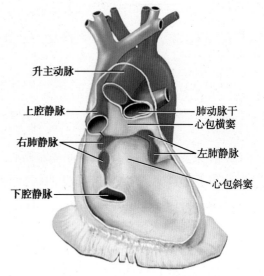

图 13-18　心包（前部心包已切除）

升主动脉
上腔静脉
右肺静脉
下腔静脉
肺动脉干
心包横窦
左肺静脉
心包斜窦

七、心的体表投影

心在胸前壁的体表投影可用下列四点的连线来表示（图 13-19）：①左上点，在左侧第 2 肋软骨下缘，距胸骨左缘约 1.2cm；②右上点，在右侧第 3 肋软骨上缘，距胸骨右缘约 1cm；③右下点，在右侧第 6 胸肋关节处；④左下点，在左侧第 5 肋间隙，距前正中线 7～9cm（或在左锁骨中线内侧 1～2cm 处），此点相当于心尖部。左、右上点连线为心上界，左、右下点连线为心下界，右上、下点间微凸向右侧的连线为心右界，左上、下点间微凸向左侧的连线为心左界。

心各瓣膜的体表投影见图 13-19，表 13-1。临床听诊的部位与瓣膜的投影部位并不一致，这是由于血流方向、瓣膜位置深浅以及组织传音的性质不同所致。

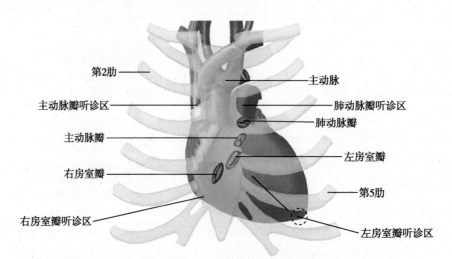

第2肋
主动脉瓣听诊区
主动脉瓣
右房室瓣
右房室瓣听诊区
主动脉
肺动脉瓣听诊区
肺动脉瓣
左房室瓣
第5肋
左房室瓣听诊区

图 13-19　心及心瓣膜的体表投影

表 13-1 心各瓣膜的体表投影和听诊部位

名称	投影部位	听诊部位
左房室瓣	左侧第4胸肋关节处	心尖处
右房室瓣	胸骨中线平第4肋间隙	胸骨下端偏右处
肺动脉瓣	左侧第3胸肋关节处	胸骨左缘第2肋间隙
主动脉瓣	胸骨左缘平第3肋间	胸骨右缘第2肋间隙

胸外心按压术的解剖学要点

胸外心按压术是抢救心搏骤停患者的一项基本技术，其原理是通过有节律地胸外按压将心挤压于胸骨与脊柱之间，使血液从左、右心室排出，放松时血液向心回流，以此推动血液循环，并借机械刺激恢复心的自动节律。

按压部位在胸骨的中、下 1/3 交界处，每次按压使胸骨下陷 3～4cm（成人），随即放松。压力通过胸骨使肋软骨下陷，将心压向脊柱，间接挤压左、右心室，使血液分别流入主动脉和肺动脉。放松按压时，则胸骨和肋软骨等复位，此时心舒张，使静脉中的血液回流入心。每做一次按压，心被动排空、充盈一次，如此反复，使心腔内产生正、负压的交替改变，导致心射血和充血，维持有效的大、小循环。按压与放松时间大致相等。每分钟按压 60～80 次（儿童 100 次，婴幼儿 120 次）。按压的力量要均匀、适度，儿童采用单手按压，按压的部位不能在剑突下或左胸部心前区，以免引起骨折。

心包穿刺术的解剖学要点

心包穿刺术的诊疗作用主要包括：①引流心包腔内过多积液，降低心包腔内压，是急性心脏压塞症的急救措施。②抽取心包积液，做细菌培养或寻找细菌和病理细胞。③注射抗生素等药物，进行治疗。常用穿刺方法有胸骨下穿刺和心前区穿刺。

1. 胸骨下穿刺　以左侧剑肋角作为穿刺点，针刺向上、后、内而入心包腔的底部，穿刺方向与腹壁角度为 30°～45°。穿刺层次为皮肤、浅筋膜、深筋膜、腹直肌、膈的胸肋部、膈筋膜、纤维性心包及浆膜心包壁层，进入心包腔。进针深度成人为 3～5cm。

2. 心前区穿刺　于左侧第 5 或第 6 肋间隙，心浊音界左缘内侧向后上方指向脊柱进针。穿刺针经心包裸区入心包腔。此部位操作技术较胸骨下穿刺点的难度小，但可能伤及胸膜。穿刺层次为皮肤、浅筋膜、深筋膜、胸大肌、肋间外膜、肋间内肌、胸内筋膜、纤维心包及壁层浆膜心包，进入心包腔。进针深度成人为 2～3cm。

第三节 动 脉

动脉可分为器官外动脉和器官内动脉。

器官外动脉的分布遵循一些基本规律：①与人体构造相适应。左、右对称的结构，有对称的动脉供应，如四肢、头颈、肺、肾等；不对称的器官则由单支动脉供应，如肝、脾、胃、肠等；②每一局部有主要的动脉干，如供应下肢的股动脉等（图 13-20）；③分布于躯干的动脉分支有**壁支**和**脏支**。壁支供应体壁，成对，如肋间后动脉等；脏支供应体腔内的内脏，根据脏器对称与否，分成对和不成对两种；④动脉管径不仅取决于它供应器官的大小，而且与器官的功能有关；⑤动脉的分布形式与器官的形态和活动状态有关，容积常发生变化的中空性脏器如胃、肠等，其供应动脉在器官外吻合成动脉弓，由弓再分支进入器官；在经常活动、容易受压迫的部位，其营养动脉相互吻合成动脉网或动脉弓；而位置相对固定的器官,动脉从器官的"门"进入;⑥动脉多与静脉、神经伴行,形成血管神经束。走行于身体的屈侧、深部或隐蔽的部位;⑦供应各器官的动脉分支一般在器官附近发出,以最短距离到达器官。只有在发生过程中牵涉到远处的器官,如男、女生殖腺,其营养动脉走行较远。

器官内动脉的分布形式与器官的结构特点有关,有放射型、纵型、横型、集中型等。分叶的器官如肾、肝、肺等,动脉自"门"进入后常为放射型分布;管状或柱状器官动脉常以纵型、横型或放射型分布(图13-21)。

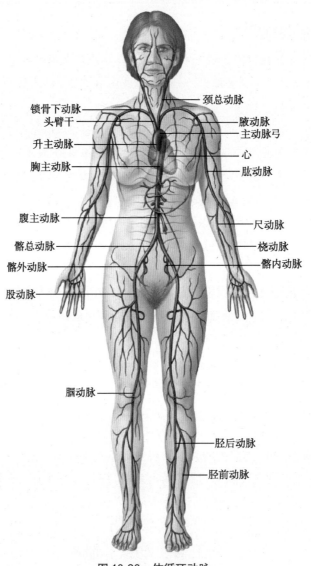

图 13-20　体循环动脉

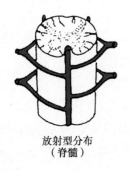 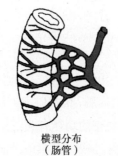 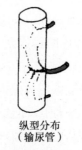 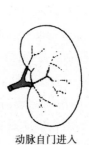 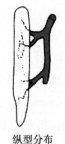

放射型分布　　横型分布　　纵型分布　　动脉自门进入　　纵型分布
（脊髓）　　　（肠管）　　（输尿管）　　　（肾）　　　（肌）

图 13-21　器官内动脉的分布形式

一、肺循环的动脉

肺动脉干为肺循环的动脉主干,粗而短,起于右心室,越过升主动脉的前方斜行向左后上方,至主动脉弓下方分为左、右肺动脉。左肺动脉较短,横跨左主支气管的前方至左肺门,分2支进入左肺上、下叶。右肺动脉较长,向右横经升主动脉和上腔静脉的后方到达右肺门,分成3支进入右肺上、中、下叶。在肺动脉干分叉处稍左侧与主动脉弓下壁之间,有一结缔组织索相连,称**动脉韧带**(图 13-12),是动脉导管闭锁的遗迹。

二、体循环的动脉

主动脉为体循环的动脉主干(图 13-20,图 13-22)。按走行部位分为**升主动脉**、**主动脉弓**和**降主动脉**。升主动脉于胸骨左缘后方平对第3肋间隙起于左心室主动脉口,起始后斜向右前上方至右第2胸肋关节后方延续为主动脉弓;主动脉弓形斜越左肺根上方至第4胸椎体下缘左侧延续为降主动脉,降主动脉以膈的主动脉裂孔为界分为胸主动脉和腹主动脉。胸主动脉沿脊柱左侧下降,途中逐渐移至脊柱前方,至第12胸椎前方穿过膈的主动脉裂孔进入腹腔,更名为腹主动脉。

升主动脉根部膨大,发出左、右冠状动脉营养心。主动脉弓凸侧发出3条动脉干,自右前向左后分别为**头臂干**、**左颈总动脉**和**左锁骨下动脉**。头臂干在右胸锁关节后方分为右颈总动脉和右锁骨下动脉。主动脉弓壁外膜下有丰富的游离神经末梢为压力感受器。主动脉弓下,靠近动脉韧带处有2~3个粟粒样小体,称主动脉小球,为化学感受器。

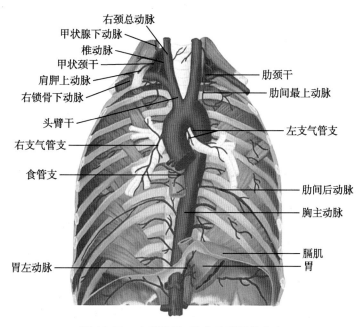

图 13-22　主动脉弓、胸主动脉及其分支

（一）颈总动脉

颈总动脉是头颈部的动脉干(图 13-23),左侧的起于主动脉弓,右侧的起于头臂干。颈总动脉经胸锁关节后方,在胸锁乳突肌的深面,沿气管、食管和喉的两侧上行,至甲状软骨上缘平面分为颈内动脉和颈外动脉。颈总动脉与颈内静脉、迷走神经共同包被于颈动脉鞘内。

在颈总动脉分叉处有两个重要结构,即颈动脉窦和颈动脉小球。**颈动脉窦**为颈总动脉末端和颈内动脉起始处的膨大部分,壁上有游离感觉神经末梢,为压力感受器。**颈动脉小球**是位于颈内、外动脉分叉处后方的一扁椭圆形小体,借结缔组织连于动脉壁上,为化学感受器。血压升高时,可使颈动脉窦和主动脉弓扩张,刺激动脉壁上的压力感受器,通过神经反射使心跳减慢、血压下降。血液中 CO_2 浓度升高时,可刺激颈动脉小球和主动脉小球,通过神经反射使呼吸加深加快。

1. 颈外动脉 自颈总动脉发出后,自内侧向外侧斜行向上绕过颈内动脉前方,于下颌支深面穿过腮腺,沿途自下而上发出甲状腺上动脉、舌动脉、面动脉等分支,至下颌颈处分为颞浅动脉和上颌动脉2 个终支(图 13-23)。

(1)**甲状腺上动脉**:在颈外动脉起始处稍上方发出,分支分布于甲状腺和喉。

(2)**舌动脉**:平舌骨大角处起始,分支营养舌、舌下腺和腭扁桃体等。

(3)**面动脉**:在舌动脉稍上方起始,经下颌下腺深面,至下颌骨咬肌止点的前缘绕过下颌体下缘进入面部,经鼻唇沟附近向上内方行至内眦,移行为内眦动脉,分支主要分布于咽、腭扁桃体、下颌下腺和面部软组织。在咬肌止点前缘与下颌体下缘相交处(距下颌角约 3cm),面动脉位置表浅,可触及其搏动,面部出血时可在此处紧急压迫止血。

(4)**颞浅动脉**:在腮腺内经下颌颈的后方上升达耳屏前方,越过颧弓根部表面到达颞区,分支分布于腮腺及颞区软组织。在耳屏前方颧弓根部,颞浅动脉位置表浅,可在该处触及动脉搏动,是计数脉搏的部位之一。

(5)**上颌动脉**:在下颌颈内面向前入颞下窝,于翼内、外肌之间向前内走行至翼腭窝。该动脉发出脑膜中动脉,向上穿棘孔入颅腔,在颅中窝底外侧分为前、后支,其中前支走行在翼点内面的骨沟或骨管内,当翼点区骨折时,此动脉易受损伤形成硬膜外血肿。上颌动脉的分支主要营养硬脑膜、鼻腔、腭、颞下颌关节和咀嚼肌等。

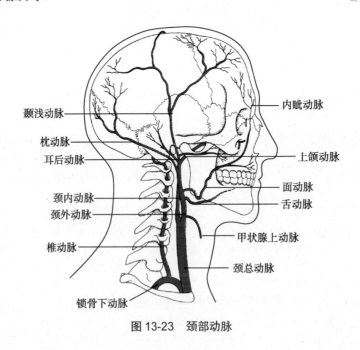

图 13-23　颈部动脉

2. 颈内动脉 起始后垂直向后上方达颅底,穿颈动脉管入颅。该动脉在颅外无分支,在颅内分支分布于脑等器官。

(二)锁骨下动脉

锁骨下动脉是供应上肢、肩胛区、胸前区等的动脉干(图 13-20),左侧的起于主动脉弓,右侧的起于头臂干。起始后经胸锁关节后方,呈弓形越过胸膜顶前面,穿斜角肌间隙后跨过第1肋,延续为腋动脉。锁骨下动脉的分支主要有椎动脉、胸廓内动脉和甲状颈干。**椎动脉**(图13-23)在前斜角肌内侧起自锁骨下动脉上壁,向上穿过第6~1颈椎横突孔,再穿枕骨大孔入颅腔,分布于脑和脊髓颈段。颈椎骨质增生等引起横突孔狭窄时,可压迫椎动脉,发生椎动脉型颈椎病。**胸廓内动脉**起自锁骨下动脉的下壁,沿途分支分布于胸前壁、心包、膈及乳房等。甲状颈干为一短干,在椎动脉起点外侧起于锁骨下动脉上壁,其主要分支为甲状腺下动脉,发出后由内向外横过颈动脉鞘后方,分布于甲状腺、喉、咽以及食管等。

1. 腋动脉　为锁骨下动脉的直接延续(图13-20)。腋动脉与臂丛一起被包裹于腋鞘内,自内上向外下穿过腋窝深部,至大圆肌下缘移行于肱动脉。腋动脉的主要分支有胸肩峰动脉、胸外侧动脉、肩胛下动脉、旋肱后动脉。

2. 肱动脉　从大圆肌下缘向下,沿肱二头肌内侧紧贴肱骨下行至肘窝,在桡骨颈平面分为桡动脉和尺动脉(图13-24)。在肘窝稍上方,于肱二头肌腱内侧可摸到肱动脉的搏动,为测量血压的常用部位。前臂或手大出血时,可在臂的中部自内侧向外侧将肱动脉压向肱骨以紧急止血。肱动脉的主要分支有肱深动脉等,分布于臂部的肌和肱骨,并参与构成肘关节动脉网。

3. 桡动脉　自肱动脉发出后,经肱桡肌深面下行(图13-24),至腕上方走行在肱桡肌腱和桡侧腕屈肌腱之间,再向下外经桡骨茎突下方绕到手背,穿第1掌骨间隙入手掌深部。桡动脉的主要分支有掌浅支和拇主要动脉。掌浅支越大鱼际向下,参与构成掌浅弓。拇主要动脉供应拇指。桡动脉末端进入手掌深部与尺动脉的掌深支吻合形成掌深弓。

桡动脉在手腕桡掌侧上方3~5cm处,位置表浅在桡骨茎突稍内侧,肱桡肌肌腱与桡侧腕屈肌肌腱之间可触及其脉搏,为临床上计数脉搏和切脉的常用部位。

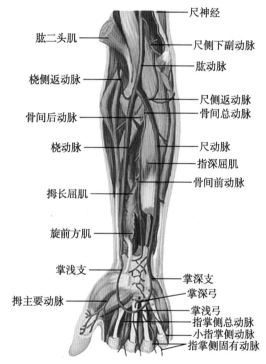

图13-24　肱动脉及其分支

图中标注:尺神经、肱二头肌、桡侧返动脉、骨间后动脉、桡动脉、拇长屈肌、旋前方肌、掌浅支、拇主要动脉、尺侧下副动脉、肱动脉、尺侧返动脉、骨间总动脉、尺动脉、指深屈肌、骨间前动脉、掌深支、掌深弓、掌浅弓、指掌侧总动脉、小指掌侧动脉、指掌侧固有动脉

4. 尺动脉　自肱动脉发出后,于尺侧腕屈肌和指浅屈肌腱之间下行,在腕部绕经豌豆骨桡侧进入手掌(图13-25),其末端行于掌腱膜深面,与桡动脉掌浅支吻合构成掌浅弓。尺动脉在起始处附近发出骨间总动脉,该动脉在前臂骨间膜上缘再分为骨间前动脉和骨间后动脉,分别于骨间膜前面和后面下降,分支营养前臂前群肌和后群肌。尺动脉在豌豆骨的远侧发出掌深支,穿小鱼际至掌深部,与桡动脉末端吻合构成掌深弓。

5. 掌浅弓和掌深弓　掌浅弓较粗大,由尺动脉的末端和桡动脉的掌浅支吻合而成(图13-25),由弓的凸缘发出1支小指尺掌侧动脉和3条指掌侧总动脉。各指掌侧总动脉下行至掌指关节附近分为2支指掌侧固有动脉,分别供应示指~小指。掌深弓较细小,由桡动脉末端和尺动脉的掌深支组成,由凸缘发出3条掌心动脉,沿第2~4掌侧骨间肌表面下行,至掌指关节附近与指掌侧总动脉连接。由于掌动脉弓的存在,沟通了自掌侧进入的尺动脉和从手背进入的桡动脉之间的联系,掌浅弓与掌深弓之间也借掌心动脉连接,形成了多方位的手动脉吻合,保证手在握持物体时,仍然能得到充足的血液供应。

各指掌侧固有动脉是手指的主要供血动脉,走行于手指的两侧。手指出血时,在手指根部两侧同时压迫可达到止血的目的。

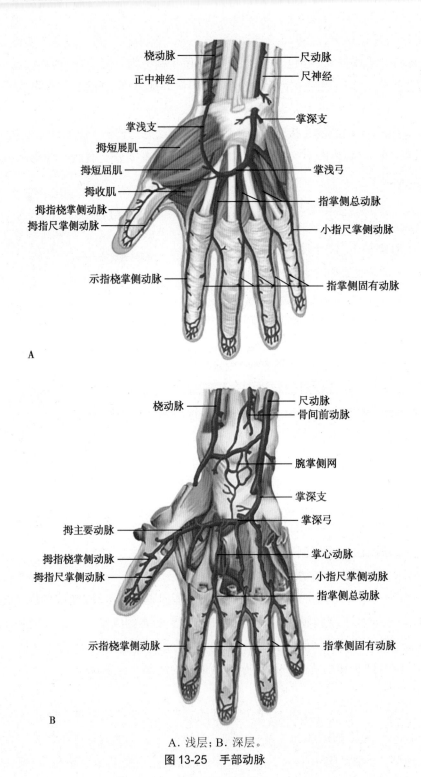

桡动脉 —— —— 尺动脉
正中神经 —— —— 尺神经

掌浅支 —— —— 掌深支
拇短展肌
拇短屈肌 —— —— 掌浅弓
拇收肌
拇指桡掌侧动脉 —— —— 指掌侧总动脉
拇指尺掌侧动脉 —— —— 小指尺掌侧动脉

示指桡掌侧动脉 —— —— 指掌侧固有动脉

A

桡动脉 —— —— 尺动脉
—— 骨间前动脉

—— 腕掌侧网

—— 掌深支

—— 掌深弓
拇主要动脉
拇指桡掌侧动脉 —— —— 掌心动脉
拇指尺掌侧动脉 —— —— 小指尺掌侧动脉
—— 指掌侧总动脉

示指桡掌侧动脉 —— —— 指掌侧固有动脉

B

A. 浅层;B. 深层。
图 13-25　手部动脉

(三)胸主动脉

胸主动脉是胸部的动脉主干,平第 4 胸椎体下缘的左侧接续主动脉弓,沿脊柱下降至第 12 胸椎高度穿膈的主动脉裂孔移行为腹主动脉(图 13-20)。胸主动脉的分支有壁支和脏支(图 13-22)。

1. 壁支 有 9 对肋间后动脉和 1 对肋下动脉。肋间后动脉走行于肋间隙内,与肋间后静脉、肋间神经伴行,向前与胸廓内动脉发出的肋间前动脉吻合,沿途分支分布于脊髓、背深肌、胸壁和腹壁。肋下动脉走行于第 12 肋骨下缘,与肋下神经伴行,分布于腹前壁下部。

2. 脏支 细小,主要有支气管动脉、食管动脉、心包支,分布于同名器官。

（四）腹主动脉

腹主动脉是腹部的动脉干,在第 4 腰椎下缘分为左、右髂总动脉(图 13-26)。腹主动脉的分支有壁支和脏支。

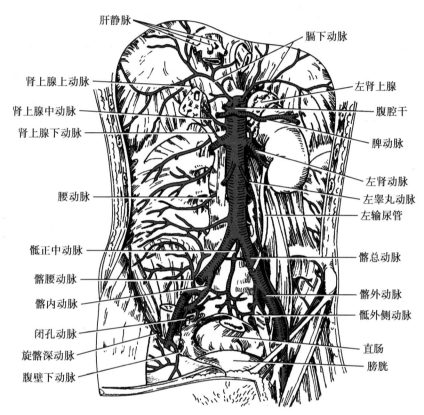

图 13-26 腹主动脉及其分支

1. 壁支 主要有 1 对膈下动脉和 4 对腰动脉。膈下动脉分布于膈和肾上腺。腰动脉分布于腰部和腹前外侧壁肌、脊柱、脊髓及被膜等。

2. 脏支 又分为成对和不成对两种。

成对的脏支有 3 对。肾上腺中动脉约在第 1 腰椎平面起始于腹主动脉侧壁,分布于肾上腺。**肾动脉**约在第 2 腰椎平面起于腹主动脉侧壁,经肾门进入肾实质。肾动脉还发出肾上腺下动脉,分布于肾上腺。睾丸动脉在肾动脉稍下方起于腹主动脉前壁,参与精索的组成,也称精索内动脉,分布于睾丸和附睾。卵巢动脉发出后越小骨盆上口进入卵巢悬韧带内下行,经子宫阔韧带分布于卵巢。

不成对脏支有腹腔干、肠系膜上动脉和肠系膜下动脉。

腹腔干为一粗短的动脉干,长约 1cm,平第 12 胸椎发出后即分为胃左动脉、肝总动脉和脾动脉(图 13-27)。

胃左动脉:分布于食管腹部、贲门和胃小弯附近的胃壁。

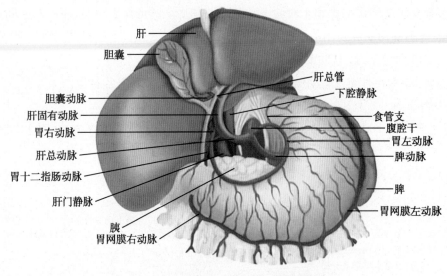

图 13-27　腹腔干及其分支（胃前面观）

肝总动脉：沿胰头上缘行向右，至十二指肠上部的上方分为胃十二指肠动脉和肝固有动脉：①**胃十二指肠动脉**分出胃网膜右动脉和胰十二指肠上动脉，分别分布于大网膜、胃大弯侧胃壁、胰头和十二指肠；②**肝固有动脉**在肝十二指肠韧带内向右上行，至肝门下方分为左、右支，经肝门分别进入肝的左、右叶。右支在进入肝门之前发出**胆囊动脉**分布于胆囊。肝固有动脉发出**胃右动脉**，分支分布于十二指肠上部和胃小弯。

脾动脉：分出脾支、胃短动脉和**胃网膜左动脉**，分支分布于脾、胰和胃大弯区。

肠系膜上动脉约平第 1 腰椎高度起自腹主动脉（图 13-28），主要分支有：①胰十二指肠下动脉：分布于胰头和十二指肠；②空肠动脉和回肠动脉：分布于空、回肠肠壁；③中结肠动脉：分布于横结肠；④右结肠动脉：分支营养升结肠；⑤回结肠动脉：分布到回肠末端、盲肠、阑尾和升结肠的下部。分布到阑尾的分支称阑尾动脉，分布于阑尾（图 13-29）。

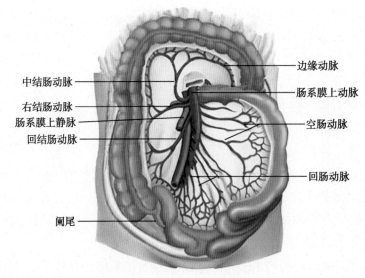

图 13-28　肠系肠上动脉及其分支

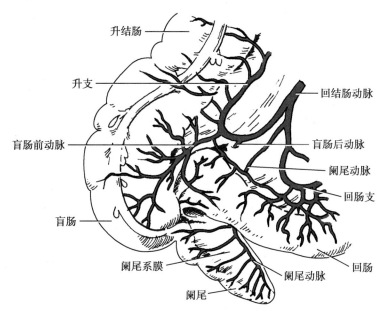

图 13-29　回结肠动脉及其分支

肠系膜下动脉约平第 3 腰椎高度起于腹主动脉（图 13-30）。分支有：①左结肠动脉：分布于降结肠和结肠左曲；②乙状结肠动脉：分布于乙状结肠；③直肠上动脉：经小骨盆上口进入盆腔，分布于直肠上部。

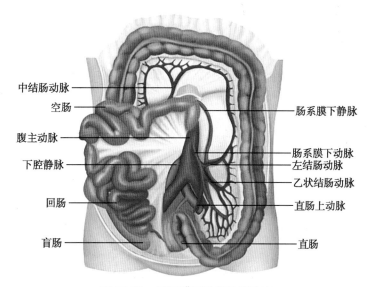

图 13-30　肠系膜下动脉及其分支

（五）髂总动脉

髂总动脉左、右各一，平第 4 腰椎下缘自腹主动脉分出，沿腰大肌内侧斜向下外侧，至骶髂关节处分为髂内动脉和髂外动脉（图 13-20）。

1. **髂内动脉**　为一粗短动脉干，斜向下进入盆腔，发出脏支和壁支分布于盆部和会阴（图 13-31）。

（1）壁支：主要有 3 条：①**闭孔动脉**沿盆腔侧壁与闭孔神经伴行，穿闭膜管至股内侧，分支分布于髋关节和股内收肌群；②**臀上动脉**从梨状肌上孔出盆腔，主要分布于臀中肌和臀小肌；③**臀下动脉**穿梨状肌下孔出盆腔，主要分布于臀大肌。

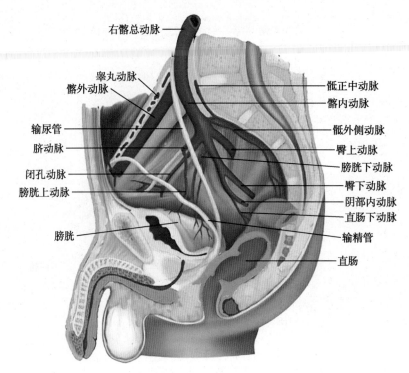

右髂总动脉

睾丸动脉
髂外动脉

输尿管
脐动脉

闭孔动脉
膀胱上动脉

膀胱

骶正中动脉
髂内动脉

骶外侧动脉
臀上动脉
膀胱下动脉
臀下动脉
阴部内动脉
直肠下动脉
输精管

直肠

图 13-31　髂内动脉及其分支（女性，盆腔矢状切面观）

（2）脏支：主要分支有：①脐动脉：发出膀胱上动脉，分布于膀胱；②**子宫动脉**：在子宫颈外侧约 2cm 处从输尿管的前上方跨过，沿子宫体侧缘上升至子宫底等，营养子宫、输卵管和阴道；③阴部内动脉：分布于肛管、外生殖器等（图 13-32）。

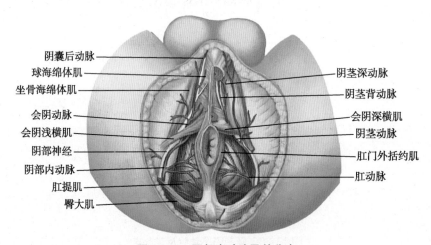

阴囊后动脉
球海绵体肌
坐骨海绵体肌
会阴动脉
会阴浅横肌
阴部神经
阴部内动脉
肛提肌
臀大肌

阴茎深动脉
阴茎背动脉
会阴深横肌
阴茎动脉
肛门外括约肌
肛动脉

图 13-32　阴部内动脉及其分支

2. 髂外动脉　是供应下肢的动脉干。起始后沿腰大肌内侧缘下行，经腹股沟韧带中点的深面进入股前部，移行为股动脉。穿过腹股沟韧带深面之前，髂外动脉发出腹壁下动脉和旋髂深动脉。

3. 股动脉　在腹股沟韧带中点处的深面续于髂外动脉，在股三角内与股静脉、股管被股鞘包裹，动脉在外侧，静脉居中，股管在内侧（图 13-33）。股动脉向下进入腘窝，续为腘动脉。在股三角内，股动脉位置表浅，于腹股沟韧带中点稍下方容易被触及，下肢大出血时，可在此处将股动脉向后压向髋骨的髂耻隆起进行紧急止血。由于股动脉与内侧的股静脉紧密伴行，股动脉穿刺时务必定位准确，否则容易误刺入股静脉。股动脉的主要分支为**股深动脉**。该动脉行向后内下方，先后发出旋股外侧动脉、旋股内侧动脉及3～4条穿动脉,营养股部组织和髋关节等。

4. 腘动脉 续于股动脉,在腘窝中线深部向下直行,至腘窝下角处分为胫前动脉和胫后动脉(图13-34)。在腘窝内发出数条分支,吻合形成膝关节动脉网,营养膝关节和附近组织。腘动脉在腘窝内与股骨下段靠近,骨折时易受损伤。

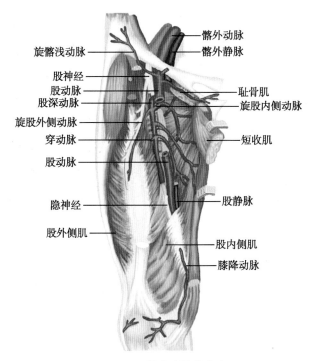

图 13-33　股动脉及其分支

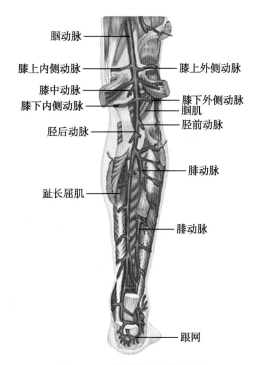

图 13-34　腘动脉和胫后动脉

5. 胫后动脉 自腘动脉分出后,在小腿后群肌浅、深层之间下行,经内踝后下方至足底,分为足底内侧动脉和足底外侧动脉。足底内侧动脉分布于足底内侧;足底外侧动脉至第1跖骨间隙与足背动脉的足底深支吻合成足底弓。胫后动脉在小腿上部发出腓动脉,营养腓骨及小腿外侧群肌。

6. 胫前动脉 自腘动脉发出后,穿小腿骨间膜至小腿前群肌深面下行,至踝关节前方进入足背,移行为足背动脉(图13-35)。

7. 足背动脉 在踝关节前方接续胫前动脉,走行于姆长伸肌腱与趾长伸肌腱之间,至第1跖骨间隙近侧分出足底深支和跖背动脉两终支。足底深支穿第1跖骨间隙至足底参与足底动脉弓的形成;跖背动脉分布于足背。足背动脉位置表浅,在踝关节前方,内、外踝连线的中点可触及和压迫该动脉。

足底弓由足底外侧动脉和足背动脉的足底深支构成,位于跖骨底附近。弓的凸缘发出第1～4跖底动脉,行至跖趾关节附近,各跖底动脉分为2条趾底固有动脉,分布于各趾的相对缘。

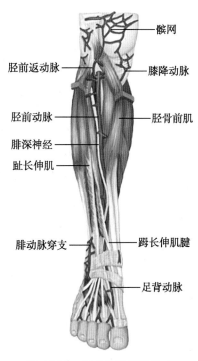

图 13-35　胫前动脉及其分支

动脉穿刺术的解剖学基础

动脉穿刺术是通过穿刺采血、注射药物或将导管插入动脉。借助 X 线透视定位，穿刺导管可到达不同器官，注入造影剂，使器官内动脉显影。临床上常用的穿刺动脉是颈总动脉和股动脉。颈总动脉的穿刺点在胸锁乳突肌前缘中点，穿经层次为皮肤、浅筋膜及颈阔肌、颈深筋膜浅层、颈动脉鞘至颈总动脉壁。股动脉的穿刺点在腹股沟韧带中点下 2～3cm 处，穿经层次为皮肤、浅筋膜、阔筋膜、股鞘至股动脉壁。

动脉血压测量的解剖学基础

血压是临床上监测患者病情变化的重要指标之一。测量血压是指测量动脉血压。普通血压测量的基本原理是将被测动脉压向骨面，阻断血流，以听诊器或仪器置于阻断点远端的动脉表面，然后逐步松开动脉恢复通血，读取被阻动脉通血后血流冲击管壁产生声音以及声音变化时仪器上的数值，分别得到收缩压和舒张压。临床上通常用距离心脏较近、坐位时容易使动脉、心脏以及血压计保持在同一平面的肱动脉进行血压测量。肱动脉在肘窝稍上方，肱二头肌腱的内侧位置表浅，是测量血压时听诊的理想部位。如果因特殊原因无法利用肱动脉进行测量时，也可选取腘动脉，在此部位测得的血压值与在臂部测得的会有所差别，应予以注明，腘动脉的收缩压比肱动脉的收缩压高 20～40mmHg，而舒张压则相同。测量下肢血压时应采取卧位测量。

第四节 静 脉

静脉为运送血液向心流动的血管，其起始端连于毛细血管，末端终止于心房。静脉的构造、走行及其血液流变学都有其特点：①静脉在向心汇集的过程中，不断接受属支，管径逐渐变粗；②静脉血流缓慢，压力较低，管腔相应较粗，管壁较薄，收缩力微弱；③静脉数量多，总容积超过动脉的一倍以上，安静时 60%～70% 的循环血量容在静脉内，故有"容量血管"之称；④静脉内膜折叠形成的**静脉瓣**，呈半月形，通常成对排列（图 13-36），其袋口朝向心，是防止血逆流的重要装置。瓣膜多成对，其数目的多少与静脉血受重力影响的大小有关。凡是受重力影响较大、血液回流阻力较大的部位，静脉瓣就较多，下肢的静脉瓣最多。

体循环的静脉可分为浅静脉和深静脉。**浅静脉**行于皮下组织内，又称皮下静脉，数目较多，不与动脉伴行；由于位置表浅，是进行注射、输液和采血的适宜部位。熟悉浅表静脉的走行，对安全有效地实施输液、采血、输血等治疗措施，具有极为重要的临床意义。**深静脉**行于深筋膜的深面或体腔内。在四肢，一条动脉常有两条静脉伴行。少数大的静脉干（如上、下腔静脉）及颅内的静脉，不与动脉伴行。浅静脉与深静脉之间有丰富的交通支，浅静脉最终都汇入深静脉。某些静脉的结构特殊，如硬脑膜窦，窦壁由硬脑膜构成，壁内无平滑肌，无瓣膜。

全身的静脉分为肺循环的静脉和体循环的静脉（图 13-37）。

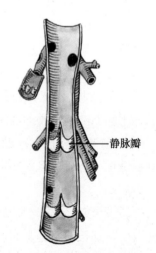

静脉瓣

图 13-36 静脉瓣模式图

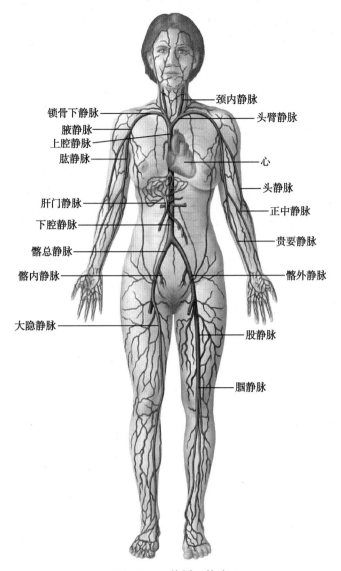

图 13-37　体循环静脉

一、肺循环的静脉

肺静脉的属支起自肺泡壁上的毛细血管网,由细小的静脉汇合成较大的静脉,每个肺叶的静脉集合成 1 支肺静脉,右肺有 3 支,左肺有 2 支。出肺门后,右肺上、中两叶的肺静脉合成 1 支,所以进入左心房的肺静脉左、右肺各有 2 支,均向内行,注入左心房后部的两侧。

二、体循环的静脉

体循环的静脉包括上腔静脉系、下腔静脉系(含肝门静脉系)和心静脉系(见心的血管)。

(一)上腔静脉系

上腔静脉系由上腔静脉及其属支组成,收集头颈部、上肢、胸部(心除外)和部分上腹壁的静脉血,最后通过上腔静脉注入右心房。

上腔静脉是一条粗短的静脉干,在右侧第 1 肋软骨与胸骨结合处的后方由左、右头臂静脉汇合而成,垂直下降,于右侧第 3 胸肋关节下缘处的后方注入右心房。上腔静脉注入右心房之前接纳奇静脉(图 13-38)。

　　头臂静脉又称无名静脉，左右各一，分别由同侧的颈内静脉和锁骨下静脉在胸锁关节的后方汇合而成。汇合处所成的夹角称**静脉角**，有淋巴导管注入。由于上腔静脉偏于正中线的右侧，所以左头臂静脉比右头臂静脉长，横过主动脉弓3大分支的前方。头臂静脉的主要属支为颈内静脉和锁骨下静脉。

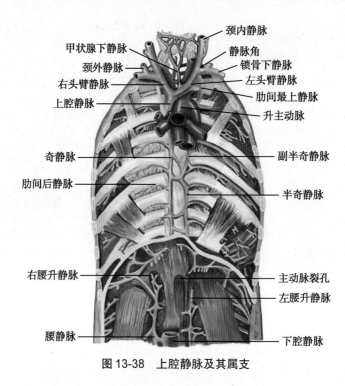

图 13-38　上腔静脉及其属支

　　1. 头颈部的静脉　主要有颈内静脉和颈外静脉。

　　（1）**颈内静脉**：上端在颈静脉孔处与乙状窦相续，在颈动脉鞘内，沿颈内动脉和颈总动脉外侧下行，至胸锁关节后方与锁骨下静脉汇合成头臂静脉（图 13-39）。颈内静脉管径约 1.3cm，静脉壁薄，与颈动脉鞘相连，致使管腔经常处于开放状态，有利于头颈部静脉血的回流。但当颈内静脉破裂时，由于管腔不易闭锁及胸腔内负压对静脉回流的吸力，有导致静脉空气栓塞的可能。

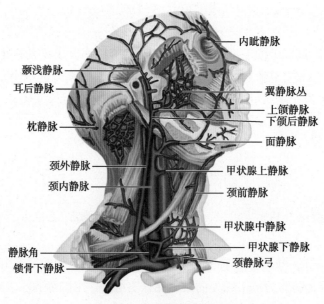

图 13-39　颈内静脉及其属支

颈内静脉属支繁多，按其部位可分为颅内属支和颅外属支。颅内属支收集脑膜、脑、视器等器官的静脉血。颅外属支收集上述器官以外的头颈部的静脉血，其主要属支有：

面静脉自眼内眦处起于内眦静脉，伴面动脉向下外行，至下颌角下方与下颌后静脉的前支汇合，形成面总静脉，至舌骨大角外注入颈内静脉（图13-40）。

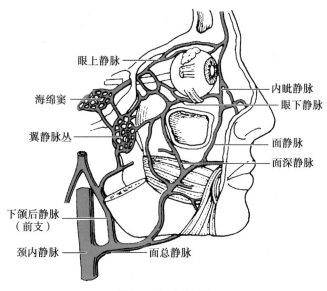

图13 40　面静脉

下颌后静脉由颞浅静脉与上颌静脉汇合而成，于下颌角后缘处分为前、后两支；前支向前与面静脉汇合成面总静脉，后支与枕静脉汇合成颈外静脉（图13-39）。颞浅静脉与颞浅动脉伴行。上颌静脉起于翼静脉丛。翼静脉丛向内通过导血管与颅内的海绵窦相通，向前通过面深静脉与面静脉交通。颈内静脉的颅外属支还有舌静脉、甲状腺上静脉和甲状腺中静脉。

（2）**颈外静脉**：是颈部最粗大的浅静脉，由下颌后静脉的后支和耳后静脉、枕静脉汇合而成，沿胸锁乳突肌浅面斜行向下，至该肌后缘处穿深筋膜注入锁骨下静脉。该静脉行径浅表，位置较固定易于穿刺。

面部危险三角

面静脉在口角以上的一段缺少静脉瓣，其内的血液可通过内眦静脉和眼上静脉与颅内海绵窦交通。因此，当口角以上面部感染处理不当时（如用力挤压），病菌沿上述交通途径至海绵窦，可能导致海绵窦血栓性静脉炎或其他颅内感染，故通常将两侧口角至鼻根间的三角区称作"面部危险三角"（图13-41）。

头皮静脉穿刺术的解剖学要点

头皮静脉分布于颅外软组织内，数目多，在额部及颞区相互交通呈网状分布，表浅易见。静脉管壁被头皮纤维隔固定，故不易滑动，而且头皮静脉没有瓣膜，正逆方向都能穿刺，适用于小儿静脉穿刺，也可用于成人。穿经的层次为皮肤、皮下组织和静脉壁。由于头皮静脉被固定在头皮纤维隔内，管壁回缩力差，故穿刺完毕后要局部压迫片刻，以免出血形成皮下血肿。

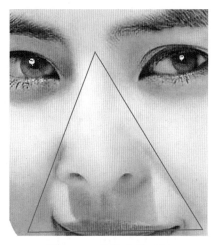

图13-41　面部危险三角

颈内静脉穿刺置管术的解剖学要点

颈内静脉的体表投影是以乳突尖和下颌角连线中点至胸锁关节中点的连线,是上腔静脉系的主要属支之一,离心较近,当右心房舒张时管腔压力较低,故穿刺插管时要防止空气进入形成气栓。穿刺时穿刺针进入方向不可过于偏外,因静脉角处有淋巴导管(右侧)或胸导管(左侧)进入,以免损伤。穿刺针不可向后过深,以免损伤静脉后外侧的胸膜顶造成气胸。选右侧颈内静脉比左侧安全幅度大,且易于成功,因右侧颈内静脉与右头臂静脉、上腔静脉几乎呈垂直位,插管插入颈内静脉后可继续向下垂直推进。

2. 上肢静脉

(1)上肢的深静脉:手部、前臂和臂部的深静脉均为2条,沿同名动脉两侧上行,最后汇合成一条腋静脉。腋静脉至第1肋外缘处延续为锁骨下静脉。锁骨下静脉自第1肋骨外缘处向内行至胸锁关节后方,与颈内静脉汇合成头臂静脉。锁骨下静脉位置较固定,管腔大,常作为深静脉穿刺置管输液的理想静脉。

(2)上肢的浅静脉:指背静脉沿指背两侧向近侧上行,至掌指关节附近,相邻指的指背静脉彼此汇合形成掌背静脉。掌背静脉在手背中部互相连接组成手背静脉网。手背浅静脉是临床输液常采用的部位。前臂和臂部浅静脉主要有头静脉、贵要静脉和肘正中静脉(图13-42)。

头静脉自手背静脉网桡侧起始,向上绕过前臂桡侧缘至前臂掌侧面上行。在臂部沿肱二头肌外侧缘继续上升至三角肌胸大肌沟内,然后穿过深筋膜注入腋静脉或锁骨下静脉。头静脉收集手部、前臂桡侧浅层的静脉血。

贵要静脉自手背静脉网的尺侧部起始,在前臂的尺侧上升,在肘窝下方转向前面,与肘正中静脉汇合后,沿肱二头肌内侧缘上升,约至臂部中点穿深筋膜至臂深部,注入肱静脉,或伴随肱静脉向上注入腋静脉。

肘正中静脉在肘窝的稍下方,连于头静脉与贵要静脉之间,常接受前臂正中静脉及来自深静脉的交通支。此静脉变异较多,但较固定,临床上常选择此处行静脉穿刺进行采血。

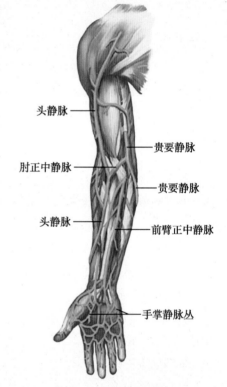

头静脉

贵要静脉

肘正中静脉

贵要静脉

头静脉

前臂正中静脉

手掌静脉丛

图13-42 上肢的浅静脉

经外周中心静脉置管输液法(PICC)的解剖学要点

常选择的静脉有贵要静脉、肘正中静脉、头静脉等。

1. 贵要静脉 该静脉直且粗、静脉瓣较少,当肩关节外展时,可直接经肱静脉、腋静脉、锁骨下静脉,头臂静脉到达上腔静脉。为PICC置管的首选,90%的PICC放置于贵要静脉。

2. 肘正中静脉 此静脉粗短,易于穿刺,但个体差异较大,静脉瓣较多。可经肘正中静脉汇入贵要静脉,再经上述途径到达上腔静脉。为PICC置管的次选静脉。

3. 头静脉 此静脉粗细不均,在锁骨下方汇入腋静脉,在注入腋静脉处弯度较大,嘱病人肩关节外展将有助于导管插入。为PICC置管的第三选择。

3. 胸部的静脉 上腔静脉和头臂静脉已述,主要属支有奇静脉。

奇静脉起自右腰升静脉,沿胸椎体右侧上升,至第4胸椎高度,向前跨过右肺根上方,注入上腔静脉。奇静脉沿途收集右侧肋间后静脉、食管静脉、副半奇静脉和**半奇静脉**的血液(图 13-39)。

半奇静脉起自左腰升静脉,沿胸椎体左侧上行,至第 8 胸椎高度,向右横过脊柱前面,注入奇静脉。半奇静脉收集左侧下部各肋间后静脉、副半奇静脉和食管静脉的血液。

上腔静脉系回流途径:

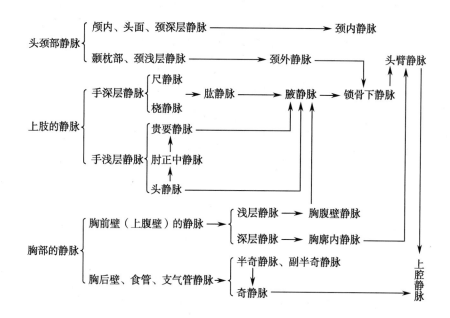

锁骨下静脉穿刺置管术的解剖学要点

锁骨下静脉口径大,位置恒定表浅,为深静脉穿刺之首选静脉。锁骨下静脉的前上方有锁骨与锁骨下肌,后方则为锁骨下动脉,动、静脉之间由厚约 5mm 的前斜角肌隔开,下方为第 1 肋,内后方为胸膜顶。锁骨下静脉下后壁与胸膜仅相距 5mm,该静脉的管壁与颈固有筋膜、第 1 肋骨膜、前斜角肌筋膜及锁骨下筋膜鞘等结构相愈着,因而位置恒定,不易发生移位,有利于穿刺,但管壁不易回缩。穿刺方向始终朝向胸锁关节,不可指向后下方,以免损伤胸膜及肺。与颈内静脉相同,锁骨下静脉离心较近,当右心房舒张时,其压力较低,操作与输液时要严防空气进入发生气栓。

(二)下腔静脉系

下腔静脉系由下腔静脉及其属支组成,收集盆部、腹部和下肢的静脉血,最后通过下腔静脉注入右心房。

下腔静脉是人体最大的静脉干,在第 5 腰椎体的右前方由左、右髂总静脉汇合而成,沿腹主动脉的右侧上行,通过肝的腔静脉沟后,穿膈的腔静脉孔到达胸腔,注入右心房(图 13-43)。下腔静脉主要收集下肢、腹部、盆部及会阴部的静脉血。

髂总静脉由髂内静脉和髂外静脉汇合而成。左、右髂总静脉各向内上方斜行,至第 5 腰椎体的右前方汇合成下腔静脉。髂总静脉收集同名动脉分布区域的静脉血。

1. 腹部静脉　属支分壁支和脏支。

(1)壁支:主要有膈下静脉和腰静脉,均与同名动脉伴行,注入下腔静脉。在各腰静脉之间有纵支相连,称为腰升静脉。左、右腰升静脉向上分别延续为半奇静脉和奇静脉,向下分别注入左、右髂总静脉。

(2)脏支:主要有以下 4 支。

睾丸静脉又称精索内静脉,起自睾丸和附睾,有多条,呈蔓状缠绕睾丸动脉,向上逐渐汇合成一条

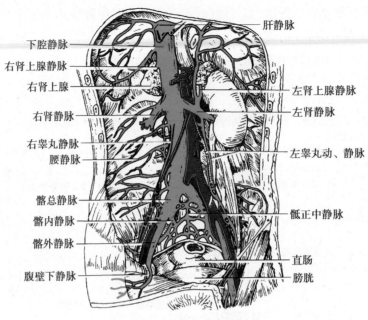

图 13-43　下腔静脉及其属支

睾丸静脉，右侧的以锐角注入下腔静脉，左侧的以直角注入左肾静脉，故血液回流较右侧困难。卵巢静脉起自卵巢静脉丛，向上逐渐汇合成一条，伴随卵巢动脉上行。其后的行程和注入部位与男性的睾丸静脉相同。

肾静脉在肾门处由 3～5 条肾内静脉合成，经肾动脉前方向内横行，注入下腔静脉。

肾上腺静脉与肾上腺中动脉伴行，左侧者注入左肾静脉，右侧者注入下腔静脉。

肝静脉有肝右、中、左静脉 3 支，均包埋于肝实质内，在腔静脉沟处分别注入下腔静脉。肝静脉收集肝门静脉和肝固有动脉运至肝内的血液。

肝门静脉及其属支组成肝门静脉系，主要机能是将消化道吸收的物质运输至肝，在肝内进行合成、分解、解毒或贮存，故可将其看作是肝的功能性血管。

肝门静脉由肠系膜上静脉和脾静脉在胰头后方汇合而成，长 6～8cm（图 13-44），收集食管腹部、胃、小肠、大肠（到直肠上部）、胰、胆囊和脾的静脉血。肝门静脉经十二指肠上部后方上行至肝门，分为左、右支，分别进入肝的左、右叶，在肝内反复分支汇入肝血窦。肝血窦最后汇合成肝静脉。肝门静脉是介于两种毛细血管系统之间的静脉干。肝门静脉及其属支没有静脉瓣，故当肝门静脉内压力升高时，血液可发生逆流。肝门静脉的主要属支有：

肠系膜上静脉沿同名动脉的右侧上行，至胰头后面与脾静脉汇合成肝门静脉。肠系膜上静脉除收集同名动脉分布区域的静脉血外，还收集胃、十二指肠动脉分布区域的静脉血。

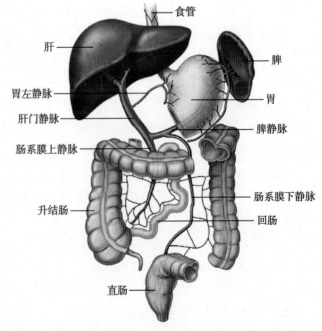

图 13-44　肝门静脉及其属支

脾静脉在脾动脉的下方，经胰体的后面横行向右，与肠系膜上静脉汇合成肝门静脉。脾静脉收集同名动脉分布区域的静脉血，多数还有肠系膜下静脉注入。

肠系膜下静脉先与同名动脉伴行，之后经胰头后方注入脾静脉或肠系膜上静脉，或是直接注入二者的汇合处。

其他属支有胃左静脉、胃右静脉、胆囊静脉和附脐静脉。

肝门静脉系与上、下腔静脉系之间有丰富的吻合，主要有下列3处（图13-45）：

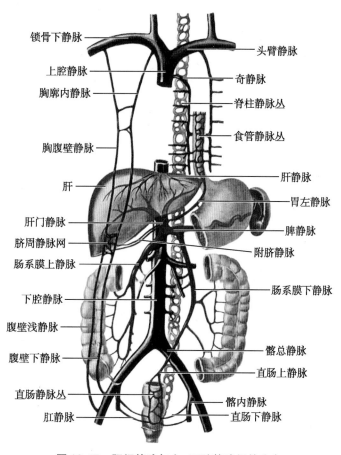

图 13-45　肝门静脉与上、下腔静脉间的吻合

（1）**食管静脉丛**：通过食管静脉丛形成肝门静脉系与上腔静脉系间的吻合，即：

肝门静脉←胃左静脉←食管静脉丛→食管静脉→奇静脉→上腔静脉。

（2）**直肠静脉丛**：通过直肠静脉丛形成肝门静脉系与下腔静脉系间的吻合，即：

肝门静脉←脾静脉←肠系膜下静脉←直肠上静脉←直肠静脉丛→直肠下静脉和肛静脉→髂内静脉→髂总静脉→下腔静脉。

（3）**脐周静脉网**：通过脐周静脉网形成肝门静脉系。与上、下腔静脉系间的吻合如下：

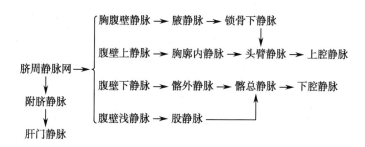

此外,肝门静脉系与腹后壁静脉和脊柱静脉丛之间有广泛的沟通。

门-腔静脉间的侧支循环

在正常情况下,肝门静脉系与上、下腔静脉系的吻合支细小,血流量较少,按正常方向分别回流到所属静脉;但当肝门静脉循环发生障碍(如肝硬化出现肝门静脉高压),血液向肝内回流不畅时,肝门静脉系的血液可经上述的吻合途径形成侧支循环,经上、下腔静脉系回流入心。由于吻合部位血流量剧增,使小静脉变得粗大弯曲,于是在食管、直肠和脐周围等处出现静脉曲张现象。曲张静脉一旦破裂,常引起大出血。如胃底和食管下端的静脉丛发生破裂,可引起呕血;如直肠静脉丛发生破裂,常引起便血;当脐周静脉网曲张时,在腹壁上可以见到怒张的静脉。由于肝门静脉循环障碍,血流受阻,也可引起脾肿大和腹水等。

2. 盆部的静脉 盆部静脉的主干为髂内静脉(图13-37)。

髂内静脉由盆部壁支和脏支静脉汇合而成,收集盆部、臀部和会阴部的静脉血。

壁支主要有臀上静脉、臀下静脉和闭孔静脉等,收集同名动脉分布区域的静脉血。脏支包括直肠下静脉、阴部内静脉和子宫静脉等,收集相应部位的静脉血。

髂外静脉为股静脉的延续,收集下肢所有浅、深静脉以及一部分腹壁静脉的静脉血,其属支主要有腹壁下静脉。

3. 下肢的静脉

(1)下肢的深静脉:**股静脉**在腹股沟韧带深面延续为髂外静脉。在腹股沟韧带下方位于股动脉内侧,位置恒定而且可借股动脉搏动而定位,因此,当其他部位静脉穿刺困难时,可在股静脉进行穿刺或作导管插管。股静脉收集下肢、腹前壁下部、外阴部等处的静脉血。**腘静脉**由胫前、后静脉汇合而成,上行穿收肌腱裂孔延续为股静脉。

股静脉穿刺术的解剖学要点

股静脉穿刺术最常用于婴幼儿静脉采血。股静脉是下肢的静脉干,其上段位于股三角内。股三角内的血管、神经排列关系是:股动脉居中,外侧为股神经,内侧为股静脉。寻找股静脉时应以搏动的股动脉为标志。穿刺点选在髂前上棘与耻骨结节连线的中、内段交界点下方2~3cm处,股动脉搏动处的内侧约1.0cm。穿经层次为皮肤、浅筋膜、阔筋膜、股鞘达股静脉。

(2)下肢的浅静脉:趾背静脉汇合形成足背静脉弓,弓两侧分别汇合形成大隐静脉和小隐静脉。

大隐静脉为全身最长的浅静脉,在足的内侧缘起于足背静脉弓,经内踝前方,沿小腿内侧上行,与隐神经伴行,经股骨内侧髁后方,至股部内侧,而后逐渐转向前面。于耻骨结节下外方3~4cm处,经隐静脉裂孔注入股静脉(图13-46)。大隐静脉在注入股静脉之前,接纳股外侧浅静脉、股内侧浅静脉、阴部外静脉、腹壁浅静脉和旋髂浅静脉。

大隐静脉切开术的解剖学要点

大隐静脉经内踝前外侧上行至小腿,在内踝平面位置表浅而恒定,是理想的静脉切开的部位。大隐静脉距内踝前缘最突出点内侧约1cm,距胫骨前肌腱外侧约1.5cm,且关系较恒定,可以此二结构作为大隐静脉的定位标志。多数情况下静脉通过此二结构连线内侧2/5与外侧3/5交点的深面。

小隐静脉在足的外侧缘起于足背静脉弓,经外踝后方,沿小腿后面上行至腘窝,穿深筋膜注入腘静脉(图13-47)。小隐静脉收集足外侧部和小腿后部浅层结构的静脉血。

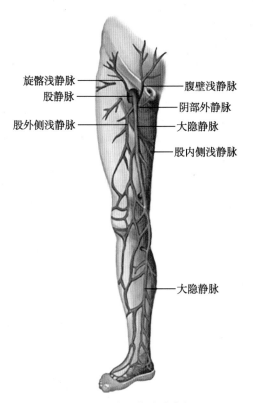

图 13-46 大隐静脉的走行

旋髂浅静脉

股静脉

股外侧浅静脉

腹壁浅静脉

阴部外静脉

大隐静脉

股内侧浅静脉

大隐静脉

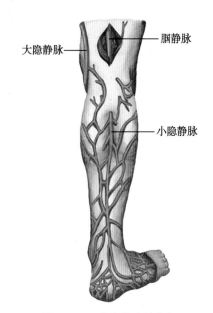

图 13-47 小隐静脉的走行

大隐静脉

腘静脉

小隐静脉

下腔静脉系回流途径如下：

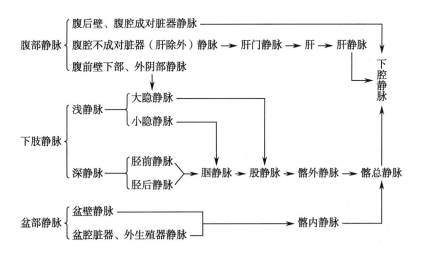

新生儿脐静脉穿刺术的解剖学要点

脐静脉穿刺是产房内新生儿复苏时常用的操作之一。脐带含 2 条动脉及 1 条静脉。新生儿出生断脐后可见 2 条脐动脉位于切面的 4～8 点处，脐静脉位于切面的 11～1 点处。脐静脉穿刺针直接从脐带断面插入静脉，避免了针尖斜面刺透血管壁，临床使用成功率达 100%，能为抢救赢得宝贵时间，且操作简便。

静脉注射并发症

静脉注射要避免长期在同一部位进行，否则可因为损伤血管内膜，导致内皮下胶原暴露，激活血小板和凝血因子Ⅻ，启动内源性凝血途径。同时促使血小板易于黏附在损伤的内皮表面，并释放出多种促凝物质，促进凝血过程，形成血栓。

讨论与思考题

1. 血液从上、下腔静脉流入右心，从主动脉流出。请依次写出血液在心内所经房、室、口、瓣的名称。

2. 一患者因肺栓塞紧急入院，经查是因右心室壁栓子脱落而致。请回答：

（1）用"→"写出该栓子运行中依次所通过的途径。

（2）如果是左心室壁栓子脱落随血流可引起什么后果。

3. 一患者诉口服药物后尿液很红，经查药物为红色药片。请你给予合理解释，并用"→"依次写出药物所经管道的名称。

4. 普通外科护士正在给阑尾炎患者从手背静脉滴注抗生素药。请回答：

（1）临床可用来注射或穿刺的浅静脉有哪些？

（2）请用"→"依次写出该药所经心血管的名称。

（罗　滨）

第十四章　淋巴系统

重点内容提示

1. 淋巴导管的组成、走行、注入部位和引流范围。
2. 淋巴结的形态和结构。
3. 脾的位置和形态。

导学关键词

淋巴导管、胸导管、乳糜池、淋巴结、脾、胸腺

淋巴系统由淋巴管道、淋巴器官和淋巴组织组成。淋巴管道可根据结构和功能的不同分为毛细淋巴管、淋巴管、淋巴干和淋巴导管。淋巴器官包括淋巴结、脾和胸腺等。淋巴组织是含有大量淋巴细胞的网状结缔组织，广泛分布于消化管和呼吸道的黏膜内。

血液经动脉运行到毛细血管动脉端时，部分液体经毛细血管壁滤出，进入组织间隙形成组织液。组织液与细胞进行物质交换后，大部分在毛细血管静脉端和毛细血管后静脉处进入静脉，小部分则进入毛细淋巴管成为淋巴。淋巴沿各级淋巴管汇流的过程中穿经淋巴结的滤过，最终汇入静脉（图14-1），故淋巴系统可视为静脉回流的辅助结构。各淋巴器官还具有产生淋巴细胞、抗体等功能，是人体重要的防御装置。

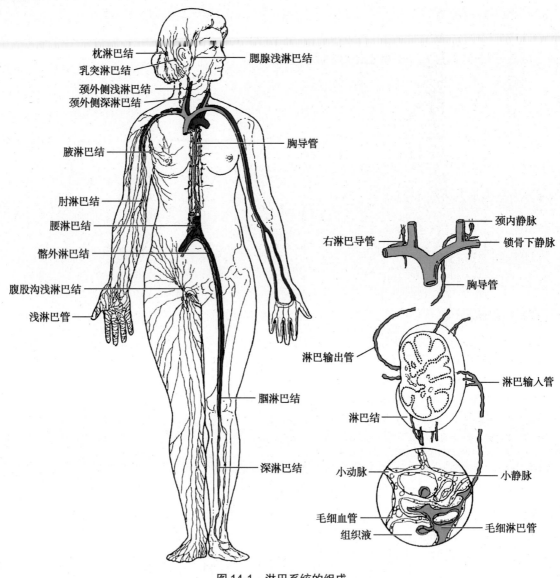

图 14-1 淋巴系统的组成

第一节 淋巴管道和淋巴结

一、淋巴管道

1. 毛细淋巴管 由膨大的盲端起于组织间隙,并彼此吻合成网。毛细淋巴管除在无血管结构和器官(上皮、角膜、晶状体、软骨、脑、脊髓、骨髓等)处缺如以外,遍布全身各处。毛细淋巴管的管径粗细不匀,一般较毛细血管略粗,管壁由单层内皮细胞构成,内皮细胞之间的间隙可达 0.5μm 以上,明显大于毛细血管,故一些不易透过毛细血管壁的大分子物质(蛋白质、细菌、异物和癌细胞等),可进入毛细淋巴管内。

2. 淋巴管 由毛细淋巴管汇合而成,其形态结构与静脉相似,但管径较细,管壁薄,瓣膜多,外形呈串珠状。淋巴管在汇流的过程中,通常经过一个或多个淋巴结。根据分部部位不同,淋巴管可分为浅、深两种,彼此吻合丰富。浅淋巴管位于浅筋膜内,多与浅静脉伴行,收纳皮肤、皮下组织的淋巴;

深淋巴管多与深部血管伴行,收纳深部的淋巴。

3. 淋巴干　全身各部的淋巴管经过一系列的淋巴结群后,汇合成淋巴干。全身共汇集成9条淋巴干。头、颈部的淋巴管汇合成左、右颈干;上肢及部分胸壁的淋巴管汇合成左、右锁骨下干;胸腔脏器及部分胸、腹壁的淋巴管汇合成左、右支气管纵隔干;腹腔不成对器官的淋巴管汇合成一条肠干;下肢、盆部和腹腔成对器官及部分腹壁的淋巴管汇合成左、右腰干。

4. 淋巴导管　由9条淋巴干汇合形成**右淋巴导管**和**胸导管**。

（1）右淋巴导管:位于右颈根部,长约1.5cm,由右颈干、右锁骨下干和右支气管纵隔干汇合而成,注入右静脉角。右淋巴导管收集右侧上半身,全身约1/4区域的淋巴。

（2）胸导管:胸导管是全身最粗大的淋巴管道,长30～40cm。其起始部多呈囊状膨大,称为**乳糜池**,通常在第1腰椎体前面由左、右腰干和肠干汇合而成(图14-2),向上经膈的主动脉裂孔入胸腔,走在胸主动脉与奇静脉之间,食管的后方,上升至第5胸椎附近转向左行,经主动脉弓和食管后面到脊柱左上方,继续沿食管左侧上升,经胸廓上口达颈根部后,呈弓状弯曲向左,注入左静脉角。在注入左静脉角之前,收纳左支气管纵隔干、左锁骨下干和左颈干的淋巴。胸导管收集左侧上半身及下半身,即全身约3/4区域的淋巴。

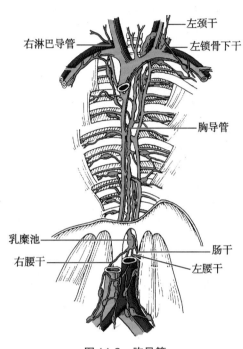

图 14-2　胸导管

二、淋巴结

1. 淋巴结的形态和结构　淋巴结为大小不一的圆形或椭圆形小体,新鲜时呈灰红色。直径2～25mm。淋巴结主要由淋巴组织构成。其隆凸侧有数条输入淋巴管道进入,凹陷侧称淋巴结门,有1～2条输出淋巴管及血管神经出入(图14-3)。淋巴在回流过程中,曾数次经过淋巴结。因此一淋巴结的输出管,又是另一淋巴结的输入管。全身淋巴结约450个,常聚集成群,并有浅、深之分。在四肢淋巴结多位于关节的屈侧;在体腔多沿血管干或位于器官门的附近。

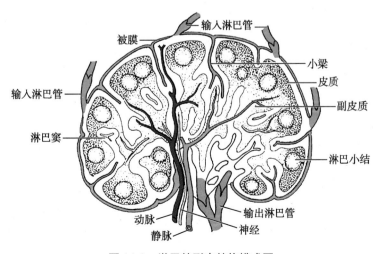

图 14-3　淋巴结形态结构模式图

2. 淋巴结的组织结构　淋巴结的表面有结缔组织构成的被膜,被膜的结缔组织向实质伸入形成小梁,构成淋巴结实质的支架;淋巴结的实质可分为周边部染色较深的皮质和中央部染色较浅的髓质两部分(图14-4)。

(1)皮质:位于被膜下方,一般可以区分为浅层皮质、副皮质区及皮质淋巴窦。浅层皮质位于皮质浅层,主要由B淋巴细胞密集成团,形成许多淋巴小结,为B细胞区。在细菌、病毒等抗原的刺激下,淋巴小结中央部的B淋巴细胞能分裂、分化,形成生发中心,产生新的B淋巴细胞。副皮质区位于皮质深层,为较大片的弥散淋巴组织,主要由T淋巴细胞聚集而成。副皮质区依赖胸腺而存在,故又称胸腺依赖区。皮质淋巴窦包括被膜下窦和小梁周窦。窦壁由内皮细胞构成,窦内有许多巨噬细胞和网状细胞等。淋巴在淋巴窦内流动缓慢,有利于巨噬细胞对异物的清除。

(2)髓质:由髓索及其间的髓窦构成。髓索是相互连接的索状淋巴组织,主要由B淋巴细胞、浆细胞和巨噬细胞等构成。髓窦相互连接成网,其结构与皮质淋巴窦相似,但较宽大,腔内的巨噬细胞较多,故有较强的滤过功能。

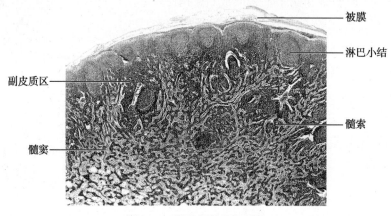

图14-4　淋巴结的组织结构

3. 淋巴结的功能

(1)滤过淋巴:当淋巴流经淋巴结时,淋巴窦内的巨噬细胞可以将细菌等异物吞噬清除。对细菌的清除率可达99%,但对病毒和癌细胞的清除率则较差。

(2)进行免疫应答:淋巴结内的B淋巴细胞能转化为浆细胞,产生抗体;T淋巴细胞可转变为具有杀伤异体细胞能力的细胞。淋巴结是人体的重要免疫器官。

第二节　全身各部的主要淋巴结

一、头颈部的淋巴结

头面部的淋巴管多注入枕淋巴结、乳突淋巴结、腮腺淋巴结、下颌下淋巴结和颏下淋巴结等。它们的输出管均注入沿颈外静脉和颈内静脉排列的颈外侧浅淋巴结和颈外侧深淋巴结(图14-5)。头颈部的主要淋巴结有:

1. 枕淋巴结　位于枕部皮下,在斜方肌起点处与胸锁乳突肌止点处之间,收纳枕、颈部的淋巴管。

2. 腮腺淋巴结　位于腮腺表面及其实质内,收纳颅顶前部、耳郭前外面、外耳道、鼓膜及腮腺的淋巴管。

3. 下颌下淋巴结 位于下颌下腺附近,收纳面部、口腔和腭扁桃体的淋巴管;其输出管注入颈外侧深淋巴结上群。

4. 颏下淋巴结 位于下颌下腺附近,收纳面部、口腔和腭扁桃体、舌尖等部的淋巴管。

5. 颈外侧浅淋巴结 位于胸锁乳突肌浅面,沿颈外静脉排列,收纳颈部淋巴管,其输出管注入颈外侧深淋巴结。

6. 颈外侧深淋巴结 沿颈内静脉周围分布,一般以肩胛舌骨肌与颈内静脉相交处为界,将其分为上、下群。颈外侧深淋巴结直接和间接接受头、颈部各淋巴结的输出管,还直接收纳舌、喉、食管和气管颈部、甲状腺等器官的淋巴管,其输出管汇合成颈干,左侧的注入胸导管,右侧的注入右淋巴导管。颈干汇入淋巴导管处通常缺乏瓣膜。

7. 颈前淋巴结 位于颈前正中部,在喉、甲状腺及气管颈部的前方,收纳上述各器官的淋巴管;其输出管注入颈外侧深淋巴结。

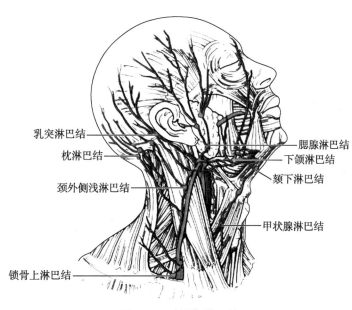

图 14-5 头颈部淋巴结

二、上肢的淋巴结

手尺侧半和前臂尺侧半的浅淋巴管,沿贵要静脉上行注入位于肱骨内上髁上方的肘淋巴结,其输出管注入腋淋巴结,手和前臂桡侧及臂部浅淋巴管沿头静脉上行,注入腋淋巴结。上肢深淋巴管伴深部血管而行,注入腋淋巴结。主要淋巴结有:

1. 肘淋巴结 位于肱骨内上髁的上方,收纳手和前臂尺侧半的部分淋巴管,其输出管注入腋淋巴结。

2. 腋淋巴结 位于腋窝内,腋动脉、静脉及其分支的周围,有15~20个,按位置分为5群:①外侧淋巴结,沿腋静脉排列,收纳上肢淋巴管;②胸肌淋巴结,沿胸外侧动、静脉排列,收纳腹前外侧壁、胸外侧壁以及乳房外侧部和中央部的淋巴;③肩胛下淋巴结,沿肩胛下血管排列,接受背部的淋巴管;④中央淋巴结,位于腋腔中央脂肪组织内,接受以上3群淋巴结的输出管;⑤尖淋巴结,沿腋静脉近侧段排列,主要收纳中央淋巴结的输出管;其输出管汇合成锁骨下干,左侧的注入胸导管,右侧的注入右淋巴导管(图 14-6)。

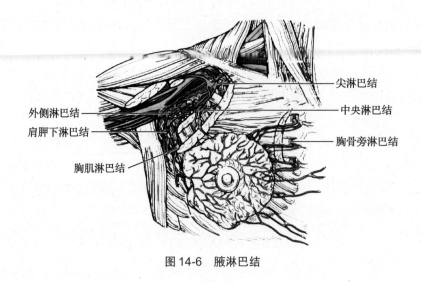

图 14-6　腋淋巴结

三、胸部的淋巴结

胸部淋巴结位于胸壁内和胸腔器官周围，胸壁的淋巴管除一部分至腋淋巴结和颈外侧深淋巴结外，其余都注入胸骨旁淋巴结和肋间淋巴结。胸腔器官的淋巴结主要有：

1. 纵隔前淋巴结　位于上纵隔大血管和心包的前方，收纳心、心包、胸腺等器官的淋巴管。其输出管参与组成支气管纵隔干。

2. 纵隔后淋巴结　在食管和胸主动脉的前方，接受食管胸部和胸主动脉的淋巴管。其输出管多注入胸导管。

3. 肺、支气管和气管的淋巴结　数目较多（图 14-7）。肺内沿支气管和肺动脉分支排列的称肺淋巴结，接受肺的淋巴管，其输出管注入肺门处的支气管肺淋巴结。支气管肺淋巴结的输出管注入气管权周围的气管支气管淋巴结，后者的输出管注入气管周围的气管旁淋巴结。气管旁淋巴结的输出管参与组成支气管纵隔干。

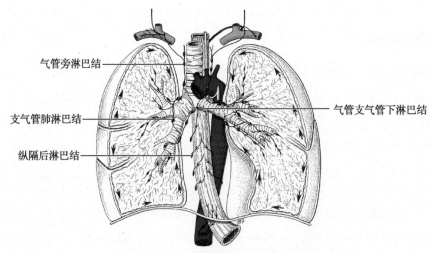

图 14-7　肺、支气管和气管的淋巴结

四、腹腔器官淋巴结

腹腔成对器官的淋巴管注入腰淋巴结。不成对器官的淋巴管首先注入各器官附近的淋巴结,然后分别注入腹腔淋巴结、肠系膜上、下淋巴结。腹腔淋巴结位于腹腔干起始部周围,接受沿腹腔干各分支排列的淋巴结的输出管,其输出管参与组成肠干。肠系膜上淋巴结接受沿空、回肠动脉排列的淋巴结的输出管,其输出管参与组成肠干。肠系膜下淋巴结接受沿肠系膜下动脉各分支排列的淋巴结的输出管,其输出管参与组成肠干。

五、盆部的淋巴结

1. 髂总淋巴结　沿髂总动脉排列,收纳髂内、外淋巴结和骶淋巴结的输出管,其输出管注入腰淋巴结(图 14-8)。

2. 髂外淋巴结　沿髂外动脉排列,接受腹股沟浅、深淋巴结的输出管和盆腔脏器的部分淋巴管,其输出管注入髂总淋巴结。

3. 髂内淋巴结　沿髂内动脉排列,收纳盆腔脏器和会阴等处的淋巴管,其输出管注入髂总淋巴结。

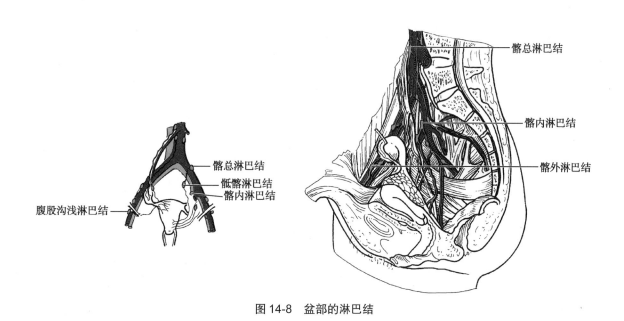

髂总淋巴结

髂内淋巴结

髂外淋巴结

髂总淋巴结
骶髂淋巴结
髂内淋巴结
腹股沟浅淋巴结

图 14-8　盆部的淋巴结

六、下肢的淋巴结

1. 腘淋巴结　位于腘窝中,收纳足外侧缘和小腿后外侧部的浅淋巴管以及足和小腿的深淋巴管,其输出管注入腹股沟深淋巴结。

2. 腹股沟浅淋巴结　位于腹股沟韧带下方,阔筋膜的浅面,分上、下两组,其输出管注入腹股沟深淋巴结或直接注入髂外淋巴结(图 14-9)。

3. 腹股沟深淋巴结　位于阔筋膜的深面,收纳腹股沟浅淋巴结和腘淋巴结的输出管以及下肢的深淋巴管,其输出管注入髂外淋巴结。

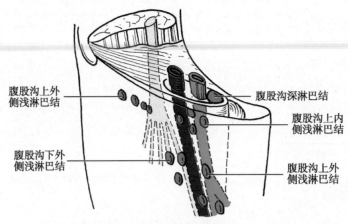

图 14-9　腹股沟浅淋巴结

第三节　脾 与 胸 腺

一、脾

1. 脾的位置和形态　脾是人体最大的淋巴器官,呈椭圆形,暗红色,质软而脆,受暴力打击易破裂。脾位于左季肋区胃底与膈之间,恰与第9~11肋相对,其长轴与第10肋一致。正常情况下,在左肋弓下缘不能触及。脾分为内侧、外侧面,上、下缘,前、后端。内侧面凹陷称脏面,与胃底、左肾、左肾上腺、胰尾和结肠左曲为邻。脏面近中央处有一条沟,是神经、血管出入之处,称**脾门**。外侧面平滑而隆凸,与膈相对,称为膈面。上缘较锐,前部有2~3个切迹,称脾切迹(图14-10)。脾肿大时,可作为触诊脾的标志。

2. 脾的组织结构　脾的表面有一层间皮,间皮深面为一层较厚的结缔组织构成的被膜。被膜向实质内深入形成许多小梁,小梁互相连接成网,构成脾的支架。脾的实质主要由淋巴组织构成,可分为白髓、边缘区和红髓3部分(图14-11)。

(1)白髓:在新鲜脾的切面上呈分散的灰白色小点,包括动脉周围淋巴鞘和淋巴小结两部分。动脉周围淋巴鞘为弥散淋巴组织,位于中央动脉的周围,含大量T淋巴细胞和少量巨噬细胞。淋巴小结位于动脉周围淋巴鞘的一侧,其形态与淋巴结内的淋巴小结相同,主要含B淋巴细胞。

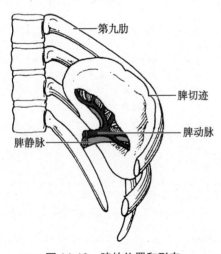

图 14-10　脾的位置和形态

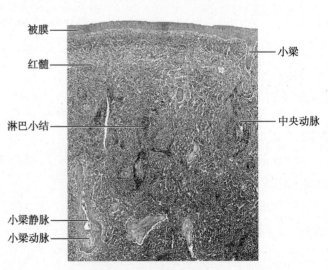

图 14-11　脾的组织结构

（2）边缘区：位于白髓和红髓交界处，宽约 100μm，该区的淋巴细胞介于白髓和红髓之间。此区含有 T 细胞及 B 细胞，并含有较多的巨噬细胞。它是血液以及淋巴细胞进入淋巴组织的重要通道，也是脾内捕获抗原、识别抗原和诱发免疫应答的重要部位。

（3）红髓：在新鲜脾的切面上呈红色，由脾索与脾血窦构成。脾索呈索状，主要是 B 淋巴细胞，并有巨噬细胞、浆细胞和红细胞等。脾血窦是位于脾索之间的形状和大小不规则的血窦，在窦壁的内、外均有巨噬细胞。

3. 脾的功能 脾主要功能是参与免疫反应，吞噬和清除衰老的红细胞、细菌和异物，产生淋巴细胞及单核细胞，储存血液。胚胎时期有造血功能。

（1）滤血：脾内滤血的主要部位是脾索和边缘区，此处含大量巨噬细胞，可吞噬血液中的细菌、异物以及衰老的红细胞和血小板等。当脾功能亢进时，可因其吞噬过度而引起红细胞和血小板的减少，引起贫血。

（2）参与免疫反应：脾内的淋巴细胞和巨噬细胞都参与机体的免疫反应。脾是人体内最大的免疫器官。

（3）储血：脾的血窦、窦索可储存血液，当机体需要时可将储存的血液排入血液循环。

（4）造血：胚胎时期，脾能产生各种血细胞。出生后，脾主要产生淋巴细胞，同时保持有产生多种血细胞的潜能，当严重贫血或某些病理状态下，可恢复造血功能。

二、胸腺

胸腺位于上纵隔前部，胸骨柄后方，呈扁条状，分为不对称的左、右两叶（图 14-12）。新生儿时为灰红色。胸腺有明显的年龄变化。新生儿的体积相对较大，随年龄增长，青春期发育到顶点，重 25～40g。以后逐渐退化，绝大部分被脂肪组织代替。

胸腺不仅是一个淋巴器官，还有内分泌功能，可分泌胸腺素，使骨髓的淋巴细胞转化成 T 淋巴细胞，并促进 T 淋巴细胞成熟和提高其免疫能力。

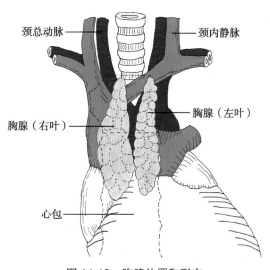

图 14-12 胸腺位置和形态

（郭姗姗）

感 觉 器

感觉器由感受器和辅助装置组成，又称感觉器官，简称感官，如视器、前庭蜗器等。感受器是感觉神经末梢的特殊装置，直接接受内、外环境各种刺激，并将刺激转化为神经冲动，再通过感觉传导路，传至大脑皮质，从而产生感觉。

第十五章　视　器

重点内容提示

1. 眼球壁和眼球内容物的结构。
2. 眼屈光装置的组成；房水的产生部位及循环途径。
3. 泪器的组成；结膜的分部；眼球外肌的名称及作用。

导学关键词

角膜、虹膜、睫状体、脉络膜、视神经盘、黄斑、房水、晶状体、玻璃体、眼球外肌

视器又称眼，由眼球和眼副器两部分组成。眼球具有屈光成像并将光波的刺激转变为神经冲动的作用。眼副器位于眼球周围，包括眼睑、结膜、泪器、眼球外肌、眶筋膜和眶脂体等。

第一节　眼　球

眼球为视器的主要部分，位于眶腔内，借眶筋膜连于眶壁，前面有眼睑保护，后面借视神经穿视神经管连于间脑，周围附有泪腺、眼球外肌等，并有眶脂体垫衬。眼球呈球形，前面正中点称前极，后面正中点称后极。通过前、后极之间的连线称眼轴；从瞳孔中央至视网膜中央凹的连线称视轴（图15-1）。

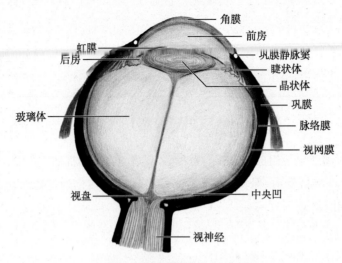

图 15-1　眼球的结构（水平切面）

眼球由以下结构组成：

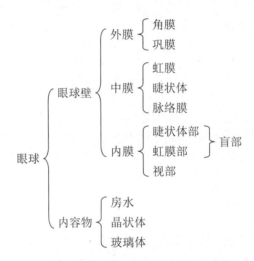

一、眼球壁

眼球壁由外向内分为外膜、中膜和内膜（图 15-1，图 15-2）。

1. 外膜（纤维膜） 由结缔组织构成，致密强韧，具有维持眼球外形和保护内部结构的作用。包括角膜和巩膜。

（1）**角膜**：占眼球外膜的前 1/6，致密透明，曲度较大，有折光作用。角膜内无血管，但有丰富的感觉神经末梢，对触觉和痛觉十分敏锐，故角膜炎时，疼痛剧烈。

角膜结构从前至后依次分为角膜上皮、前界层、角膜基质、后界层和角膜内皮 5 层。角膜上皮为未角化的复层扁平上皮，上皮内有丰富的游离神经末梢，因此感觉十分敏锐。角膜边缘的上皮渐增厚，基部凹凸不平，与球结膜的复层扁平上皮相延续。

（2）**巩膜**：占眼球外膜的后 5/6，不透明，呈乳白色。巩膜前缘与角膜相连接，交界处称角膜缘，其深面有环形的管道，称**巩膜静脉窦**。

2. 中膜（血管膜） 位于外膜内面，有丰富的血管、神经和色素细胞，故又称血管膜或葡萄膜。其结构由前向后包括虹膜、睫状体和脉络膜。

（1）**虹膜**：在眼球中膜最前部，角膜的后方，将角膜与晶状体之间的腔隙分成较大的前房和较小的后房，二者借瞳孔相通。在前房内，虹膜与角膜交界处形成的夹角称虹膜角膜角，又称前房角（图15-2）。

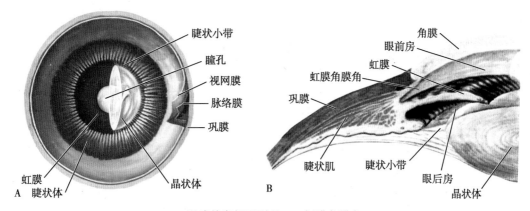

A. 眼球前半部后面观；B. 虹膜角膜角。
图 15-2　眼球前半部后面观及虹膜角膜角

虹膜呈圆盘状，中央有孔称**瞳孔**。虹膜内含有两种肌纤维方向不同的平滑肌，一种环绕在瞳孔周围，称**瞳孔括约肌**，另一种从瞳孔向周围呈放射状排列，称**瞳孔开大肌**，能缩小和扩大瞳孔，调节射入眼球内的光量。虹膜的颜色取决于所含色素的多少，白种人的呈浅蓝色，中国人的呈棕黑色。

（2）**睫状体**：位于巩膜与角膜移行处的深面，前与虹膜相接，后与脉络膜相延续，是中膜中部环形增厚的部分。在眼球的矢状面上，前部有许多呈放射状排列的突起称睫状突，睫状突发出睫状小带与晶状体相连。睫状体内的平滑肌称睫状肌，调节晶状体的曲度。

（3）**脉络膜**：位于睫状体后方，占中膜的后 2/3，为一层含丰富血管和色素细胞的薄膜。外面与巩膜疏松结合，内面紧贴视网膜视部的色素层。脉络膜具有输送营养物质至眼球内部结构的作用，且能吸收眼球内分散的光线，防止光线散射干扰物像。

3. **内膜**　又称**视网膜**，位于眼球壁的最内层，分为盲部和视部。盲部衬附于虹膜和睫状体的内面，无感光作用（图15-1）。视部紧贴于脉络膜内面，有感光作用。在视网膜内面，于视神经起始处有一直径为 1.5mm 的白色圆盘状隆起，称**视神经盘**或视神经乳头，此处无感光细胞，故称盲点，视网膜中央动、静脉由此穿行（图15-3）。在视神经盘的颞侧稍下方约 3.5mm 处，有一直径为 2mm 的黄色圆形区域，称**黄斑**，其中央有一凹陷称**中央凹**，该处感光细胞最密集，是视力最敏锐之处。

视部分为内、外两层。外层为色素层，由含有大量色素的单层上皮组成；内层为神经层，含有感光细胞和多种神经细胞（图15-4）。内、外两层连接疏松，视网膜脱离常发生于此。

（1）**色素层**：是视网膜的最外层，为单层矮柱状上皮，细胞之间有紧密连接、中间连接和缝隙连接等，具有屏障作用。细胞内有大量色素颗粒，可防止强光对视细胞的损害。色素上皮细胞储存维生素 A，参与视紫红质的形成。

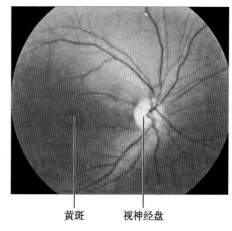

黄斑　　视神经盘
图 15-3　眼底镜图像（右侧）

（2）**神经层**：主要由 3 层神经细胞组成。从外至内依次为**视杆细胞**和**视锥细胞**、双极细胞、节细胞。视杆细胞只能感受弱光而不能辨别颜色，视锥细胞能感受强光和辨别颜色。双极细胞是连接视细胞与节细胞的中间神经元,其树突与视细胞形成突触,轴突与节细胞的树突形成突触。节细胞为多极神经元,其树突主要与双极细胞的轴突形成突触,轴突向视神经盘外汇聚,穿过脉络膜和巩膜后构成视神经。

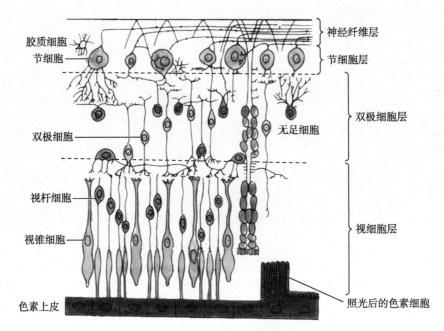

图 15-4　视网膜的神经细胞

二、眼球的内容物

眼球内容物包括房水、晶状体和玻璃体(图 15-1),均为无色透明、无血管的结构,具有折光作用,它们与角膜合称为眼的折光(屈光)装置。

1. 房水　为无色透明的澄清液体,充满于眼房内。房水由睫状体上皮分泌,自眼后房经瞳孔到眼前房,再经虹膜角膜角渗入巩膜静脉窦,最后回流入眼静脉,以此途径不断更新循环。若因虹膜睫状体炎或前房角狭窄,可导致房水回流受阻,引起眼内压增高,使视力减退,甚至失明,临床上称为青光眼。

2. 晶状体　位于虹膜后方,玻璃体前方(图 15-1,图 15-2),呈富有弹性、无色透明的双凸透镜状,前面较平坦,后面曲度较大。晶状体中央部较硬称晶状体核,周围部较软称晶状体皮质。晶状体表面包有晶状体囊,其周缘借睫状小带连于睫状突。晶状体是眼球调节折光力的主要结构。由于外伤、代谢障碍等原因造成晶状体混浊,称为白内障。

老视眼

晶状体借睫状小带系于睫状体上,它借助睫状肌的收缩与舒张而改变自身厚度。晶状体通过其曲度变化,调整屈光能力,以使物像聚焦于视网膜上,使远近物体均能看清楚。即称眼的调节。由此可见调节功能的完成,主要靠睫状肌和晶状体的弹性。老视眼是怎样形成的?随着年龄增长,老年人的晶状体核逐渐变大、变硬、弹性逐渐减退,睫状肌呈现逐渐姜缩,因此调节力逐渐减退、近视力随之降低,视近疲劳,此时必须借助凸透镜(花镜)提高近视力,即老视眼(老花眼)。

3. 玻璃体　为无色透明的凝胶状物质,填充于晶状体与视网膜之间,其形状与所在的腔隙一致。玻璃体有屈光作用。

第二节　眼　副　器

眼副器包括眼睑、结膜、泪器、眼球外肌、眶脂体和眶筋膜等结构,有保护、运动和支持眼球的作用。

一、眼睑

眼睑是眼球的重要保护屏障(图15-5)。

眼睑可分为上睑和下睑,上、下睑相对的游离缘分别称上、下睑缘,上、下睑缘之间的裂隙称睑裂,睑裂两端呈锐角,分别称内眦和外眦。睑缘有2~3行睫毛。睫毛根部的皮脂腺称睫毛腺,如发炎肿胀,称为麦粒肿。眼睑由浅入深依次为皮肤、皮下组织、肌层、睑板和睑结膜。皮肤细薄,皮下组织为疏松结缔组织,缺乏脂肪、易水肿。肌层主要是眼轮匝肌和提上睑肌。睑板由致密结缔组织构成,呈半月形。睑板内有许多睑板腺,与睑缘成垂直排列,并开口于睑缘。睑板腺分泌油样液体,有润滑睑缘防止泪液外溢的作用。睑板腺被阻塞时,形成睑板腺囊肿,亦称霰粒肿。睑结膜紧贴于睑板后面。

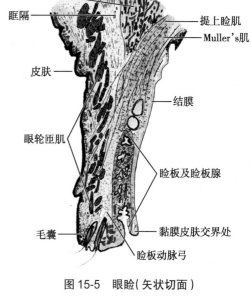

图 15-5　眼睑(矢状切面)

二、结膜

结膜是一层薄而透明的黏膜,富有血管,覆盖在睑板内面和巩膜的前部。根据结膜所在的部位,将其分为3部(图15-6)。

1. 睑结膜　衬于眼睑内面,与睑板紧密相连,成为眼睑的一部分。

2. 球结膜　覆盖在眼球巩膜的前部,于角膜缘处移行为角膜上皮。

3. 结膜穹　分为结膜上穹和结膜下穹,分别为球结膜与上、下睑结膜移行处。闭眼时,全部结膜形成的囊状腔隙称为结膜囊。

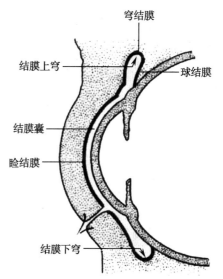

图 15-6　结膜和结膜囊(矢状切面)

三、泪器

由分泌泪液的泪腺和排出泪液的泪道组成(图15-7)。

1. 泪腺　位于眼眶外上部的泪腺窝内,以10~20条排泄管开口于结膜上穹的外侧部。泪腺分泌的泪液借瞬眼活动涂抹于眼球表面,湿润和清洁角膜,且可冲洗异物。多余的泪液流向内眦处,经泪点、泪小管进入泪囊,再经鼻泪管流向鼻腔。

2. 泪道　包括泪点、泪小管、泪囊和鼻泪管。

(1)**泪点**:是位于上、下睑缘的内侧部泪乳头中央的小孔,为泪小管的开口,泪道的起始部。

(2)**泪小管**:分为上、下泪小管,初与睑缘呈垂直走行,继而转折呈近似水平,向内注入泪囊。

（3）**泪囊**：膜性囊，长3～15mm，位于眶内侧壁的泪囊窝内。上部为盲端，下部移行为鼻泪管。

（4）**鼻泪管**：为上接泪囊，下通下鼻道的膜性管道，全长约17mm，管径3～6mm。鼻腔炎症可向上蔓延至鼻泪管。

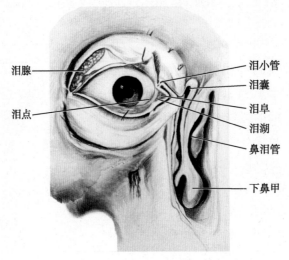

图 15-7　泪器

四、眼球外肌

包括运动眼球的肌和眼睑的肌（图15-8）。

运动眼球的肌有**上直肌、下直肌、内直肌、外直肌、上斜肌**和**下斜肌**。直肌起自视神经管周围的总腱环，向前止于眼球前部巩膜的上、下、内侧和外侧面。上直肌和下直肌收缩时可使瞳孔分别转向上内和下内；内直肌和外直肌收缩时使瞳孔分别转向内侧和外侧。上斜肌起于总腱环，在上直肌和内直肌之间前行，以细腱穿过眶内侧壁前上方的滑车，再转向后外，经上直肌之下，止于眼球赤道后方的外侧面，收缩时可使瞳孔转向外下方。下斜肌起自眶下壁的前内侧，经眼球下方向后外止于眼球赤道后方的外侧面，其作用是使瞳孔转向外上方。

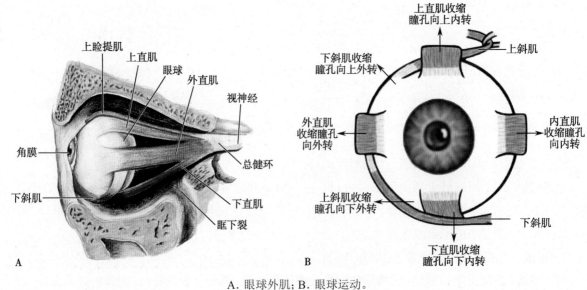

A. 眼球外肌；B. 眼球运动。

图 15-8　眼球外肌和眼球运动

运动上睑的肌为上睑提肌，起自视神经管上壁，止于上睑，作用为提上睑，开大睑裂。

泪道冲洗术的解剖学要点

泪道冲洗术是将液体注入泪道疏通其不同部位阻塞的操作技术，既可检查泪道有无狭窄和阻塞，又可作为治疗方法，清除泪囊内积存的分泌物。操作的解剖学要点是：在内眦处将针头插入下泪点。嘱患者眼球外展，以便泪阜及半月皱襞伸展，充分暴露泪点。操作者用左手将患者下睑内 1/3 处皮肤向外下方牵拉，将针头先垂直插入下泪点 1.5～2mm，转向水平方向，朝内眦部顺泪小管方向推进 5～6mm，到达骨壁后稍后退 1～2mm，缓慢注入生理盐水。若鼻泪管通畅，则生理盐水即由鼻腔流出；如鼻泪管部分狭窄，则仅有少许生理盐水由鼻腔流出，大部分由上泪点溢出；如泪小管阻塞，则生理盐水由原泪点返回。冲洗前注意针头不要顶住泪囊的内侧壁，以免推液时不易流出，误认为泪道阻塞；进针要顺泪小管方向缓慢推进，以免刺破泪小管壁造成假道。

第三节　眼的血管和神经

一、眼的血管

1. 眼动脉　是供给眼球和眶内结构的主要动脉，发自颈内动脉，与视神经一起经视神经管入眶，在眶内分支供应眼球、眼球外肌、泪腺等。其中重要的分支为视网膜中央动脉，营养视网膜。

2. 眼的静脉　主要有视网膜中央静脉和涡静脉。视网膜中央静脉与同名动脉伴行，收集视网膜回流的血液，注入眼上静脉。眼上、下静脉向后汇入海绵窦，向前与内眦静脉吻合。

二、眼的神经

分布于眼的神经有视神经、三叉神经、动眼神经、滑车神经、展神经和内脏运动神经（图 15-9）。

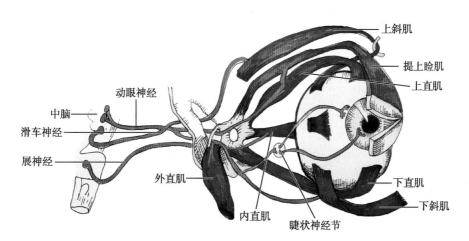

图 15-9　眼球的运动神经

思考与讨论题

1. 大部分青光眼都有前房角狭窄的解剖原因，导致房水循环受阻。请回答：

（1）房水在哪产生部位？如何循环？

（2）若房水循环发生障碍，可产生哪些后果？

2．患者，女，62岁，自诉右眼泪流不止，检查发现为泪道堵塞，需行泪道扩张及冲洗术。请回答：

（1）泪道包括哪几部分？

（2）简述泪液的分泌和流通路径（可用箭头表示）。

3．外界光线经过哪些结构才能投射到视网膜上？

（刘海荣）

前庭蜗器（位听器）包括听器和前庭器,二者功能完全不同,但结构紧密相连。前庭蜗器又称耳,按位置可分外耳、中耳和内耳 3 部分。外耳和中耳是收集声波和传导声波的装置,内耳含接受声波和位置刺激的感受器(图 16-1)。

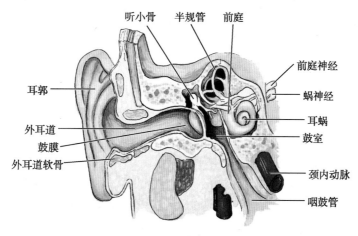

图 16-1　前庭蜗器

第一节　外　耳

外耳包括耳郭和外耳道。

一、耳郭

耳郭由弹性软骨和结缔组织外被皮肤构成,皮下组织少,但血管、神经丰富。耳郭下部向下垂的柔软部分称**耳垂**,由皮肤和皮下组织构成,是临床采血的常用部位(图 16-2)。

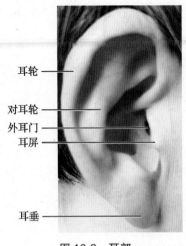

耳轮 ————

对耳轮 ————

外耳门 ————

耳屏 ————

耳垂 ————

图 16-2　耳郭

二、外耳道

外耳道为一弯曲管道，全长约 2.5cm，其外 1/3 为软骨部（与耳郭软骨相连续），内 2/3 为骨部，位于颞骨内（图 16-1）。软骨部的皮肤较薄，含有毛囊、皮脂腺及耵聍腺。耵聍腺的分泌物称耵聍，对皮肤有保护作用。外耳道皮下组织很少，皮肤几乎与软骨膜和骨膜紧密相贴，故外耳道有疖肿时疼痛剧烈。

耳镜检查的解剖学要点

外耳道是弯曲的管道，外 1/3 先向上、向后弯曲；内 2/3 转为向前、向下走行。耳镜检查成人鼓膜时，须将耳郭向上、向后提起使外耳道成一直线，方可观察到鼓膜的形态。婴儿的外耳道骨部和软骨部尚未发育完全，故外耳道短而直，鼓膜近乎水平位，耳镜检查婴儿鼓膜时需将耳郭拉向后下方，才能看到鼓膜全貌。

第二节　中　耳

中耳包括鼓室、咽鼓管、乳突窦和乳突小房，是声波传导的主要部分。

一、鼓室

鼓室为位于颞骨岩部内含气的不规则小腔。鼓室有 6 个壁，内有听小骨、韧带、肌、神经和血管等结构。鼓室内面及上述结构皆覆有黏膜，黏膜与咽鼓管和乳突小房的黏膜相延续（图 16-3）。

1. 鼓室壁　鼓室有 6 个壁。

（1）外侧壁：又称鼓膜壁，主要由鼓膜构成，借鼓膜与外耳道分隔。**鼓膜**为半透明、椭圆形的薄膜，位于外耳道与中耳之间。其与外耳道底呈现 45°～50° 的倾斜角，故外耳道的前下壁长于后上壁。鼓膜在活体呈银灰色，有光泽，状似浅漏斗状，凹面向外，中心向内凹陷称鼓膜脐，相当于锤骨柄的尖端（图 16-4）。鼓膜上 1/4 的三角形区为松弛部，薄而松弛，在活体呈淡红色；下 3/4 坚实紧张，称紧张部。鼓膜前下方有一三角形的反光区，称为光锥，是外来光线被鼓膜的凹面集中反射形成，鼓膜病变会导致正常光锥的改变或消失。

（2）内侧壁：又称迷路壁，即内耳的外侧壁。此壁的中部隆起，称岬。岬的后上方有前庭窗，后下方有蜗窗,被第二鼓膜所封闭。当鼓膜、听骨链功能受损害,此膜有代偿鼓膜的作用。在前庭窗后上方有一弓状隆凸,称面神经管凸,其深部为面神经管。

（3）上壁:又称盖壁,即鼓室盖,为一薄层骨板,借此与颅中窝分隔,故中耳疾病可能经此侵入颅腔（图16-3）。

（4）下壁:借薄层骨板与颈内静脉起始部分隔。

（5）前壁:与颈动脉管相邻,上部有咽鼓管开口。

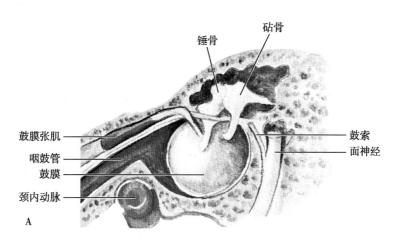

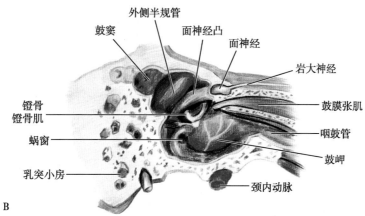

A. 外侧壁;B. 内侧壁。

图 16-3　鼓室

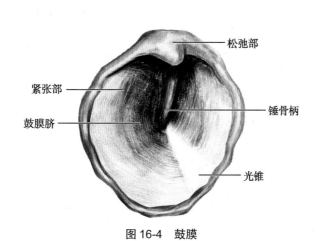

图 16-4　鼓膜

（6）后壁：又称乳突壁，上部有乳突窦的开口，由此经乳突窦与乳突小房相通。乳突窦口稍下方有一小的锥形突起，称锥隆起，内藏镫骨肌。

慢性化脓性中耳炎可侵蚀破坏听小骨及鼓室壁的黏膜、骨膜或骨质，若向邻近结构蔓延可引起各种并发症：侵蚀鼓膜可致鼓膜穿孔；侵蚀内侧壁可致化脓性迷路炎；侵蚀面神经管可损害面神经；向后蔓延到乳突窦和乳突小房，可引起化脓性乳突炎；向上侵蚀鼓室盖，可引起颅内感染。

2. 鼓室内的结构　　鼓室内主要有三块听小骨，由外向内依次为**锤骨**、**砧骨**和**镫骨**，相互借关节连接，构成听骨链（图 16-5），将声波从鼓膜传导至内耳。运动听小骨的肌有鼓膜张肌和镫骨肌。

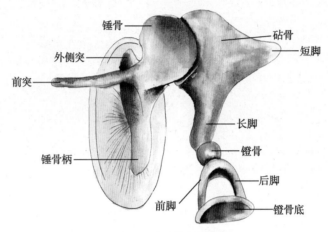

图 16-5　听小骨和听骨链

二、咽鼓管

咽鼓管为一条长 3.5～4.0cm 的管道，内衬黏膜，借咽鼓管鼓室口和咽鼓管咽口沟通鼓室和鼻咽部。小儿的咽鼓管宽而短，位置近于水平，故咽部的感染易经咽鼓管蔓延至鼓室（图 16-6）。咽鼓管具有平衡鼓膜两侧压力的作用，其闭塞可影响中耳的功能。

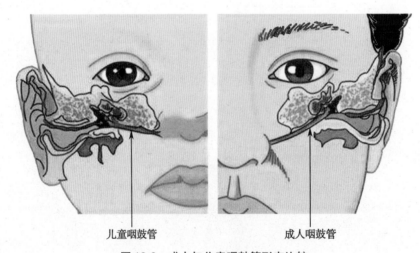

图 16-6　成人与儿童咽鼓管形态比较

三、乳突窦和乳突小房

乳突窦和**乳突小房**是鼓室向后的延伸，乳突窦是鼓室与乳突小房间的小腔，向前开口于鼓室，向后与乳突小房相通连。乳突小房为颞骨乳突内许多含气小腔隙,大小不等,形态不一,互相通连,腔内衬以黏膜,且与乳突窦和鼓室的黏膜相连续。

咽鼓管通气的解剖学要点

咽鼓管是中耳腔与外界联系的唯一通道。咽鼓管平常呈关闭状态,只有在一定条件下(如吞咽等)才开放,而且具有单向活瓣的特点。咽鼓管具有保持中耳腔与外界气压的平衡和排除中耳分泌物的功用。平时在咽鼓管通气功能良好的情况下,当中耳腔内压力相对增高时可以冲开咽鼓管排出一部分气体,使鼓膜内外压力达到平衡。但当中耳腔压力相对降低时,外界气体就不能冲开咽鼓管进入中耳腔,此时就要靠做主动通气动作才能使空气进入中耳腔,使鼓膜内外压力达到平衡。

第三节　内　耳

内耳位于颞骨岩部内,由一系列的复杂管道系统组成,又称为迷路,按解剖结构可分为骨迷路和膜迷路两部。骨迷路包套膜迷路,即前者位于外面,后者藏于骨迷路的内面,两者的形状基本相似(图 16-7)。

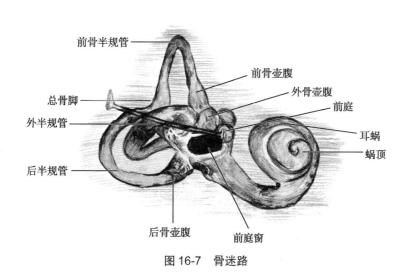

图 16-7　骨迷路

一、骨迷路

骨迷路是由骨密质构成的管道,由后外向前内依次分为骨半规管、前庭和耳蜗 3 部分。骨半规管为 3 个半环形的骨性小管道,它们处于互相垂直的 3 个平面上,与中部的前庭有 5 个小孔相通。

1. 骨半规管　为 3 个 "C" 字形的互成直角排列的骨管。前骨半规管凸向上方,与颞骨岩部的长轴垂直。外骨半规管凸向外方,呈水平位。后骨半规管凸向后外方,与颞骨岩部的长轴平行,是 3 个半规管最长的 1 个。每个骨半规管皆有两个骨脚连于前庭,一个骨脚膨大称壶腹骨脚,壶腹骨脚上有膨大称骨壶腹;另一骨脚细小称单骨脚,前、后骨半规管的单骨脚合成一个总骨脚,因此,3 个半规管只有 5 个孔开口于前庭。

2. 前庭　是位于骨迷路中部的椭圆形腔,其前部有一大孔与耳蜗相通,向后接 3 个半规管。前庭内容纳椭圆囊和球囊。前庭外侧壁上有前庭窗,被镫骨底及环状韧带所封闭,在此窗后下方的蜗窗,为第二鼓膜所封闭。前庭窗的后端(壁)较宽有 5 个小孔与半规管相通;前端(壁)较窄,借一长圆形的孔通耳蜗的前庭阶。

3. 耳蜗 位于前庭的前方,形似蜗牛壳,蜗底朝向内耳道底,蜗尖朝向前外方,由蜗轴和螺旋形的蜗螺旋管构成。从蜗轴发出的骨片伸入蜗螺旋管,称为骨螺旋板,其外缘与膜螺旋板,即基底膜(起始于蜗螺旋管外侧壁的骨膜)相连接。在骨螺旋板起始处上方,还有一斜向外上方直达蜗螺旋管外侧壁的膜,称为前庭膜。这样,蜗螺旋管腔被分隔为3个部分,即前庭阶、蜗管和鼓阶(图16-8)。

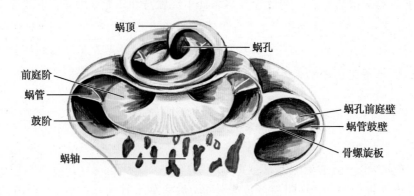

图 16-8 耳蜗的构造

二、膜迷路

膜迷路是套在骨迷路内密闭的膜性小管和小囊,借纤维束固定于骨迷路的壁上,由相互连通的膜半规管、椭圆囊、球囊和蜗管四部分组成。膜半规管位于骨半规管内,椭圆囊、球囊位于骨迷路的前庭内,蜗管位于耳蜗的蜗螺旋管内(图16-9)。

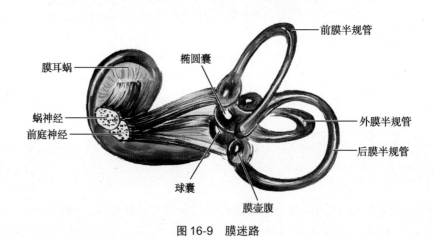

图 16-9 膜迷路

1. **膜半规管** 其形态与骨半规管相似,套在同名的半规管内,其管径为骨半规管的1/4～1/3,分别称前、后和外膜半规管。各膜半规管亦有相应的球形膨大部分,称膜壶腹。壶腹壁上有膜增厚的隆起称**壶腹嵴**。3个壶腹嵴相互垂直,能感受头部旋转变速运动时的刺激。

2. **椭圆囊和球囊** **椭圆囊**位于前庭后上方。在椭圆囊的后壁上有5个孔与3个膜半规管相通。在椭圆囊壁内面有一斑块状隆起,称椭圆囊斑。**球囊**位于椭圆囊的前下方,较椭圆囊小。在球囊的囊壁内,有一斑块状隆起,称球囊斑。此斑与椭圆囊斑位于相互成直角的平面上,二者都可感受头部静止时的位置觉及直线变速的运动觉刺激。

上述感受器产生的刺激经前庭神经传入中枢,产生位置觉和运动觉(图16-10)。

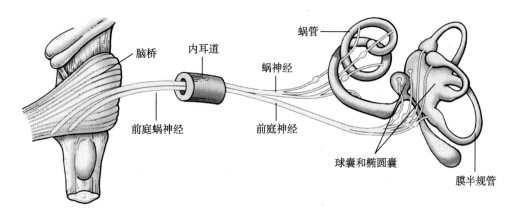

图 16-10　前庭蜗神经的分布

晕车(船)的原因

椭圆囊斑和球囊斑、壶腹嵴分别能感受头部静止时位置的变化、直线变速运动和旋转变速运动的刺激,引起人体姿势的改变,维持躯体的平衡。但如果这些感受器受到过强或过长时间的刺激、或其功能过于敏感时,可引起恶心、呕吐、眩晕、皮肤苍白等反应,称为前庭自主神经反应,即晕车(船)。

3. 蜗管　介于骨螺旋板和蜗螺旋管外侧壁之间。一端在前庭,借细管与球囊相连;另一端在蜗顶,顶端为细小的盲端。在横断面上,蜗管呈三角形,其上壁为蜗管前庭壁(前庭膜),前庭膜将前庭阶与蜗管分开;外侧壁为蜗螺旋管内表面骨膜的增厚部分;下壁即蜗管鼓壁(又称螺旋膜或基底膜),与鼓阶相隔。在基底膜上有**螺旋器**(Corti 器)(图 16-11),为感受声波刺激的听觉感受器。

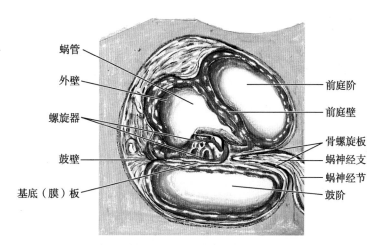

图 16-11　蜗管(轴切面)

4. 内耳淋巴　是一种特殊的组织间液,对维持内耳正常的生理功能有重要作用,包括外淋巴和内淋巴。外淋巴位于骨迷路和膜迷路之间。耳蜗、球囊、椭圆囊、膜半规管、内淋巴囊及连合管内充满着内淋巴。

声波的传导　声波传入内耳感受器有两条途径,一是空气传导,一是骨传导。正常情况下以空气传导为主。

1. 空气传导　耳郭将收集到的声波经外耳道传到鼓膜,引起鼓膜振动,中耳内的听骨链随之运动,经镫骨底传到前庭窗,引起前庭窗内的外淋巴波动(图 16-12)。外淋巴的波动可使内淋巴波动,也可直接使基底膜振动,刺激螺旋器使其产生神经冲动,经蜗神经传入中枢,产生听觉。

2. 骨传导　是指声波经颅骨(骨迷路)直接传入内耳的过程。声波的冲击和鼓膜的振动可经颅骨和骨迷路传入,使内耳的内淋巴波动,也可使基底膜上的螺旋器产生神经冲动。骨传导的存在与否是鉴别传导性耳聋和神经性耳聋的有效方法。

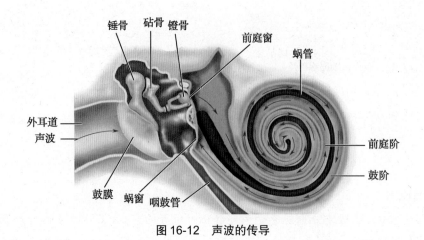

图 16-12 声波的传导

三、内耳道

内耳道位于颞骨岩部中部后面,自内耳门至内耳道底,长 7～12mm,内有前庭蜗神经、面神经及迷路血管等穿行。内耳道底被一垂直骨片所封闭,形成骨迷路的内侧壁。

【附】皮肤

皮肤广泛地被覆于机体的表面,除了作为机体的屏障,起保护机体的重要作用外,皮肤上还分布有多种感受器,可感受外界环境多种物理性和化学性刺激,因此,皮肤也是机体一个重要的感觉器官。

一、皮肤的结构

皮肤由表皮和真皮组成(图 16-13),借浅筋膜与深部组织相连(图 16-14)。由表皮衍生的毛发、指(趾)甲、皮脂腺和汗腺等,则统称为皮肤附属器。

1. 表皮　表皮由角化的复层扁平上皮构成,上皮间有丰富的游离神经末梢。表皮厚度为 0.07～0.12mm,从基底到表面可分为基底层、棘层、颗粒层、透明层和角质层。上皮细胞由基底层细胞不断分裂增殖,新生的细胞向浅层推移,角质层靠近表面的细胞逐渐脱落,成为皮屑。

2. 真皮　真皮位于表皮深面,由致密结缔组织构成,厚约 1.2mm。真皮分为乳头层和网织层。乳头层较薄,紧邻表皮基底层,呈乳头状突向表皮,称真皮乳头。乳头层有丰富的血管、游离神经末梢和触觉小体。网织层在乳头层的深部,含有许多血管、神经、毛囊、皮脂腺、汗腺和环层小体。

3. 皮肤附属器

(1)毛发:除手、足掌外,其他部位的皮肤都长有毛发。毛发伸到皮肤之外的部分称为毛干,埋藏于皮肤之内的部分称为毛根。包绕在毛根周围的多层上皮细胞和结缔组织称为毛囊。毛囊底部的上皮细胞不断分裂增殖,使毛根不断生长。毛发与皮肤表面成一定的角度,在钝角侧的真皮内有一斜形的平滑肌束,称为立毛肌。立毛肌受交感神经支配,立毛肌收缩时,毛发竖立。

(2)皮脂腺:多位于毛囊与立毛肌之间。腺体的导管很短,开口于毛囊上段或皮肤表面。成熟的腺细胞解体,脂滴经毛囊排出,即为皮脂,有柔润皮肤和保护毛发等功能。

（3）汗腺：为管状腺，由分泌部和导管部构成。分泌部位于真皮深部或皮下组织内，导管部从真皮深部向表皮蜿蜒上行，开口于皮肤表面的汗孔。汗液有湿润皮肤、调节体温等功能。

（4）指（趾）甲：由多层排列紧密的角质细胞组成。

4. 皮下组织　又称浅筋膜，由疏松结缔组织和脂肪组织组成。其厚度随年龄、性别和身体部位的不同而有较大的差别。其功能是连接皮肤与深部组织、维持体温和缓冲外来压力等。

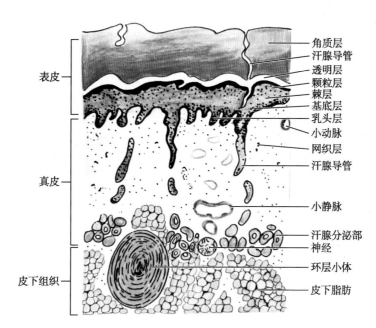

图 16-13　皮肤结构

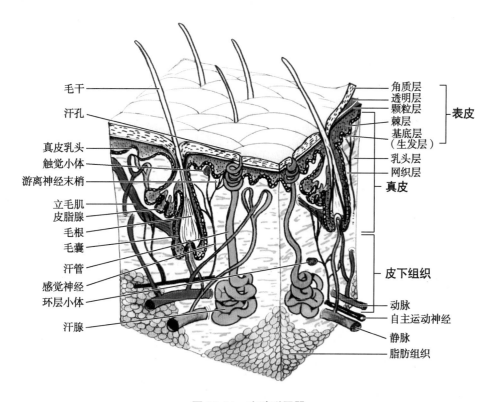

图 16-14　皮肤附属器

二、皮肤功能

1. 感觉功能　皮肤所涉及的感觉功能主要为痛、温、触、压觉。触觉感受器是分布于真皮乳头层的触觉小体。压觉感受器为位于真皮深层的环层小体。温度感受器和痛觉感受器均为游离神经末梢，位于表皮和真皮乳头层。

2. 吸收功能　皮肤具有一定的吸收功能，以脂溶性物质较易吸收。若皮肤遭受物理性或化学性损伤，其屏障作用下降，由吸收能力更显著增强。了解皮肤的吸收功能，对于如何预防有害化学物质侵入皮肤以及用哪些外用药物发挥更佳疗效，无疑是有益的。

皮内注射和皮下注射

由于皮肤具有一定的吸收功能，故临床用药根据需要可采用皮内注射和皮下注射的方法。皮内注射是把少量药物注入表皮与真皮乳头层之间，常用于药物过敏试验，注射部位多选择前臂掌侧下部。皮下注射是把药物注入皮下组织内，用于需要迅速达到药效而又不能或不宜口服给药时，如预防接种或局部麻醉。预防接种常选择三角肌下缘处，局部麻醉根据需要可在任何部位皮下注射。

讨论与思考题

1. 声波由外界传导到听觉感受器要经过哪些结构？

2. 某男孩，因突然高热昏迷而来医院诊治，经询问病史和检查，发现该男孩经常感冒，不久前发现外耳道流脓，逐渐发现有面神经损伤的症状，仍未能及时医治，使病情恶化至今，最后诊断为耳源性脑脓肿，请回答：

(1) 为什么小儿感冒易引起中耳炎？

(2) 为什么小儿的中耳炎，若治疗不及时容易引起耳源性脑膜炎或脑脓肿？

3. 怎样区别皮内注射、皮下注射和肌内注射？

（刘海荣）

神经系统

重点内容提示

神经系统的分部、活动方式和常用术语。

导学关键词

反射、反射弧、灰质、神经核、神经节、白质、纤维束、神经、网状结构、神经元

神经系统包括中枢部的脑和脊髓，以及与脑和脊髓相连并分布于全身各部的周围神经。神经系统是人体内主要的功能调节系统，控制和调节着其他各系统的活动，使人体成为一个有机的整体。例如，当剧烈运动时，随着骨骼肌的强烈收缩，同时也会出现呼吸加速和心跳加快等一系列变化。这些变化就是在神经系统的调节和控制下，使各器官系统相互制约、相互协调，以维持机体与内、外界环境的相对平衡。因此，神经系统是机体内起主导作用的系统。

经过漫长的生物进化过程，人类神经系统的形态和功能发展到了相当复杂、高级的程度。这是人类长期从事生产劳动、语言交流和社会活动，促进大脑高度发展的结果。人类大脑不仅具有与高等动物类似的感觉和运动中枢，而且具有更复杂的语言分析中枢，成为思维、意识等活动的物质基础，这也使人类远远超越了一般动物，不仅能被动地适应外界环境变化，而且能主动改造外部世界。

一、神经系统的分部

神经系统分为中枢部和周围部，即**中枢神经系统**和**周围神经系统**两部分。中枢神经系统包括位于颅腔内的脑和位于椎管内的脊髓；周围神经系统包括与脑相连的**脑神经**和与脊髓相连的**脊神经**。根据周围神经分布的不同，可分为**躯体神经**和**内脏神经**，前者分布于体表的皮肤、黏膜以及骨、关节和骨骼肌，后者分布于内脏、心血管和腺体。周围神经有感觉和运动两种成分，分别称**感觉神经**和**运动神经**。感觉神经将神经冲动由周围的感受器传向中枢，也称**传入神经**；运动神经将神经冲动自中枢传向周围的效应器，也称**传出神经**。内脏神经中的传出神经即内脏运动神经，分布于心肌、平滑肌和腺体，不受主观意识的控制，故又称**自主神经**和**植物神经**，根据神经纤维成分又可分为**交感神经**和**副交感神经**。

神经系统的分部：

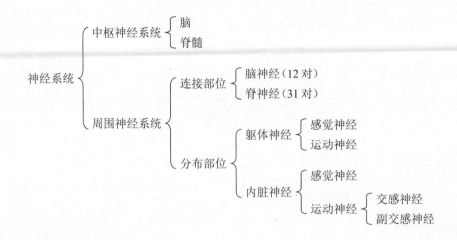

二、神经系统的活动方式

神经系统在调节机体的活动中接受内、外环境的刺激，并做出适宜的反应，这种神经调节过程称**反射**，是神经系统的基本活动方式。完成反射活动的解剖学结构基础是**反射弧**。反射弧包括 5 个环节，即感受器→传入（感觉）神经→中枢→传出（运动）神经→效应器。如果反射弧的任何一部分损伤，反射即出现障碍。因此临床上常用检查反射的方法来诊断神经系统的某些疾病。

三、神经系统的常用术语

神经系统主要由神经组织构成，神经组织主要有两种主要的细胞成分，即**神经细胞**或**神经元**和神经胶质细胞。在神经系统内，由于神经元的胞体和突起所在的部位和排列方式不同，而具有不同的术语名称。在中枢神经系统内，神经元的胞体和树突聚集的部位，在新鲜标本上色泽灰暗，称为**灰质**，在大脑半球和小脑半球，灰质集中于脑的表层，特称**皮质**。在中枢部位，一些形态和功能相近的神经元胞体和树突聚集成团或柱，称**神经核**。在周围部，神经元胞体聚集处称**神经节**。

神经元较长的突起（轴突或树突）被髓鞘和神经膜所包裹，称为神经纤维。神经纤维在中枢内聚集的部位，因其髓鞘在新鲜标本上色泽亮白，称为**白质**，位于大、小脑皮质深面的白质称**髓质**。在白质中，凡起止、行程和功能基本相同的神经纤维集合在一起，称为**纤维束**。在周围部，神经纤维聚合形成粗细不等的束状结构称**神经**。在中枢某些部位，神经纤维交织成网，其间散在分布着神经元胞体，这种结构称**网状结构**。

瞳孔对光反射

瞳孔直径随着进入视网膜的光线亮度的强弱，会发生变化，强光下瞳孔缩小，弱光下瞳孔变大，即瞳孔对光反射。在正常生理状态下，光线照射或者移开光线时，瞳孔的缩小和变大是双侧同时发生的，即瞳孔对光反射是双侧的。照射一侧称直接对光反射，而另外一侧称间接对光反射。当一侧有视神经（传入神经）障碍时，照射同侧瞳孔，双侧瞳孔均不收缩，或反应迟钝而不持久；当一侧动眼神经（传出神经）障碍时，直接对光反射消失，但对侧瞳孔间接对光反射仍存在。

第十七章　中枢神经系统

重点内容提示

1. 脊髓的位置、外形、内部结构和功能。
2. 脑干的位置、分部和功能。
3. 小脑、间脑的位置、外形和功能。
4. 大脑半球的主要沟回和分叶，基底核的组成，内囊的位置和分部，大脑皮质功能定位。
5. 各脑室的位置与交通。

导学关键词

脊髓、脑干、小脑、间脑、端脑、基底核、内囊

第一节　脊　髓

一、脊髓的位置与外形

脊髓位于椎管内，外包有被膜，是中枢神经系统的低级部分。脊髓上端于枕骨大孔处与延髓相连，下端缩小成圆锥状，称**脊髓圆锥**，成人脊髓下端约平第 1 腰椎体下缘，新生儿则可达第 3 腰椎体下缘。脊髓外形呈前后稍扁、粗细不等的圆柱状，全长 42～45cm，并有两处膨大，**颈膨大**和**腰骶膨大**（图 17-1），脊髓外包的软脊膜在圆锥处向下形成一细丝，止于尾骨背面，称为**终丝**，有固定脊髓的作用。

脊髓的表面有 6 条纵行的沟、裂，分别是前正中裂、后正中沟和各一对的前、后外侧沟。前、后外侧沟自上而下依次分别附有 31 对脊神经前、后根的根丝。在后根上有膨大的**脊神经节**（图 17-2）。

脊髓两侧与 31 对脊神经相连，分别经相应的椎间孔穿出离开椎管，通常将与每对脊神经相连的一段脊髓称为 1 个脊髓节段（图 17-3）。脊髓全长有 31 个节段，包括颈节（C）8 个、胸节（T）12 个、腰节（L）5 个，骶节（S）5 个和尾节（Co）1 个。脊髓在 C_4～T_1 和 L_2～S_3 节段呈梭形膨大，即**颈膨大**和**腰骶膨大**，分别与上肢和下肢支配有关。

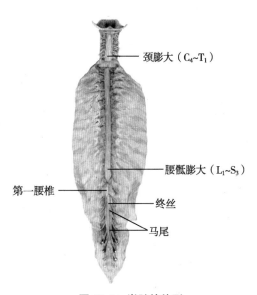

图 17-1　脊髓的外形

颈膨大（C_4~T_1）

腰骶膨大（L_1~S_3）

第一腰椎

终丝

马尾

　　由于胚胎发生过程中,脊柱生长速度较脊髓快,造成脊髓较椎管短,脊髓末端不断上移,因此脊神经根距各自的椎间孔也愈来愈远,逐渐倾斜;而腰、骶、尾的神经根在出椎间孔之前,在椎管内垂直向下,围绕终丝集聚呈马尾状,称为**马尾**。由于成人脊髓长度仅为椎管长度的 2/3 左右,脊髓各个节段与相应椎骨不在同一高度,了解这一点对于脊髓损伤的定位诊断有重要临床意义。举例来说,上颈节 C_{1-4} 大致与同序数椎骨对应,下颈节 C_{5-8} 和上胸节 T_{1-4} 与同序数椎骨的上一节椎体平对,而全部骶、尾节则约平第 12 胸椎及第 1 腰椎。成人椎管内在第 1 腰椎以下已无脊髓,只有马尾和终丝,因此临床上常选择第 3、4 腰椎棘突之间进行穿刺,可避免损伤脊髓。

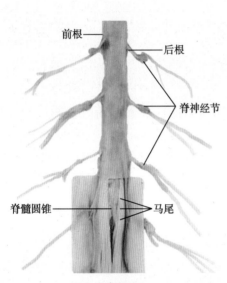

图 17-2　离体脊髓(腰骶部,后面观)

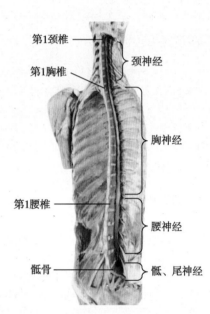

图 17-3　脊髓节段与椎骨的对应关系

二、脊髓的内部结构

　　脊髓由灰质和白质构成,灰质位于中部,白质位于外围(图 17-4)。脊髓的正中有中央管,纵贯脊髓全长,向上通第四脑室,下端膨大称为终室,中央管内含脑脊液。

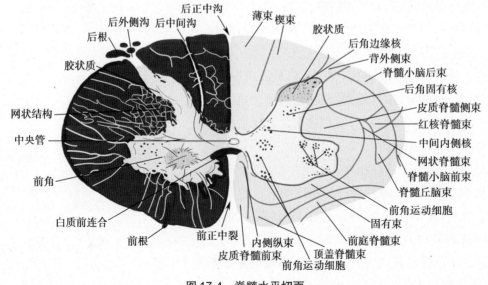

图 17-4　脊髓水平切面

1. 灰质　位于中央管周围，呈"H"形，主要由神经元胞体和树突组成。每侧灰质由腹侧向背侧依次为前角(柱)、中间带和后角(柱)。在中央管前、后方横行的灰质分别称灰质前、后连合。

(1) **前角**：前角主要由运动神经元的胞体组成，其轴突组成前根。前角运动神经元损伤会造成其支配的骨骼肌瘫痪并出现肌萎缩。

脊髓灰质炎

脊髓灰质炎俗称小儿麻痹症，是脊髓灰质炎病毒感染所致，轻者仅有发热、咽和肢体疼痛，严重时破坏脊髓前角运动神经元胞体，表现为受破坏神经元支配区域的骨骼肌(如一侧下肢)软瘫、肌张力低下、腱反射消失和逐渐肌萎缩，但感觉正常。

(2) **后角**：主要是参与感觉传导的中间神经元胞体，接收后根的传入纤维。

(3) **中间带**：$T_1 \sim L_3$ 节段的中间带向外突出形成**侧角**，由交感神经节前神经元胞体组成，是交感神经的低级中枢。在 $S_{2\sim4}$ 节段的中间带外侧，有**骶副交感核**，由副交感神经节前神经元胞体组成，是副交感神经的低级中枢。两个核群的轴突加入前根，随脊神经分布。

2. 白质　主要由纵行排列的长短不等的神经纤维束构成，分为**前索**、**后索**和**外侧索**。在灰质前连合前方的横行纤维称白质前连合。在白质中向上传递神经冲动的传导束称为上行(感觉)纤维束，向下传递神经冲动的传导束称为下行(运动)纤维束。

(1) **主要上行(感觉)纤维束**：**薄束和楔束**位于后索，由脊神经后根的纤维入脊髓后索直接上升形成。来自 T5 以下的纤维组成薄束，来自 T4 以上的纤维组成楔束，位于薄束的外侧，两束向上分别止于延髓内的薄束核和楔束核。薄束和楔束传导同侧躯干、四肢意识性本体感觉(来自肌、腱和关节等处的位置觉、运动觉和振动觉)和精细触觉(如辨别两点距离和物体的纹理精细等)。**脊髓丘脑束**位于外侧索和前索内，可分为**脊髓丘脑侧束**和**脊髓丘脑前束**。纤维起自后角神经核，上升 1～2 个节段后，经白质前连合交叉至对侧，上行经脑干止于背侧丘脑。脊髓丘脑侧束主要传导对侧躯干、四肢的痛觉和温度觉，脊髓丘脑前束传导对侧躯干、四肢的粗触觉和压觉。

(2) **主要下行(运动)纤维束**：**皮质脊髓束**是脊髓内最大的下行纤维束，起自大脑皮质躯体运动区，下行至延髓的锥体交叉处，大部分纤维交叉至对侧脊髓外侧索后部，形成**皮质脊髓侧束**，小部分纤维不交叉下行至同侧前索内侧，称为**皮质脊髓前束**。皮质脊髓侧束、前束控制骨骼肌的随意运动，其中支配上、下肢的前角运动神经元只接受皮质脊髓侧束的纤维，而支配躯干肌的前角运动神经元接受双侧皮质脊髓前束的纤维。当脊髓一侧的皮质脊髓束损伤时，会出现同侧肢体瘫痪，而躯干肌不瘫痪。

(3) **固有束**：脊髓固有束局限于脊髓内，起始神经元均位于脊髓灰质，可以完成脊髓节段内和节段间的整合和调节功能。

各索内主要纤维束的名称、位置、起始、走行和传导功能见图17-4和表17-1。

表17-1　脊髓主要纤维束的名称、位置、起始、走行和功能

	名称	位置	起始	终止	主要功能
主要上行传导束	薄束	后索内侧	T_5 以下脊神经节细胞	薄束核	身体同侧本体感觉及精细触觉
	楔束	后索外侧	T_4 以上脊神经节细胞	楔束核	
	脊髓丘脑束	外侧索和前索	后角核团	丘脑腹后外侧核	身体对侧的痛、温觉、粗触觉和压觉
	脊髓小脑前束	外侧索	后角核团	小脑	下肢和躯干下部非意识性本体感觉和皮肤的触、压觉
	脊髓小脑后束	外侧索	同侧胸核	小脑	

续表

	名称	位置	起始	终止	主要功能
主要下行传导束	皮质脊髓侧束	外侧索	对侧大脑运动中枢	同侧前角运动神经元	同侧骨骼肌随意运动
	皮质脊髓前束	前索	同侧大脑运动中枢	对侧前角运动神经元	对侧骨骼肌的随意运动
	红核脊髓束	外侧索	中脑对侧红核	前角细胞	管理同侧屈肌运动,抑制伸肌运动

三、脊髓的功能和脊髓反射

脊髓是中枢神经系统中的低级中枢,正常情况下其活动受脑的控制,主要功能有:

1. 传导功能 脊髓白质是由传导神经信息的上、下行纤维组成,联系着脑和脊髓的不同部位。它使身体周围部分与脑的各部联系起来,通过上行纤维束将感觉信息传至脑,同时又通过下行纤维束接受高级中枢的调控。因此,脊髓成为脑与躯干、四肢之间联系的重要通道。

2. 反射功能 脊髓反射是指脊髓固有的反射,反射活动在脑的控制下进行,通过灰质、固有束和脊神经的前、后根等完成反射活动。基本的脊髓反射包括牵张反射、γ- 反射、屈反射和交叉伸肌反射等。

脊髓横断

当外伤致脊髓突然完全横断后,脊髓会暂时丧失反射活动能力而进入无反应的状态,这种现象称**脊休克**。脊休克的主要表现为:在横断面水平以下的脊髓,躯体运动反射活动消失、骨骼肌紧张性下降,外周血管扩张、血压下降,出汗被抑制,直肠内大便潴留和膀胱内尿潴留等。因此,对急性脊髓横断的病人进行临床护理时需要考虑到上述情况。

脊休克是暂时现象,在数周至数月后,各种反射可逐渐恢复。由于传导束很难再生,脊髓又失去了脑的易化和抑制作用,因此恢复后的深反射和肌张力比正常时高,离断平面以下的感觉和随意运动不能恢复。

第二节 脑

脑位于颅腔内,是中枢神经系统的最高级结构。由脑干、小脑、间脑和端脑组成(图 17-5)。中国成年人脑重约 1 400g。

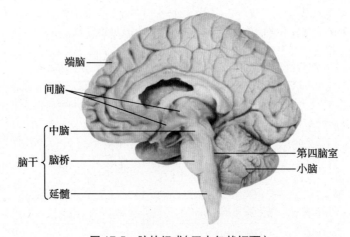

图 17-5 脑的组成(正中矢状切面)

一、脑干

脑干位于颅后窝前部，自下而上由延髓、脑桥和中脑 3 部分组成。脑干上接间脑，下连脊髓，延髓和脑桥的背面与小脑相连，并围成第四脑室（图 17-6，图 17-7）。

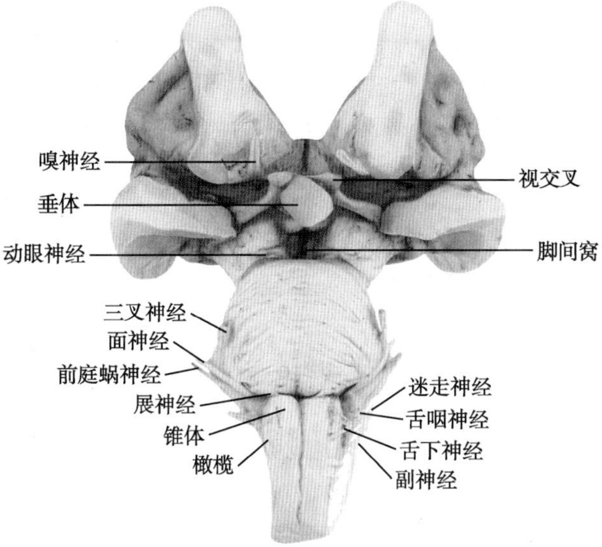
嗅神经
垂体
动眼神经
视交叉
脚间窝
三叉神经
面神经
前庭蜗神经
展神经
锥体
橄榄
迷走神经
舌咽神经
舌下神经
副神经

图 17-6　脑干腹侧外形

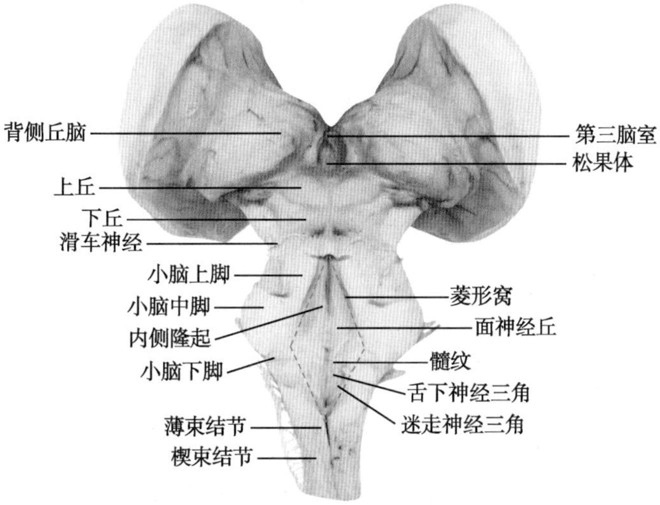
背侧丘脑
上丘
下丘
滑车神经
小脑上脚
小脑中脚
内侧隆起
小脑下脚
薄束结节
楔束结节
第三脑室
松果体
菱形窝
面神经丘
髓纹
舌下神经三角
迷走神经三角

图 17-7　脑干背侧外形

（一）脑干的外形

1. 延髓　形似倒置的圆锥体，长约 3cm。下端平枕骨大孔处与脊髓相延续，上端借延髓脑桥沟与脑桥分界。在腹侧面，前正中裂两侧的纵行隆起为**锥体**，由大脑皮质发出的锥体束（主要为皮质脊髓束）所构成；锥体下端大部分纤维交叉至对侧，称**锥体交叉**。延髓腹侧面连有舌咽神经、迷走神经、副神经和舌下神经。在背侧面，延髓上半部形成菱形窝的下半；下部形似脊髓，后正中沟的两侧依次有薄束结节和楔束结节，深面分别为薄束核和楔束核。楔束结节外上方的隆起称小脑下脚，内有纤维出入小脑。

2. 脑桥　位于脑干中部，形体比延髓膨大。腹侧面宽阔膨隆称脑桥基底部，正中线上有纵行的基底沟，容纳基底动脉；基底部向后外延伸变窄，移行为小脑中脚，两者移行处有粗大的三叉神经根出入。在延髓脑桥沟,自内向外有展神经、面神经和前庭蜗神经的根附着,此部位如有占位性病变如肿瘤等,可压迫邻近的脑神经根及小脑,产生相应的临床症状。脑桥背侧面构成菱形窝的上半。

3. 中脑 位于脑干上部,其内有狭小的中脑水管,上下连通第三脑室和第四脑室。腹侧面有一对粗大的柱状隆起,称**大脑脚**,有大脑皮质的下行纤维组成。大脑脚间的凹窝叫**脚间窝**,有动眼神经出脑。背侧面有两对圆形隆起,上方的一对称**上丘**,下方的一对称**下丘**,是视觉反射和听觉反射的中枢。下丘下方有滑车神经出脑。

4. 菱形窝 位于脑桥和延髓上半部背侧面,构成第四脑室底,呈菱形。髓纹在菱形窝中部横行,为脑桥和延髓背面的分界。纵行的界沟则将左、右各半的菱形窝分为内、外侧区,外侧区即前庭区,内侧区称内侧隆起,髓纹上方有面神经丘,下方分为舌下神经三角和迷走神经三角。菱形窝的下外界是薄束结节、楔束结节和小脑下脚;上外界为小脑上脚。

5. 第四脑室 为位于延髓、脑桥和小脑之间的腔室(图 17-6,图 17-8)。室底为菱形窝,顶朝向小脑。脑室脉络组织的部分血管反复分支缠绕形成第四脑室脉络丛,可以产生脑脊液。第四脑室向上经中脑水管通第三脑室,向下通延髓中央管,借第四脑室正中孔和外侧孔与蛛网膜下隙相通。

(二)脑干的内部结构

主要由灰质和白质构成,但较脊髓复杂,出现大量网状结构。

1. 灰质 脑干灰质不像脊髓那样是一个连续的灰质柱,而是以神经核的形式存在。神经核分与脑神经直接联系的**脑神经核**(图 17-8)和脑神经无直接联系的**非脑神经核**(中继核)。

(1)脑神经核:脑神经核可分为运动核和感觉核。

运动核包括:①支配由肌节演化来的骨骼肌的一般躯体运动核(动眼神经核、滑车神经核、展神经核和舌下神经核);②支配心肌、平滑肌和腺体的一般内脏运动核(动眼神经副核、上泌涎、下泌涎核和迷走神经背核);③支配由鳃弓演化来的骨骼肌的特殊内脏运动核(三叉神经运动核、面神经核、疑核和副神经核)。

感觉核包括:①接受头面部皮肤和黏膜传入纤维的一般躯体感觉核;②接受蜗器和前庭器传入纤维的特殊躯体感觉核(蜗神经核和前庭神经核);③接受脏器和心血管传入纤维的一般内脏感觉核(孤束核);④接受味觉器传入纤维的特殊内脏感觉核(孤束核)。

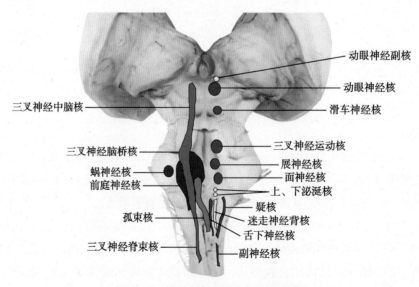

图 17-8 脑神经核在脑干背面的投影

（2）非脑神经核：参与组成多种神经通路或与脑神经和其他核团以及网状结构相联系，完成许多重要反射（表17-2）。

表 17-2　脑干内主要的非脑神经核

名称	位置	功能
薄束核	延髓薄束结节深面	薄束的中继核，传导躯干下部和下肢的本体感觉和精细触觉
楔束核	延髓楔束结节深面	楔束的中继核，传导躯干上部和上肢的本体感觉和精细触觉
下橄榄核	延髓橄榄体深面	与小脑联系有关
脑桥核	脑桥基底部	大脑皮质与小脑皮质通路的中继站
红核	中脑	大、小脑至脊髓的下行中继核，与躯体运动有关
黑质	中脑	大脑至间脑及脑干网状结构的下行中继站；含有多巴胺能神经元，因黑质病变，多巴胺水平下降，可引起震颤麻痹或帕金森病

帕金森病

帕金森病（Parkinson disease）是一种进展性的中枢神经系统变性疾病，是由各种原因造成黑质多巴胺能神经元变性，致新纹状体内多巴胺含量下降到一定程度）时，导致背侧丘脑向大脑运动皮质发放的兴奋性冲动减少，临床表现有静止性震颤、肌强直、面部僵化、姿势和步态异常。部分患者（20%～40%）在病程中出现认知功能损害、神经精神症状和痴呆。

2. 白质　主要由长的上、下行纤维束和出入小脑的纤维组成。其中长纤维束分为上、下行传导束。

（1）上行（感觉）传导束：主要包括内侧丘系、脊髓丘脑束和三叉丘系。

内侧丘系：由薄束核和楔束核发出的二级感觉纤维，经内侧丘系交叉后形成，上行终止于丘脑腹后外侧核，传导对侧躯干和上、下肢的深感觉和精细触觉。

脊髓丘脑束：为脊髓内脊髓丘脑侧束和前束的直接延续，向上终于背侧丘脑的腹后外侧核，传导对侧躯干及四肢的痛觉、温觉和粗略触觉。

三叉丘系：由对侧三叉神经脑桥核和三叉神经脊束核发出的纤维交叉而来，上行止于背侧丘脑的腹后内侧核，传导对侧头面部的痛、温觉，也传递双侧同区域的触压觉。

（2）下行（运动）传导束：主要包括皮质脊髓束和皮质核束。

皮质脊髓束：为大脑皮质运动中枢发出的纤维，经过内囊后肢到脑干，其中大部分纤维在锥体交叉处越边到对侧成为皮质脊髓侧束，小部分纤维不交叉成为皮质脊髓前束。皮质脊髓束支配双侧躯干和对侧上、下肢骨骼肌的随意运动。

皮质核束：为大脑皮质运动中枢发出的纤维，经内囊膝，下行陆续终止于脑干内的双侧脑神经运动核（除同侧面神经核下部和舌下神经核），支配对侧眼裂以下面肌、舌肌和其他双侧头面部骨骼肌的随意运动。皮质脊髓束和皮质核束合称**锥体束**。

3. 脑干的网状结构　网状结构内的神经元胞体在一定程度上聚集成团，形成许多功能各异的神经核，与觉醒、睡眠的周期节律，中枢内上、下行信息的整合，躯体和内脏各种感觉和运动功能的调节，并与脑的学习、记忆等高级功能有关。

（三）脑干的功能

脑干是大脑、间脑、小脑与脊髓间信息联系必经之桥梁，是各种上、下行传导束必经之路，也是网状结构的主要部位，构成上行网状激动系统和下行网状激动系统，调节躯体、内脏活动等。脑干是心血管、呼吸等重要生命中枢，以及瞳孔对光反射中枢和角膜反射中枢等所在地。

脑干损伤

脑干损伤是指中脑、脑桥和延髓的损伤，是一种严重的颅脑损伤。损伤后出现的症状有：①意识障碍：轻者对痛刺激可有反应，重者昏迷程度深，一切反射消失。②瞳孔和眼运动改变：如两侧瞳孔不等大，对光反射消失，眼球倾斜或固定不动等。③去皮质强直：如伸肌张力增高，头部后仰呈反弓状。④锥体束征：是脑干损伤的重要体征之一，包括肢体瘫痪、肌张力异常、腱反射亢进和病理性反射出现。⑤生命体征变化，可出现呼吸功能紊乱和心血管功能异常，发生呼吸、心跳停止。

二、小脑

小脑位于颅后窝，居脑桥、延髓的背侧，借小脑下、中、上脚与脑干相连。

1. 小脑的外形　小脑上面平坦，下面中部凹陷。中间缩窄部称小脑蚓，两侧膨大部称小脑半球。在小脑半球下面前内侧部有一突出结构，称**小脑扁桃体**（图17-9）。

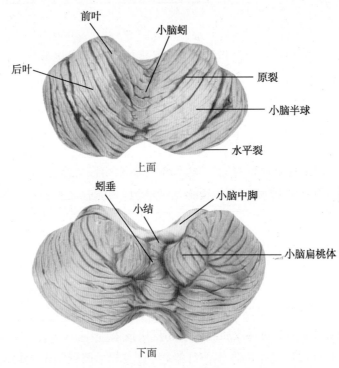

前叶　小脑蚓
后叶　原裂
小脑半球
水平裂
上面

蚓垂　小脑中脚
小结
小脑扁桃体
下面

图17-9　小脑的外形

小脑扁桃体疝

延髓在枕骨大孔处与脊髓相连，小脑扁桃体位于枕骨大孔上方，延髓的后方。当颅内病变（脑炎、肿瘤或出血）引起颅内压增高时，脑受颅腔容积所限只能向枕骨大孔突出。如小脑扁桃体向下嵌入枕骨大孔，可形成小脑扁桃体疝（又称枕骨大孔疝），挤压延髓的生命中枢，导致呼吸心跳停止，危及生命。因此，对颅内压增高的患者应及早采取减压措施。

2. 小脑的内部结构　小脑皮质为小脑表面的灰质，小脑髓体即在深面的小脑白质，髓体内的灰质团块为小脑核，共有4对，最大的是齿状核（图17-10）。

3. 小脑的功能　小脑的主要功能与运动控制有关。一是维持身体的平衡，损伤后出现站立不稳，步态蹒跚等平衡失调的症状。二是调节肌张力，损伤后表现为肌紧张降低。三是协调骨骼肌的随意运动，损伤后随意运动的力量、方向及准确度将发生变化，动作不是过度就是不及，这种动作性协调障碍称为**小脑性共济失调**。

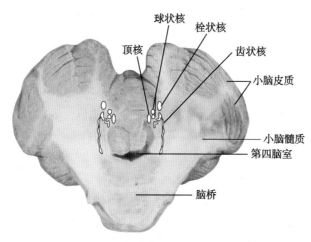

图 17-10　小脑水平切面（示小脑核）

小脑损伤

小脑损伤的典型体征表现为：①平衡失调，走路时两腿间距过宽，东摇西摆，状如醉汉；②共济失调，运动时有控制速度、力量和距离上的障碍，如不能闭眼指鼻、不能做快速的轮替动作等；③意向性震颤，肢体运动时，产生不随意的有节奏的摆动，越接近目标时越加剧；④眼球震颤，表现为眼球非自主地有节奏的摆动；⑤肌张力低下。

三、间脑

间脑位于中脑和端脑之间，其两侧和背面被高度发达的大脑半球所掩盖，间脑分为 5 部分：背侧丘脑、上丘脑、下丘脑、后丘脑和底丘脑。两侧间脑之间为第三脑室（图 17-7）。

1. 背侧丘脑　又称丘脑，由两个卵圆形的灰质团块借丘脑间黏合连接而成，其外侧面邻接内囊，内侧面参与组成第三脑室的侧壁，前端隆凸称丘脑前结节，后端膨大为丘脑枕。背侧丘脑被由"Y"形的内髓板分隔为前核群、内侧核群和外侧核群。外侧核群又分为背侧群和腹侧群，腹侧群由前向后可分为腹前核、腹中间核（腹外侧核）和腹后核。腹后核又分腹后内、外侧核，前者接受三叉丘系和孤束核发出的纤维，后者接受内侧丘系和脊髓丘脑束，两核发出的纤维投射至大脑皮质中央后回感觉中枢。

2. 下丘脑　位于背侧丘脑下方，形成第三脑室下半和底壁。在脑底面，此部最前方是**视交叉**，向后依次为灰结节和乳头体。灰结节向下延续为漏斗，延续处膨大为正中隆起，漏斗下端与垂体相连。下丘脑主要核团有位于视交叉背外侧的**视上核**和第三脑室侧壁上部的**室旁核**，它们分别分泌抗利尿激素（又称血管升压素）和催产素，并通过下丘脑垂体束输送至神经垂体。

下丘脑是神经 - 内分泌 - 免疫的中心，将神经调节与激素调节有机融合，也是内脏活动的高级调节中枢，涉及对情绪、饮食、体温、水盐平衡、睡眠、觉醒及垂体内分泌活动等的调节。下丘脑除通过神经通路接受有关信息外，还可直接通过血液接受机体相关信息（如体温、血液成分变化等），因此能有效地实现其调节功能。有研究表明，下丘脑还参与情感、学习与记忆等脑的高级神经/精神活动。

下丘脑对生物节律的控制

生物节律是指生物体内的功能活动按一定时间顺序呈现周期性变化的节律，根据周期的长短可划分为日节律、月节律、年节律等。其中日节律表现尤为突出。一些重要的生理功能多呈现昼夜的周期性波动，称为日周期节律，例如动脉血压、体温、血细胞数、某些激素的分泌等。据研究，这种日节律的控制中心可能在下丘脑的视交叉上核。它通过视网膜-视交叉上核束与视觉感受装置发生联系，因而能随昼夜光照改变其活动，使体内一些重要的功能活动周期与昼夜交替的周期同步化。如果人为改变昼夜的光照变化，可使一些功能的日周期发生位相的改变。

3. 后丘脑、上丘脑和底丘脑 后丘脑包括丘脑枕后下方的内、外侧膝状体，前者借下丘臂连接下丘，接受外侧丘系纤维，发出纤维经听辐射至颞叶听觉中枢；后者借上丘臂连接上丘，接受视束纤维，发出纤维经视辐射至枕叶视觉中枢。上丘脑位于第三脑室顶部的周围，包括丘脑髓纹、缰三角和松果体等；松果体是内分泌腺可产生褪黑激素，具有抑制性腺和调节生物钟的功能。底丘脑位于间脑与中脑的过渡区，是锥体外系的重要结构。

4. 第三脑室 呈矢状位的狭窄腔隙，位于两侧背侧丘脑和下丘脑之间。顶部由脉络组织构成，可以产生脑脊液，底部由乳头体、灰结节、漏斗和视交叉组成。前方借室间孔与两侧大脑半球内的侧脑室相通，后下方以中脑水管通第四脑室（图17-11）。

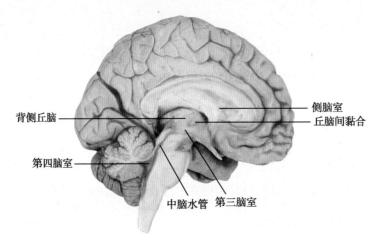

图17-11 脑正中矢状切面（示脑室系统）

四、端脑

端脑又称**大脑**，是脑的最高级、最发达的部分，由左右两侧大脑半球组成，是人体运动、感觉和联络功能的重要整合中枢。左、右大脑半球之间为纵行的**大脑纵裂**，裂的底面有白质纤维组成的**胼胝体**连接两半球。大、小脑之间有**大脑横裂**。

（一）端脑的外形和分叶

大脑半球表面有许多凹陷的**沟**和隆起的**脑回**，这些沟回增加了大脑皮质的面积，同时也是对大脑半球进行分叶和定位的重要标志。

1. 大脑的分叶 大脑半球借外侧沟、中央沟和顶枕沟分为5叶（图17-12，图17-13）：①**额叶**，为中央沟以前和外侧沟上方的部分；②**顶叶**，前界为中央沟，后界为顶枕沟与枕前切迹连线的上半，下界为自上述连线中点至外侧沟末端之连线；③**颞叶**，为外侧沟下方的部分；④**枕叶**，在顶枕沟和枕前切迹连线的后方；⑤**岛叶**，在大脑外侧沟深面，被额叶、顶叶和颞叶所遮盖。

2. 大脑半球各叶的主要沟回 每个半球分为上外侧面、内侧面和底面，各面上主要的沟回如下。

（1）大脑半球的背外侧面：**中央沟**前方有与之平行的**中央前沟**，两者之间为**中央前回**；中央前沟前方有两条向前与半球上缘平行的额上、下沟，将中央前沟前的额叶分成额上、中、下回。中央沟后方有与其平行的中央后沟，两者之间为**中央后回**；以中央后沟后部一前后走向的顶内沟为界，分为上方的顶上小叶和下方的顶下小叶，顶下小叶又包括**缘上回**和**角回**。颞叶以与外侧沟平行的颞上、下沟将其分为**颞上、中、下回**（图 17-13）。在颞上回的上面，外侧沟的下壁上有 2～3 条横行的小回，称颞横回。

（2）大脑半球内侧面和底面：**中央旁小叶**是中央前、后回移行至内侧面的部分。内侧面中部可见胼胝体切面，胼胝体上方的沟为胼胝体沟，其绕过胼胝体后方向前下移行于海马沟。在胼胝体沟上方，有与之平行的扣带沟，两沟之间为**扣带回**，并在胼胝体后方转向下前，延续为**海马旁回和钩**。枕叶内，自顶枕沟前下向枕叶后端有距状沟，距状沟上、下分别为楔叶和舌回。在海马沟处，一部分皮质卷入侧脑室下角，呈弓形隆起称**海马**。海马与其内侧的齿状回合称海马结构（图 17-13）。在额叶下面有嗅束，其前端膨大称嗅球，与嗅神经相连。

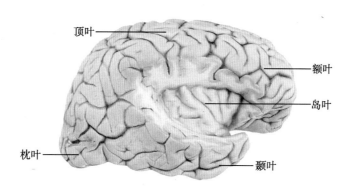

图 17-12 大脑的分叶

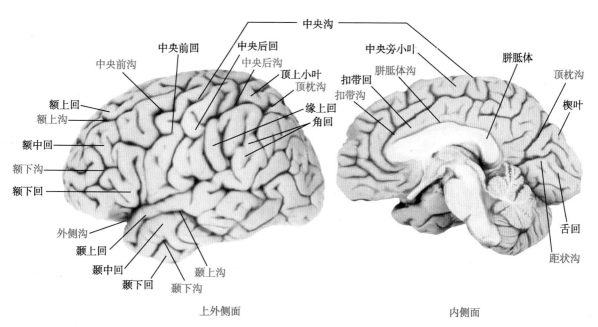

图 17-13 大脑半球的主要沟回

（二）大脑的内部结构

大脑半球表面的灰质层，称**大脑皮质**，深面有大脑的白质，也称**髓质**，蕴藏在髓质中的一些核团，称**基底核**。两侧大脑半球内部的各有一空腔为**侧脑室**。

1. 大脑皮质的功能定位 大脑皮质是脑的最重要部分，是运动、感觉的最高中枢，也是语言、意识思维等高级神经活动的物质基础。不同区域的皮质有不同的功能，这些具有特定功能的脑区称为中枢，不同的功能相对集中在某些特定的皮质区，即大脑皮质的功能定位（图 17-14）。

（1）**躯体运动区**：位于中央前回和中央旁小叶前部。该区接受中央后回、丘脑腹前核、腹中间核和腹后核的信息，并发出纤维组成锥体束，以管理全身骨骼肌的运动。

（2）**躯体感觉区**：位于中央后回和中央旁小叶后部。该区接受丘脑腹后核传来的对侧半身体的痛、温、触、压以及位置和运动觉。

身体各部在第 1 躯体运动和感觉中枢局部定位特点是：①上下倒置，中央前、后回最上部和中央旁小叶前、后部与会阴及下肢运动和感觉有关；中部与躯干及上肢有关；近外侧沟的下部是头部投影。整个身体各部投影宛如头向下、脚向上倒置的人形，但头部投影正置；②左右交叉管理，即与对侧躯干和上、下肢体的运动和感觉有关；③人体各部在皮质区投影的大小主要取决于该部功能的重要性和复杂程度（图 17-15）。

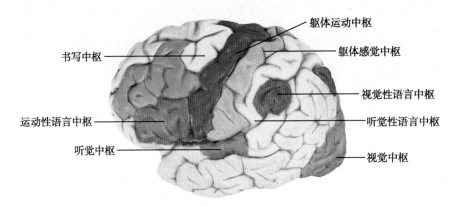

图 17-14　大脑皮质的主要中枢（大脑半球上外侧面）

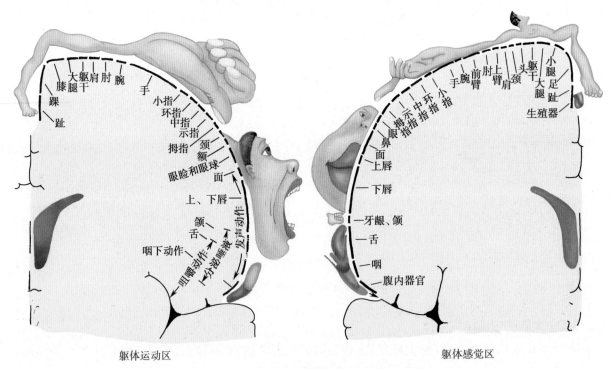

躯体运动区　　　　　　　　　　　　　　　　躯体感觉区

图 17-15　人体各部在躯体运动和感觉区的定位

（3）**视觉区**：位于距状沟上、下方的枕叶皮质，即楔叶和舌回。该区接受来自外侧膝状体的纤维。一侧视区接受双眼同侧半视网膜来的冲动，损伤一侧视区可引起双眼对侧视野偏盲，称同向性偏盲。

（4）**听觉区**：位于颞横回。该区接受内侧膝状体来的纤维，每侧听区都接收来自双耳的冲动，因此一侧听觉中枢受损，不致引起全聋。

（5）**语言中枢**：人类大脑皮质与动物的本质区别是能进行思维和意识等高级活动，并进行语言的表达，故在人类大脑皮质上具有相应的语言中枢，如说话、听话、书写和阅读等中枢。语言中枢分为：①**运动性语言（说话）中枢**，位于额下回后部，如此中枢受损，患者虽能发音，但无说话能力，不能说出有意义的语言，称运动性失语症；②**听觉性语言（听话）中枢**，位于颞上回后部，损伤后患者听觉虽正常，能听到别人讲话，但听不懂别人的讲话，也不理解自己讲话的含义，称感觉性失语症；③**书写中枢**，位于额中回的后部，紧靠中央前回的上肢投影区，损伤后患者手运动正常，但写字、绘图等精细动作发生障碍，称为失写症；④**视觉性语言（阅读）中枢**，位于角回，损伤后患者视觉虽正常，对原来认识的字不能阅读，也不理解文字符号的意义，称失读症。

优势半球

语言中枢在发育开始时，两半球上都有基础，以后侧重在一侧半球上逐渐发展起来，该侧半球称优势半球。通常认为，善用右手者（称右利者）的优势半球在左侧，即语言中枢在左半球。而左利者多数人语言中枢仍在左半球，仅少数人在右半球。只有损伤优势半球的语言中枢时才会出现各种失语症。事实上，两半球各有其优势，左半球主要在语言、意识、数学分析和逻辑思维等方面为优势，而右半球主要在艺术、音乐、图形及时空概念等方面有优势。

2. 基底核　为埋藏在大脑半球白质内的灰质团块，因位于大脑底部而得名。包括纹状体、屏状核和杏仁体（图 17-16）。

（1）**纹状体**：由尾状核和豆状核组成，因其断面呈纹理状而得名。**尾状核**位于丘脑背外侧，为前向后"C"形弯曲的圆柱体，可分为头、体、尾 3 部分，终端连接杏仁体。**豆状核**位于岛叶深部，背侧丘脑的外侧，在水平或冠状切面上呈三角形，可分为 3 部，外侧部称**壳**，内侧两部名**苍白球**。在种系发生上，尾状核和壳为较新的结构，合称新纹状体；苍白球较为古老，称旧纹状体。纹状体的功能主要是维持肌张力，协调骨骼肌的运动和参与躯体运动的调节；旧纹状体还参与学习记忆。

（2）**屏状核**：位于岛叶和豆状核之间，可能与视、听觉功能有关。

（3）**杏仁体**：位于侧脑室下角前端、海马旁回和钩的深面，与尾状核尾相连。杏仁体属于边缘系统的一部分，与内脏活动和情绪的调节有关。

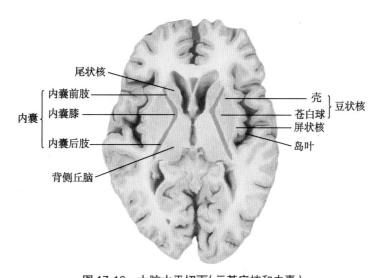

图 17-16　大脑水平切面（示基底核和内囊）

舞蹈症

舞蹈病患者主要表现出头部和上肢不自主的舞蹈样动作,肌张力降低。舞蹈病的主要病变部位在纹状体,其中的胆碱能神经元和γ-氨基丁酸能神经元的功能减退,而黑质多巴胺能神经元功能相对亢进,从而出现舞蹈病症状。因此,临床上用利血平消耗掉多巴胺类递质,可以缓解舞蹈病患者的症状。

3. 大脑半球的髓质　由大量神经纤维组成,可分为3类。

(1)连合纤维:是连接左、右半球的纤维,包括:①胼胝体,为最大的连合纤维,位于大脑纵裂底,由连合左、右半球的额、顶、枕、颞叶皮质纤维构成;②前连合,连接左、右嗅球和两侧颞叶;③穹隆连合(海马连合),连接两侧海马。

(2)联络纤维:是同侧半球内部各叶间的联系纤维,纤维长短不一,长纤维可联系半球内各脑叶,短纤维联系相邻脑回。

(3)投射纤维:是联系大脑皮质和皮质下结构的上、下行纤维。投射纤维绝大部分经过尾状核、背侧丘脑与豆状核之间,形成宽厚的白质纤维板,称为**内囊**(图17-16)。在大脑水平切面上呈" > < "形,分为前肢、膝和后肢3部分:①前肢位于豆状核与尾状核之间,主要有上行的丘脑前辐射和下行的额桥束通过;②后肢位于豆状核和背侧丘脑之间,主要有下行的皮质脊髓束、皮质红核束和顶枕颞桥束,上行的丘脑中央辐射、视辐射和听辐射通过;③前、后肢相交处称为膝,有下行的皮质核束通过。

内囊损伤的"三偏症"

内囊是由高度集中的投射纤维构成,故此处的病灶即使不大,亦可导致严重的后果。如一侧内囊的小动脉破裂(通称脑溢血)或栓塞致内囊损伤时,患者会出现:①对侧半身深、浅感觉障碍(偏身感觉丧失);②对侧半身随意运动障碍(偏瘫);③双眼对侧同向性偏盲。即临床所谓的对侧半身麻木、偏瘫和偏盲的"三偏症"。

4. 侧脑室　为位于大脑半球内的腔隙,中央部位于顶叶,前角伸入额叶,后角伸入枕叶,下角伸入颞叶(图17-11)。室内的脉络丛产生的脑脊液经室间孔流入第三脑室。

(三)边缘系统

在大脑半球内侧面,扣带回、海马旁回、海马和齿状回共同组成**边缘叶**(图17-13)。边缘叶与其联系密切的皮质和皮质下结构,如杏仁体、下丘脑、背侧丘脑的前核群和中脑被盖等,共同组成**边缘系统**。边缘系统是脑的古老部分,各部之间存在着复杂的联系,形成许多大小不等的环路,管理内脏活动、情绪反应和性活动等,在维持个体生存和种族繁衍方面发挥重要作用。近期研究表明,边缘系统特别是海马还与机体的高级精神活动中的学习和记忆有关。

讨论与思考题

1. 某高空作业人员不慎从三楼坠下,MRI检查显示第6胸椎骨折,请问:

(1)可能会损伤到哪一脊髓节段?

(2)若脊髓横断,可能会出现哪些障碍?结合脊髓的结构谈谈你的看法。

2. 患者,女,40岁,大学文化,左利手,近期出现双眼视觉正常,但不能正常阅读书籍、报纸等,其他无异常。请问:

(1)可能损伤的脑区在哪里?

(2)与听、说、读、写等语言功能有关的中枢有哪些?

3. 某高血压患者突然昏倒,意识恢复后,说话不清楚,经检查发现:右上、下肢不能运动,肌肉僵硬,膝跳反射和肱二头肌反射亢进,Babinski 征阳性,两侧额纹对等,均能闭目,右侧鼻唇沟变浅,口角歪向左侧，伸舌时舌尖偏向右侧；右半身痛觉丧失，闭目时不能说出右上、下肢被动运动的状态和姿势；双眼右半视野偏盲。根据上述检查结果回答以下问题：

（1）根据上述体征，简要分析病变位于何处？

（2）分析一下为何出现上述症状？

（吕叶辉）

第十八章 周围神经系统

周围神经系统是指除中枢神经系统以外的神经成分，包括由神经纤维聚合而成的神经和神经元胞体聚集形成的神经节。根据其与中枢神经系统的连接部位不同，分为脊神经和脑神经两大部分。脊神经与脊髓相连，脑神经与脑相连。根据周围神经分布部位的不同，将其分为躯体神经和内脏神经两大部分。躯体神经分布于全身皮肤、骨、关节和骨骼肌，内脏神经分布于内脏、心血管和腺体等处。按照行使功能的不同，躯体神经又分为躯体感觉神经和躯体运动神经，内脏神经又分为内脏感觉神经和内脏运动神经。为了叙述方便，一般把周围神经系统分为脑神经、脊神经和内脏神经三部分。

第一节 脊 神 经

一、脊神经的构成、纤维成分和分支

1. 脊神经的构成 脊神经共 31 对，每对脊神经均借前根和后根与脊髓相连。前根属运动性，后根属感觉性，两者在椎间孔处合成脊神经。脊神经后根在椎间孔附近有一椭圆形膨大，称**脊神经节**，内含假单极感觉神经元的胞体。

根据脊神经与脊髓的连接关系，将 31 对脊神经分为 5 部分，即颈神经 8 对、胸神经 12 对、腰神经 5 对、骶神经 5 对和尾神经 1 对。第 1 对颈神经自第 1 颈椎上方的间隙出椎管，第 2~7 对颈神经自同序数颈椎上方的椎间孔出椎管，第 8 对颈神经自第 7 颈椎下方的椎间孔出椎管。所有胸、腰神经分别自同序数椎骨下方的椎间孔出椎管，第 1~4 骶神经从同序数的骶前孔和骶后孔出骶管，第 5 骶神经和尾神经自骶管裂孔穿出。

2. 脊神经的纤维成分 31 对脊神经都是混合性神经，含有 4 种纤维成分（图 18-1）。

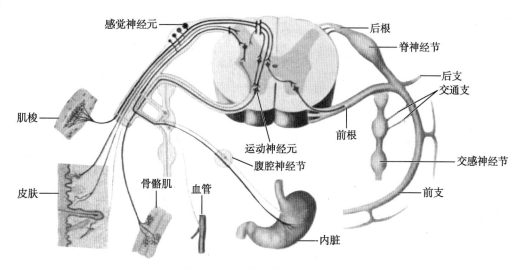

图 18-1　脊神经的组成和分支

（1）躯体感觉纤维：分布于皮肤、关节和骨骼肌等处，传导皮肤的浅感觉（如痛、温、触、压觉等）和肌、腱、关节的深感觉（如本体感觉等）冲动至中枢。

（2）内脏感觉纤维：分布于内脏、心血管和腺体，将其感觉冲动传入中枢。

（3）躯体运动纤维：分布于骨骼肌，支配骨骼肌的随意运动。

（4）内脏运动纤维：分布于内脏、心血管和腺体，支配平滑肌、心肌的运动和腺体的分泌。

3. 脊神经的分支　脊神经干较短，出椎间孔后立即分为数支。

（1）前支：粗大，分布于躯干前外侧和四肢的肌肉及皮肤。除胸神经前支仍保持原有的节段性走行和分布外，其余各部前支均交织成丛，再由丛发出分支分布于躯干和四肢的肌肉与皮肤。脊神经前支形成的神经丛有 4 个，即**颈丛**、**臂丛**、**腰丛**和**骶丛**。

（2）后支：细小，呈节段性分布于躯干背侧的深层肌和皮肤。

（3）脊膜支：经椎间孔返回椎管，分布于脊髓的被膜、脊柱的韧带和椎间盘等处。

（4）交通支：连于脊神经和交感干之间，属于交感神经系统的结构。

二、颈丛

1. 组成和位置　颈丛由第 1～4 颈神经前支相互交织而成，位于胸锁乳突肌上部的深面，中斜角肌和肩胛提肌的前方。

2. 主要分支与分布　颈丛分支有浅支和深支。浅支由胸锁乳突肌后缘中点附近穿深筋膜浅出，呈放射状分布（图 18-2）。其浅出的部位是颈部皮肤阻滞麻醉的进针点。颈丛的深支主要分布于颈部深层肌、舌骨下肌群和膈肌。主要分支有：

（1）枕小神经：沿胸锁乳突肌后缘上行，分布于枕部及耳郭背面上部的皮肤。

（2）耳大神经：沿胸锁乳突肌表面向耳垂方向上行，分布于耳垂及腮腺区的皮肤。

（3）颈横神经：沿胸锁乳突肌表面横行向前，分布于颈前部的皮肤。

（4）锁骨上神经：有 2～4 支，行向外下方，分布于颈外侧区、胸壁上部和肩部的皮肤。

（5）**膈神经**：是颈丛的重要分支，属混合性神经。自颈丛发出后，沿前斜角肌前面下行，在锁骨下动、静脉之间经胸廓上口入胸腔，越过肺根前方，在纵隔胸膜与心包之间下行至膈。其运动纤维支配膈肌的运动，感觉纤维分布于心包、纵隔胸膜、膈胸膜及膈下面中央部的腹膜。右膈神经的感觉纤维还分布于肝、胆囊表面的腹膜（图 18-3）。

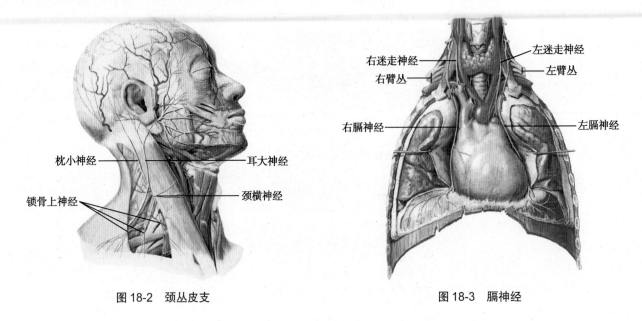

图 18-2　颈丛皮支　　　　　　　　　　图 18-3　膈神经

三、臂丛

1. 组成和位置　臂丛由第 5～8 颈神经前支和第 1 胸神经前支的大部分纤维组成（图 18-4）。自斜角肌间隙穿出，行于锁骨下动脉的后上方，经锁骨中点后方进入腋窝。在腋窝内，臂丛发出许多分支，分布于上肢的皮肤和肌肉。在锁骨中点后方，臂丛位置表浅，是临床上进行臂丛神经阻滞麻醉的进针点。

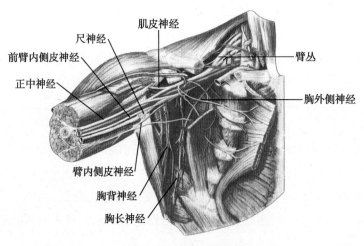

图 18-4　臂丛的组成

2. 主要分支与分布

（1）**腋神经**：自腋窝发出后，向后外绕肱骨外科颈至三角肌深面，支配三角肌、小圆肌和肩部、臂外侧区上部的皮肤。肱骨外科颈骨折、肩关节脱位或使用腋杖不当，都可能损伤腋神经而导致三角肌瘫痪，表现为臂不能外展，肩部皮肤感觉障碍，肩部圆隆的外形消失，肩峰突出，形成"方形肩"。

（2）**肌皮神经**：自腋窝发出后，向外下斜穿喙肱肌、肱二头肌和肱肌，并支配上述三肌。其终支在肱二头肌下端、肘窝外侧浅出皮下，称前臂外侧皮神经，分布于前臂外侧皮肤（图 18-5）。

（3）**正中神经**：自腋窝发出后，沿肱二头肌内侧沟下降至肘窝，穿过旋前圆肌后沿前臂正中下行于指浅、深屈肌之间至腕部，经腕管入手掌。正中神经在臂部无分支，在肘部、前臂和手掌发出肌支，支配前臂肌的前群（肱桡肌、尺侧腕屈肌和指深屈肌尺侧半除外）、手肌的外侧群（拇收肌除外）和第 1、2 蚓状肌（图 18-5）。在手掌发出皮支分布于手掌桡侧 2/3、桡侧 3 个半手指的掌面及其末两节的背面皮肤（图 18-6，图 18-7）。

正中神经在前臂和腕部外伤时易被损伤，损伤后表现为前臂不能旋前，屈腕能力减弱，拇、示指不能屈曲，拇指不能对掌，握拳及前臂旋前功能丧失，手掌变平坦，表现为"猿手"；同时伴有拇指、示指和中指的远节明显的感觉障碍。因此，在护理操作中应注意保护。

（4）**尺神经**：自腋窝发出后，沿肱二头肌内侧沟下行至臂中部转向后下，经尺神经沟进入前臂

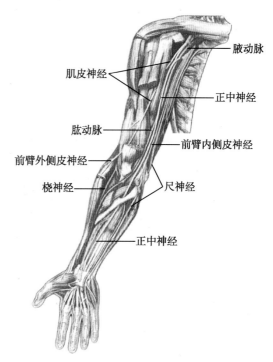

图 18-5 上肢前面的结构

前面的内侧，沿尺动脉的内侧下行达腕部（图 18-5）。尺神经在前臂发出肌支支配尺侧腕屈肌和指深屈肌尺侧半。在手掌发出肌支支配小鱼际肌、拇收肌、骨间肌和第 3、4 蚓状肌；皮支分布于手掌的尺侧 1/3 和尺侧 1 个半手指的掌面皮肤。在手背发出皮支分布于手背尺侧半和尺侧 2 个半手指的背面皮肤（图 18-6，图 18-7）。

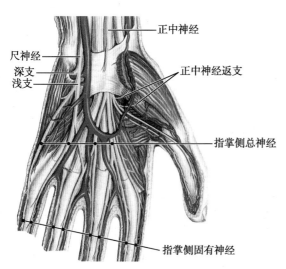

图 18-6 手掌的神经分布

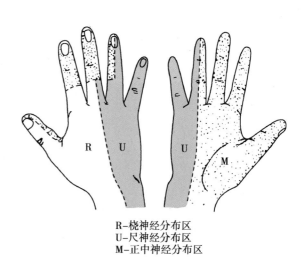

R—桡神经分布区
U—尺神经分布区
M—正中神经分布区

图 18-7 手部皮肤的神经分布

尺神经在经过尺神经沟处位置表浅，易受刺激和损伤。损伤后表现为屈腕力减弱，拇指不能内收，环指和小指末节不能屈曲，其他各指不能内收和外展，小鱼际萎缩，掌指关节过伸，指间关节过屈，表现为"爪形手"；同时伴有手掌、手背内侧缘和小指明显的感觉障碍。

（5）**桡神经**：是臂丛最粗大的分支。自腋窝发出后，伴肱深动脉向下外行于肱三头肌深面，沿桡

神经沟下行至肱骨外上髁前方分为浅、深两支。浅支沿前臂下行至手背，分布于手背桡侧 1/2 和桡侧 2 个半手指背面的皮肤。深支至前臂肌后群并支配该肌群。桡神经主干在臂部发出肌支支配肱三头肌、肱桡肌和桡侧腕长伸肌，皮支分布于臂和前臂后面的皮肤（图 18-8）。

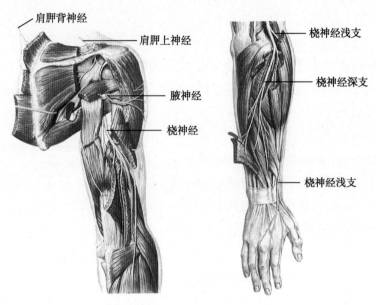

图 18-8 上肢后面的结构

桡神经在肱骨中段骨折时极易损伤，损伤后表现为不能伸腕、伸指，前臂不能旋后，抬前臂时呈"垂腕"状态。同时伴有前臂后面和手背桡侧半皮肤感觉障碍，以第 1、2 掌骨间隙背面的"虎口"区皮肤最明显（图 18-9）。

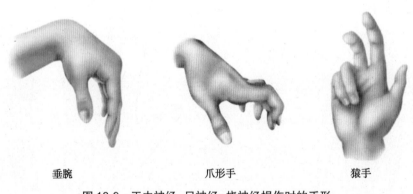

垂腕　　　　　　爪形手　　　　　　猿手

图 18-9 正中神经、尺神经、桡神经损伤时的手形

此外，臂丛还发出胸长神经分布于前锯肌；胸背神经分布于背阔肌；臂内侧皮神经分布于臂内侧皮肤；前臂内侧皮神经分布于前臂内侧皮肤等。

四、胸神经前支

胸神经前支共 12 对，除第 1 对胸神经前支大部分参与臂丛、第 12 对胸神经前支小部分参与腰丛的组成外，其余胸神经前支均单独走行。其中，第 1～11 对胸神经前支位于相应的肋间隙中，称**肋间神经**，第 12 对胸神经前支位于第 12 肋下方，故名肋下神经。肋间神经伴随肋间后动、静脉，走行于肋间内、外肌之间;肋下神经走行于第12肋下方,二者发出外侧皮支和前皮支,分布于胸、腹壁皮肤及相应的壁胸膜和壁腹膜;发出肌支分布于肋间肌和腹肌的前外侧群(图18-10)。

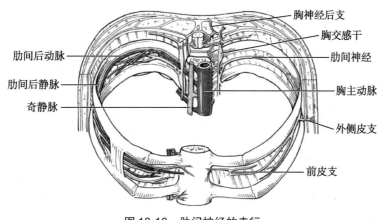

图 18-10　肋间神经的走行

　　胸神经前支在胸、腹壁皮肤的分布呈明显的节段性,表现为由上向下依顺序分节段排列:T_2 分布于胸骨角平面,T_4 分布于乳头平面,T_6 分布于剑胸结合平面,T_8 分布于肋弓平面,T_{10} 分布于脐平面,T_{12} 分布于脐与耻骨联合连线的中点平面(图18-11)。临床工作中,常以节段性分布特点检查皮肤感觉障碍平面,有助于对脊神经或脊髓损伤做定位诊断以及硬膜外麻醉时麻醉平面的判断。

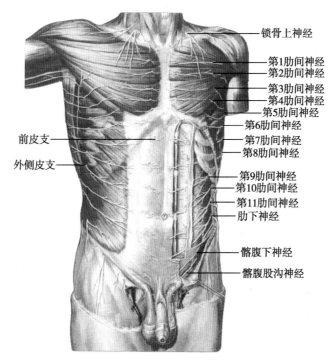

图 18-11　胸神经的分布

五、腰丛

　　1. 组成和位置　腰丛由第12胸神经前支的一部分、第1~3腰神经前支和第4腰神经前支的一部分组成,位于腰大肌深面(图18-12)。

2. 主要分支与分布 腰丛的分支有肌支和皮支,肌支主要分布于髂腰肌、腰方肌、腹肌的前外侧群和大腿肌的前群、内侧群;皮支分布于下腹部、腹股沟部、会阴部、大腿前面和内侧面的皮肤(图 18-13)。

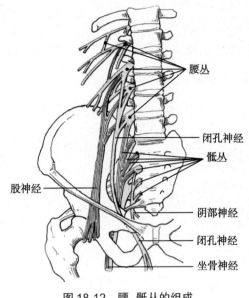

图 18-12 腰、骶丛的组成

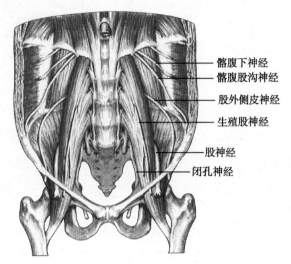

图 18-13 腰丛及其分支

（1）髂腹下神经:自腰大肌外侧缘穿出,向前外下行于腹肌前外侧群之间,至腹股沟管浅环上方 3cm 处浅出皮下,沿途分布于腹前外侧壁诸肌以及臀外侧、腹股沟和下腹部的皮肤。

（2）髂腹股沟神经:行于髂腹下神经的下方,穿经腹股沟管,伴精索或子宫圆韧带自腹股沟管浅环穿出,分布于腹前外侧壁的肌肉和腹股沟、阴囊或大阴唇的皮肤。

（3）股外侧皮神经:分布于大腿外侧面的皮肤。

（4）**股神经**:是腰丛中最大的分支。自腰大肌外侧缘和髂肌之间下行,经腹股沟韧带深面进入股三角,发出肌支支配大腿前群肌,皮支除分布于大腿前面的皮肤外,还发出隐神经,伴大隐静脉向下分布于小腿内侧面及足内侧缘的皮肤(图 18-14)。在踝部大隐静脉注射时,如药物外漏可刺激隐神经。

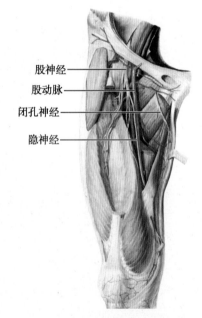

图 18-14 大腿前内侧面的结构

（5）闭孔神经:自腰大肌内侧缘穿出,贴小骨盆内侧壁行向前下,经闭孔至大腿内侧,分布于大腿内侧面的皮肤和肌肉及髋关节。骨盆骨折时易伤及闭孔神经,表现为股内侧肌群瘫痪,站立和行走受限,患肢不能交叉到健侧肢体上。

六、骶丛

1. 组成和位置 骶丛位于盆腔内,骶骨和梨状肌的前面,由第 4 腰神经前支一部分、第 5 腰神经前支和全部骶神经、尾神经前支组成(图 18-12)。

2. 主要分支与分布(图 18-15)

（1）臀上神经:经梨状肌上孔出骨盆,支配臀中肌、臀小肌和阔筋膜张肌。

（2）臀下神经：经梨状肌下孔出骨盆，支配臀大肌。

（3）阴部神经：经梨状肌下孔出骨盆，绕坐骨棘经坐骨小孔进入坐骨直肠窝，分布于会阴、外生殖器和肛门周围的皮肤和肌肉。

（4）股后皮神经：经梨状肌下孔出骨盆，至臀大肌下缘浅出，分布于臀下部、大腿后面和腘窝的皮肤。

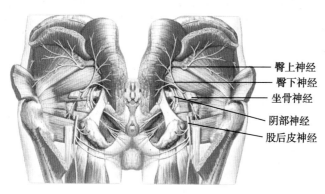

图 18-15 骶丛的分支

（5）**坐骨神经**：是全身最长、最粗大的神经，经梨状肌下孔出骨盆，在臀大肌深面下行，经坐骨结节与股骨大转子之间下行至大腿后面，在股二头肌深面下行至腘窝上方分为胫神经和腓总神经。在大腿后面，坐骨神经主干发出分支分布于髋关节和大腿后群肌（图 18-16）。

胫神经为坐骨神经的直接延续，沿腘窝中线下行于小腿后群浅、深两层肌之间，经内踝后方进入足底，分为足底内侧神经和足底外侧神经。胫神经肌支支配小腿后群肌及足底肌，皮支分布于小腿后面和足底皮肤（图 18-17）。

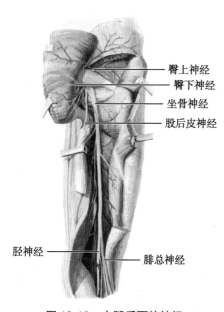

图 18-16 大腿后面的神经

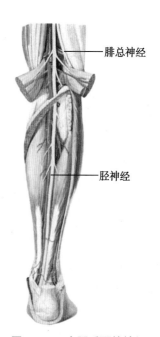

图 18-17 小腿后面的神经

腓总神经沿腘窝外侧缘下降，绕腓骨颈外侧向前下，分为腓浅神经和腓深神经（图 18-18）。腓浅神经在腓骨长、短肌之间下行，发出肌支支配上述二肌，皮支分布于小腿前外侧面、足背及第 2～5 趾背的皮肤。腓深神经穿经小腿前群肌深面至足背,发出肌支支配小腿前群肌和足背肌,皮支分布于足第1~2趾相对缘的趾背皮肤。

胫神经损伤后,由于小腿后群肌收缩无力,主要表现为足不能跖屈,不能以足尖站立,内翻力弱,呈"钩状足"畸形(图18-19)。感觉障碍以足底皮肤最明显。

腓总神经在绕经腓骨颈处位置表浅,易受损伤。损伤后由于小腿前、外侧群肌功能丧失,表现为足不能背伸,趾不能伸,行走时足下垂且内翻,呈"马蹄内翻足"畸形(图18-19),感觉障碍以小腿前、外侧面及足背区最明显。

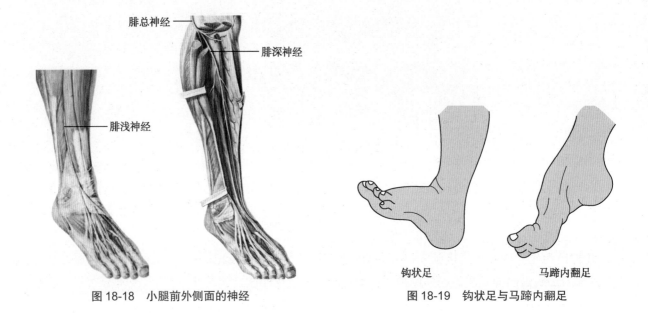

图 18-18　小腿前外侧面的神经　　　　图 18-19　钩状足与马蹄内翻足

护原性神经伤的解剖学基础

1. **体位性神经伤**　在临床护理工作中,根据不同患者病情的需要,将患者安置于符合解剖学和生理学要求的体位,使患者感到舒适和安全,不仅有利于医疗和护理措施的实施,而且能减轻症状,有利于患者的康复。这是临床护理工作中重要但又容易被忽视的事情。尤其是长期处于昏迷或麻醉状态下的患者,当身体某一部分处于异常位置时,患者没有自我调整的能力,更易造成神经损伤,且功能恢复困难,应予以高度重视。体位性神经伤有以下几种:

(1) **臂丛损伤**:上肢正常解剖位置时,臂丛处于松弛状态。当臂后伸时,对整个臂丛产生不同程度的牵拉力,若同时臂部伴有内旋,可进一步增加腋神经和桡神经的张力;若伴有外旋,则增加肌皮神经的张力。臂部外展90°并伴有后伸时,臂丛及5大分支的张力均增加。麻醉后或处于昏迷状态的患者,上肢长时间过度外展并伴有旋转位,头过度偏向对侧,均可造成臂丛某一束或主要神经干损伤,以后束、桡神经或腋神经近段牵拉伤最常见。

(2) **桡神经损伤**:桡神经在肱骨中段紧贴骨面由内上向外下走行,此段神经与骨面之间缺乏软组织的缓冲和保护。当睡眠时以手臂代枕,或者上肢长时间保持外展位,臂部中段的后外侧面置于较硬的物体上,如手术台的边缘、担架边缘、床缘等,都可造成桡神经损伤。

(3) **尺神经损伤**:尺神经常见的损伤部位有两处,一处是臂部,当臂部轻度外展并后伸时,臂内侧紧贴于床缘、担架边缘等较硬的物体上,可致其损伤。另一处是尺神经沟,此处尺神经表面,仅覆以皮肤和浅筋膜,当受到有棱物体的撞击或长时间置于手术台边缘,均可造成损伤。

（4）**坐骨神经损伤**：坐骨神经经股骨大转子与坐骨结节之间至股后部，在臀大肌下缘处位置表浅，昏迷或瘫痪患者在臀下放置便盆时间过长，可造成坐骨神经损伤。

（5）**腓总神经损伤**：腓总神经在绕腓骨颈处位置表浅，表面仅覆以皮肤和浅筋膜，深面紧贴骨面。若患者长时间处于侧卧位伴屈髋屈膝时，下方小腿外侧面受压或垫在较硬物体上，腓骨头和颈部受力较大，易致腓总神经损伤。

2. 注射性神经伤　通过肌内注射和静脉注射治疗疾病，是临床常用的给药途径，但在操作时，如果不熟悉局部结构的解剖关系，不遵循操作常规，在肌内注射时将刺激性强的药物直接注射到神经干或其周围，或静脉注射时药物漏出血管外至神经干周围，均可造成神经组织不同程度的损伤和功能障碍，严重者可致残。注射性神经伤有以下几种：

（1）**臂丛损伤**：臂丛的 5 条神经根形成的 3 个神经束及分支集中从颈根部移行到上肢。在上肢手术时，常作臂丛麻醉，如操作不当将麻醉药物直接注入神经干，则会损伤某一神经束或其分支。

（2）**桡神经损伤**：在肱骨中段背侧，桡神经沿桡神经沟自内上斜行向外下，此处被三角肌后部覆盖，肌层较薄，在此区内做肌内注射或预防疫苗注射过深，均可造成桡神经损伤。在肘窝外侧，桡神经经肱肌和肱桡肌之间进入前臂外侧，位置表浅，在此做静脉注射如药物外漏，也可损伤桡神经。

（3）**正中神经损伤**：在肘窝正中，正中神经位置表浅，肘正中静脉常斜跨其浅层，在肘窝处做静脉注射时，药液外漏可致正中神经损伤。在腕部，正中神经位置表浅，位于桡侧腕屈肌腱与掌长肌腱之间，内关穴封闭可能将其损伤。

（4）**坐骨神经损伤**：临床上肌内注射常在臀部进行。臀大肌注射有两种定位方法。十字法是从臀裂顶点画一水平线，再通过髂嵴顶点做一垂线，两线交叉将臀部分为 4 区，其中外上 1/4 区为臀大肌注射的最佳部位。连线法是从髂前上棘至骶尾连接处做一连线，此线中、外 1/3 交点处是注射的最佳部位。臀大肌注射定位的意义在于避开坐骨神经，如果注射抗生素等刺激性较强的药物，注射部位偏内下或腓总神经走行变异，误将药物注入坐骨神经或腓总神经，将造成神经损伤。

第二节　脑　神　经

脑神经共 12 对，其名称由前向后以罗马数字 I～XII 顺序表示，分别是：I 嗅神经、II 视神经、III 动眼神经、IV 滑车神经、V 三叉神经、VI 展神经、VII 面神经、VIII 前庭蜗神经、IX 舌咽神经、X 迷走神经、XI 副神经、XII 舌下神经。脑神经的纤维成分根据其性质可概括为 4 种：

1. 躯体运动纤维　起自脑神经躯体运动核，支配头颈肌、眼球外肌、舌肌和咽喉肌等。

2. 内脏运动纤维　起自脑神经内脏运动核，属于副交感纤维，支配平滑肌、心肌和腺体。

3. 内脏感觉纤维　分布于头、颈、胸、腹部的脏器、味蕾和嗅器，将内脏感觉冲动传入脑神经内脏感觉核。

4. 躯体感觉纤维　分布于头面部的皮肤、肌、关节及口腔黏膜、鼻腔黏膜、眼、耳和硬脑膜等处，将躯体感觉冲动传入脑神经躯体感觉核。

依据脑神经所含神经纤维种类的不同，将其划分为 3 类：①感觉性脑神经（I、II、VIII）只含有感觉神经纤维；②运动性脑神经（III、IV、VI、XI、XII），只含有运动神经纤维；③混合性脑神经（V、VII、IX、X）既含有感觉纤维，又有含运动纤维（图 18-20）。

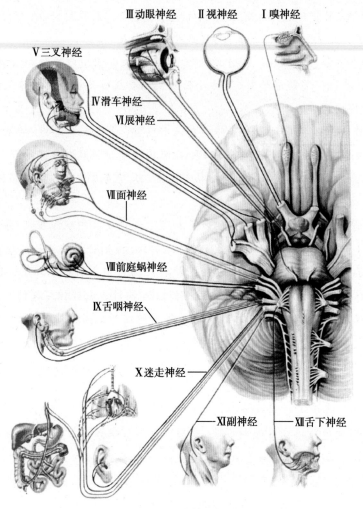

Ⅲ动眼神经　　Ⅱ视神经　　Ⅰ嗅神经

Ⅴ三叉神经

Ⅳ滑车神经

Ⅵ展神经

Ⅶ面神经

Ⅷ前庭蜗神经

Ⅸ舌咽神经

Ⅹ迷走神经

Ⅺ副神经　　　Ⅻ舌下神经

图 18-20　脑神经概况

一、嗅神经

嗅神经为感觉性脑神经,由内脏感觉纤维组成,分布于嗅区鼻黏膜。由嗅区鼻黏膜内嗅细胞的中枢突聚集而成,向上穿筛孔入颅腔,止于嗅球,传导嗅觉神经冲动。

二、视神经

视神经为感觉性脑神经,由躯体感觉纤维组成,分布于眼球的视网膜。由视网膜节细胞的轴突在视神经盘处聚集而成,向后穿过巩膜,经视神经管入颅腔,连于下丘脑的视交叉,传导视觉冲动。

三、动眼神经

动眼神经为运动性脑神经,含有躯体运动纤维和内脏运动纤维。躯体运动纤维由动眼神经核发出;内脏运动纤维(副交感神经纤维)由动眼神经副核发出。两种纤维自脚间窝出脑,向前经过海绵窦外侧壁,通过眶上裂进入眶。躯体运动纤维支配 5 块眼球外肌中。内脏运动纤维至**睫状神经节**交换神经元后,发出节后纤维分布于睫状肌和瞳孔括约肌(图 18-21)。

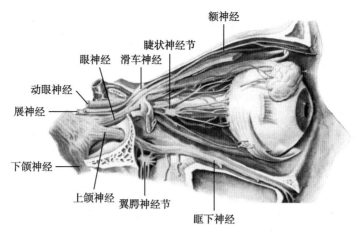

图 18-21　眶内的神经（右侧，外面观）

四、滑车神经

滑车神经为运动性脑神经，含有躯体运动纤维，由滑车神经核发出，于下丘下方出脑，绕大脑脚外侧前行，穿过海绵窦的外侧壁，经眶上裂进入眶，支配上斜肌（图 18-22）。滑车神经是唯一一对从脑干背侧面穿出的脑神经。

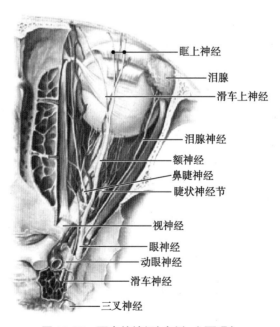

图 18-22　眶内的神经（右侧，上面观）

五、三叉神经

三叉神经为混合性脑神经，含躯体感觉纤维和躯体运动纤维。躯体感觉纤维发自**三叉神经节**，其中枢突进入脑桥，终止于脑桥内的三叉神经脊束核和三叉神经脑桥核；周围突组成眼神经、上颌神经、下颌神经三大分支，分布于面部的皮肤、口腔鼻腔及鼻旁窦的黏膜、眼球、结膜、泪器、牙齿等处；躯体运动纤维起自脑桥内的三叉神经运动核，组成细小的运动根，随下颌神经分支分布于咀嚼肌，支配其运动（图 18-23，图 18-24）。

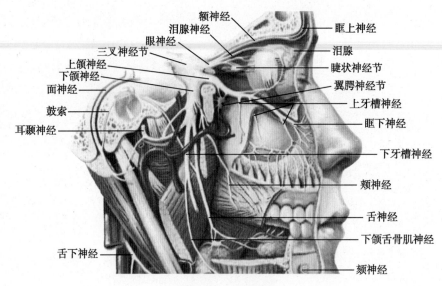

图 18-23　三叉神经

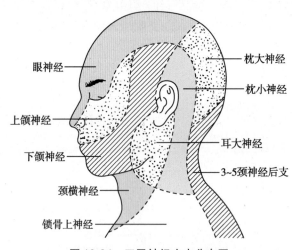

图 18-24　三叉神经皮支分布区

1. 眼神经　为感觉性神经，是三支中最细小的一支，穿海绵窦外侧壁，向前经眶上裂入眶。分支有额神经、泪腺神经和鼻睫神经，分布于眼球、泪腺、结膜、部分鼻黏膜和鼻背、内外眦及睑裂以上的皮肤。

2. 上颌神经　为感觉性神经，穿海绵窦外侧壁，经圆孔出颅后进入翼腭窝，再经眶下裂入眶，延续为**眶下神经**。眶下神经向前经眶下沟、眶下管、眶下孔至面部，分布于睑裂和口裂之间的皮肤。上颌部手术时，可经眶下孔进行阻滞麻醉。上颌神经在出眶下孔之前，沿途发出分支分布于颧颞部皮肤、硬脑膜和口腔顶、鼻腔、上颌窦等处的黏膜以及上颌牙齿、牙龈等处。

3. 下颌神经　为混合神经，是 3 支当中最粗大的分支，含有躯体感觉纤维和躯体运动纤维。下颌神经自卵圆孔出颅至颞下窝后分成数支。运动纤维支配咀嚼肌、鼓膜张肌、下颌舌骨肌、二腹肌前腹等的运动。感觉纤维分布于耳前、颞区、口裂以下的皮肤和颊部、口腔底、舌前 2/3 的黏膜以及下颌牙、牙龈等。主要分支有：①耳颞神经，分布于颞区、耳郭和外耳道的皮肤；②颊神经，分布于颊部皮肤及黏膜；③舌神经，分布于舌前 2/3 的黏膜；④下牙槽神经，伴随同名血管经下颌孔进入下颌管，在管内发出分支分布于下颌牙及牙龈；出颏孔后，称颏神经，分布于口裂以下的皮肤。

三叉神经发出的上、下牙槽神经分别分布于上、下颌的牙及牙周组织,临床上由于牙神经受刺激引起的牙疼可以采用上、下颌神经阻滞术或三叉神经节阻滞术来治疗。

六、展神经

展神经为运动性脑神经,含有躯体运动纤维。神经纤维由展神经核发出,自延髓脑桥沟出脑,穿过海绵窦,向前经眶上裂入眶,支配外直肌(图 18-21)。

七、面神经

面神经为混合性脑神经,含 3 种纤维成分:①躯体运动纤维,起自面神经核,支配面肌;②内脏运动纤维,起自上泌涎核,为副交感纤维,需要至相应的副交感神经节更换神经元,节后纤维分布于泪腺、下颌下腺、舌下腺以及鼻、腭黏膜的腺体,管理腺体的分泌活动;③内脏感觉纤维,分布于舌前 2/3 的味蕾,传导味觉冲动。

面神经自延髓脑桥沟出脑,经内耳门入内耳道,穿内耳道底进入面神经管,最后从茎乳孔穿出,向前穿经腮腺并于腮腺前缘发出颞支、颧支、颊支、下颌缘支和颈支,支配面部表情肌(图 18-25)。

在面神经管内,面神经发出内脏感觉(味觉)纤维加入鼓索,随舌神经走行,分布于舌前 2/3 的味蕾,传导味觉冲动;发出内脏运动(副交感)纤维进入下颌下神经节和翼腭神经节更换神经元,节后纤维分别分布于下颌下腺、舌下腺和泪腺、鼻黏膜腺、腭黏膜腺,管理腺体的分泌(图 18-26)。

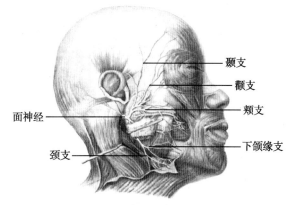

图 18-25 面神经

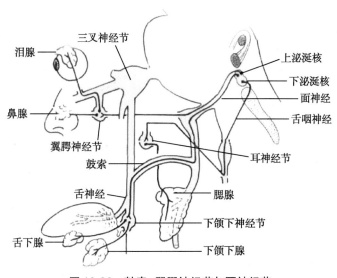

图 18-26 鼓索、翼腭神经节与耳神经节

面神经在面神经管外损伤时,由于损伤了躯体运动纤维,导致面肌瘫痪,表现为口角偏向健侧、不能鼓腮、不能闭眼、角膜反射消失、额纹消失、鼻唇沟变浅或消失等面部表情障碍。

八、前庭蜗神经

前庭蜗神经为感觉性脑神经，由前庭神经和蜗神经组成（图18-27）。前庭神经分布于内耳中的前庭器（壶腹嵴、球囊斑和椭圆囊斑），传导平衡觉冲动。蜗神经分布于内耳中的蜗器（螺旋器），传导听觉冲动。

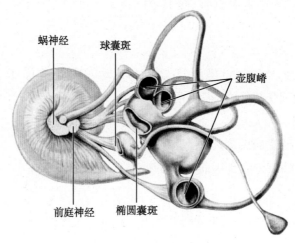

图18-27　前庭蜗神经

九、舌咽神经

舌咽神经为混合性脑神经，含有4种纤维成分：①躯体运动纤维，发自疑核，支配茎突咽肌；②内脏运动纤维，发自下泌延核，经耳神经节更换神经元，其节后纤维分布于腮腺，管理腮腺的分泌；③内脏感觉纤维，分布于舌后1/3的黏膜和味蕾以及咽、咽鼓管、鼓室等处的黏膜，还有颈动脉窦和颈动脉小球；④躯体感觉纤维，分布于耳后皮肤。

舌咽神经连于延髓的橄榄后沟，经颈静脉孔出颅后，在颈内动、静脉之间下行，然后呈弓形向前至舌根（图18-28）。其主要分支有：①舌支：分布于舌后1/3的黏膜和味蕾；②咽支：分布于咽部黏膜和肌肉；③鼓室神经：分布于鼓室、咽鼓管和乳突小房的黏膜。其终支为岩小神经，含有内脏运动纤维，出鼓室至耳神经节更换神经元，节后纤维随耳颞神经分布于腮腺，管理其分泌活动；④颈动脉窦支：分布于颈动脉窦和颈动脉小球。

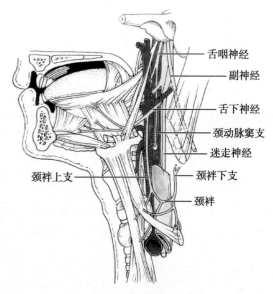

图18-28　舌咽神经的分布

十、迷走神经

迷走神经为混合性脑神经，是脑神经中行程最长、分布范围最广的神经。含有4种纤维成分：①躯体运动纤维，发自疑核，支配咽、喉肌；②内脏运动纤维，发自迷走神经背核，经颈、胸、腹腔器官旁节或壁内节更换神经元，节后纤维分布于颈、胸、腹腔器官的平滑肌、心肌和腺体，支配肌肉的收缩和腺体的分泌；③内脏感觉纤维，分布于颈、胸、腹腔的器官；④躯体感觉纤维，分布于耳郭、外耳道的皮肤和硬脑膜。

（一）迷走神经的走行

迷走神经自延髓的橄榄后沟出脑，经颈静脉孔出颅后，于颈动脉鞘内下行至颈根部，经胸廓上口入胸腔。在胸腔内，左、右迷走神经分别经左、右肺根后方下行至食管前面和后面，形成食管前丛和食管后丛。在食管下段，食管前丛和食管后丛分别汇合成迷走神经前干和后干，前、后干向下与食管伴行，穿膈的食管裂孔进入腹腔（图18-29）。

（二）迷走神经的主要分支

1. 喉上神经　是迷走神经在颈部的分支。其沿颈内动脉内侧下行至舌骨大角水平分为内、外两支。内支伴喉上动脉入喉腔，分布于会厌、舌根及声门裂以上的喉黏膜。外支伴甲状腺上动脉下行至环甲肌，支配该肌的运动。

2. 喉返神经　是迷走神经在胸部的分支。左喉返神经由左迷走神经在主动脉弓前方处发出，向后勾绕主动脉弓下方折返回颈部；右喉返神经由右迷走神经在右锁骨下动脉前方发出，向后勾绕右锁骨下动脉下方折返回颈部。在颈部，左、右喉返神经均沿气管与食管之间的沟内上行，至环甲关节后方入喉，改称喉下神经。其感觉纤维分布于声门裂以下的喉黏膜，运动纤维支配除环甲肌以外的所有喉肌。

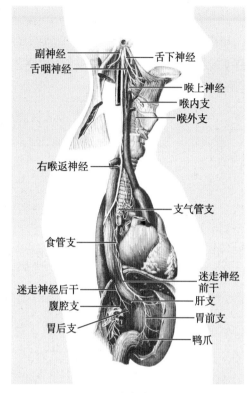

图 18-29　迷走神经的分布

3. 支气管支和食管支　是迷走神经在胸部的分支，分布于气管、支气管、肺及食管。

4. 胃前支、胃后支、肝支、腹腔支　是迷走神经在腹部的分支，分布于胃、肝、胆、胰、脾、肾及结肠左曲以上的消化管。

十一、副神经

副神经为运动性脑神经，含有躯体运动纤维。起自疑核（延髓根）和副神经核（脊髓根），两根一起经颈静脉孔出颅。出颅后延髓根加入迷走神经并随其分支分布于咽喉肌；脊髓根行向后外下方，斜穿胸锁乳突肌至斜方肌，分支支配胸锁乳突肌和斜方肌。若一侧副神经损伤，患侧胸锁乳突肌瘫痪，使头歪向健侧，面转向患侧。

十二、舌下神经

舌下神经为运动性脑神经，含有躯体运动纤维。起自舌下神经核，在延髓前外侧沟出脑，经舌下神经管出颅。出颅后沿颈内动、静脉之间下行至舌骨平面，呈弓形弯向前内，穿颏舌肌入舌内，分支支配全部舌肌（图18-28）。若一侧舌下神经损伤，患侧舌肌瘫痪，伸舌时舌尖偏向患侧。

第二节 内 脏 神 经

内脏神经是指分布于内脏、心血管和腺体等处的神经，分为内脏运动神经和内脏感觉神经。

一、内脏运动神经

内脏运动神经支配平滑肌、心肌的运动和腺体的分泌，一般不受意志的控制，称自主神经，又称植物神经（图18-30）。内脏运动神经和躯体运动神经比较，二者在结构和功能上存在较大差异，主要区别见表18-1。

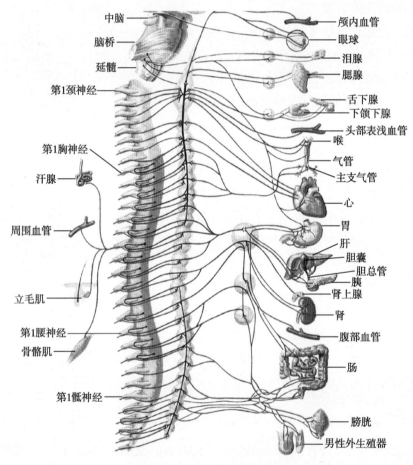

图18-30 内脏运动神经概况

表 18-1 内脏运动神经与躯体运动神经比较

	躯体运动神经	内脏运动神经
效应器	骨骼肌	心肌、平滑肌和腺体
纤维成分	一种：躯体运动纤维	两种：交感神经纤维和副交感神经纤维
神经元数目	中枢至效应器只需一个神经元	中枢至效应器需两个神经元，即节前神经元和节后神经元
纤维种类	较粗的有髓纤维	薄髓（节前纤维）和无髓（节后纤维）纤维
分布形式	神经干，直达效应器	神经丛，再由丛发出分支至效应器
随意性	随意	不随意

（一）交感神经

交感神经由中枢部和周围部构成。中枢部位于脊髓 $T_1 \sim L_3$ 节段的侧角内，为交感神经节前神经元的胞体所在部位。周围部由交感神经节、节前纤维和节后纤维组成。

1. 交感神经节 按照所在位置分为椎旁神经节和椎前神经节（图 18-31）。

（1）椎旁节：又名交感干神经节，位于脊柱两侧，每侧约有 19～24 个。其中，颈部 3 个、胸部 10～12 个、腰部 4～5 个、骶部 2～3 个、尾部 1 个。椎旁节借节间支相连接，构成串珠状的**交感干**。

（2）椎前节：位于脊柱前方，包括腹腔神经节、主动脉肾节、肠系膜上神经节及肠系膜下神经节，分别位于同名动脉的根部。

2. 节前纤维 系节前神经元发出的纤维，进入交感干后有 3 种去向：①终止于相应的椎旁节并交换神经元；②在交感干内上升或下降，终止于上方或下方的椎旁节并交换神经元；③穿过椎旁节至椎前节并交换神经元。

3. 节后纤维 系节后神经元发出的纤维，离开交感干后有 3 种去向：①返回脊神经，随脊神经的分支分布于全身的血管、汗腺和竖毛肌；②攀附动脉形成血管神经丛，随动脉的分支到达所支配的器官（图 18-32）；③直接分布到所支配的器官。

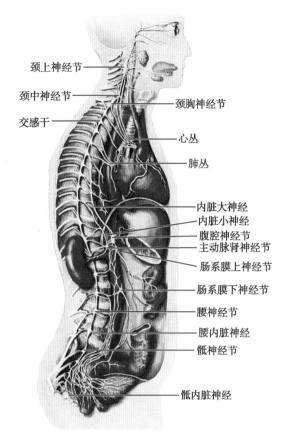

图 18-31 交感神经分布概况

（颈上神经节、颈中神经节、交感干、颈胸神经节、心丛、肺丛、内脏大神经、内脏小神经、腹腔神经节、主动脉肾神经节、肠系膜上神经节、肠系膜下神经节、腰神经节、腰内脏神经、骶神经节、骶内脏神经）

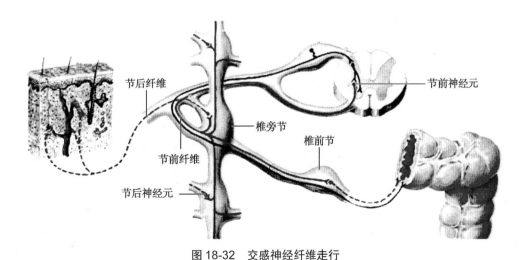

图 18-32 交感神经纤维走行

（节后纤维、节前纤维、节后神经元、椎旁节、椎前节、节前神经元）

4. 交感神经分布概况

（1）颈部：颈交感干位于颈部血管鞘的后方，颈椎横突的前方。分支分布于头颈和上肢的血管、汗腺、立毛肌以及头颈部的腺体（泪腺、唾液腺、鼻腔黏膜的腺体以及甲状腺等）、瞳孔开大肌等。

（2）胸部：胸交感干位于肋头的前方。分支分布于胸腹壁的血管、汗腺、立毛肌及胸腹腔器官等。

其中，由胸髓 5～9 节侧角发出的节前纤维穿过相应的胸神经节组成内脏大神经，终于腹腔神经节。由胸髓 10～12 节侧角发出的节前纤维穿过相应的胸神经节组成内脏小神经，终止于主动脉肾神经节。由腹腔神经节、主动脉肾神经节发出节后纤维，分布至肝、胰、脾、肾等实质性脏器和结肠左曲以上的消化管。

（3）腰部：腰交感干位于腰椎体前外侧与腰大肌内侧缘之间。分支随 5 对腰神经分布于下肢的血管、汗腺、立毛肌以及盆腔脏器和结肠左曲以下的消化管。

（4）盆部：盆交感干位于骶骨前面。分支随骶神经、尾神经分布于盆腔器官、会阴部及下肢的血管、汗腺和竖毛肌。

（二）副交感神经

副交感神经由中枢部和周围部构成。中枢部位于脑干的脑神经内脏运动核和骶髓第 2～4 节段的骶副交感核。周围部由副交感神经节、节前纤维和节后纤维组成。副交感神经节多位于器官附近或器官壁内，称为器官旁节或器官内节。

1. 颅部的副交感神经　由脑干内脏运动核所发出的节前纤维，分别伴随动眼神经、面神经、舌咽神经和迷走神经走行，到达相应的神经节并交换神经元，节后纤维分布于相应的器官。

（1）由动眼神经副核发出的节前纤维，随动眼神经入眶后，进入睫状神经节交换神经元，节后纤维支配瞳孔括约肌和睫状肌。

（2）由上泌涎核发出的节前纤维加入面神经。一部分至翼腭神经节交换神经元，节后纤维分布于泪腺、鼻腔黏膜的腺体。另一部分经鼓索加入舌神经，至下颌下神经节交换神经元，节后纤维分布于下颌下腺、舌下腺及口腔黏膜的腺体。

（3）由下泌涎核发出的节前纤维加入舌咽神经，进入耳神经节交换神经元，节后纤维分布于腮腺。

（4）由迷走神经背核发出的节前纤维加入迷走神经，分支到达心、肺、肝、脾、胰、肾及结肠左曲以上消化管的器官旁节或器官内节交换神经元，节后纤维分布于上述器官的平滑肌、心肌和腺体。

2. 骶部副交感神经　由 $S_{2\sim4}$ 节段的骶副交感核发出节前纤维随骶神经前支出骶前孔，构成盆内脏神经加入盆丛，随盆丛分支到所支配脏器的器官旁或器官内节交换神经元，节后纤维支配结肠左曲以下的消化管、盆腔脏器。

（三）交感神经与副交感神经的主要区别

交感神经与副交感神经在来源、形态结构、分布范围等方面有着明细的区别（表 18-2）。

表 18-2　交感神经与副交感神经结构比较

部位	交感神经	副交感神经
低级中枢	脊髓 T_1～L_3 节段侧角	脑干的内脏运动核 $S_{2\sim4}$ 节段的副交感核
神经节	椎旁节和椎前节	器官旁节和器官内节
节前、节后纤维	节前纤维短，节后纤维长	节前纤维长，节后纤维短
分布范围	广泛，全身血管及胸、腹、盆腔器官的平滑肌、心肌、腺体及竖毛肌、瞳孔开大肌	局限，胸、腹、盆器官的平滑肌、心肌、腺体（肾上腺髓质除外）及瞳孔括约肌、睫状肌

绝大多数内脏器官都是由交感神经和副交感神经对共同支配的，但二者对同一器官的作用既互相拮抗又互相统一。例如，当机体剧烈运动时，出现心跳加快、血压升高、支气管扩张、瞳孔散大、毛发竖立、消化活动减弱等交感神经兴奋、副交感神经抑制的现象，此时机体代谢加强，能量消耗加快，

以适应环境的剧烈变化。相反，当机体处于安静或睡眠状态时，则出现心跳减慢、血压下降、支气管收缩、瞳孔缩小、消化活动增强等副交感神经兴奋，交感神经受抑制的现象。由此可见，机体通过交感神经和副交感神经作用的对立统一，来保持机体内部各器官功能的动态平衡，从而使机体更好地适应内、外环境的变化。

二、内脏感觉神经

内脏感觉神经分布于内脏、心血管和腺体等处，传导内脏感觉冲动至内脏感觉中枢，产生内脏感觉。

（一）内脏感觉的特点

1. 正常的内脏活动一般不引起主观感觉，只有较强烈的内脏活动或有炎性刺激因素时，才可产生内脏感觉。如胃的饥饿感、膀胱充盈的膨胀感等。

2. 内脏对切割、烧灼、温度等刺激不敏感，但对牵拉、膨胀、痉挛、缺血、炎症等刺激十分敏感。

3. 内脏感觉定位不准确，弥散、模糊。内脏感觉冲动传入途径分散，一个脏器的感觉冲动可经多条脊神经传入中枢，而一条脊神经也可传导多个脏器的感觉冲动。因此，内脏感觉往往是弥散性的，而且定位也不准确。

（二）牵涉性痛

某些内脏器官的病变，常在体表一定的区域产生感觉过敏或疼痛的现象，称为牵涉性痛。其发生部位可以在患病器官附近皮肤，也可以在距离患病器官较远部位的皮肤。如肝、胆病变时，常在右肩部皮肤感到疼痛；心绞痛时可放射到左胸前区和左臂内侧皮肤，使该区感到疼痛（图18-33）。

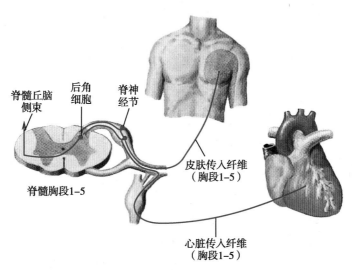

图 18-33　心脏牵涉痛反射途径示意图

三、内脏神经丛

交感神经、副交感神经和内脏感觉神经在分布于脏器的过程中，相互交织共同形成内脏神经丛，再由神经丛发出分支，到达所支配的器官。

重要的神经丛有：①心丛：分布于心肌和心的血管；②肺丛：分布于肺；③腹腔丛：分布于腹腔内肝、胰、脾、肾等实质器官和结肠左曲以上的消化管；④腹主动脉丛：分布于结肠左曲以下的消化管；⑤腹下丛：分布于盆腔脏器和下肢的血管、汗腺和竖毛肌（图18-34）。

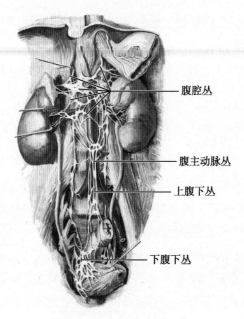

图 18-34　腹腔内脏神经丛

腹腔丛
腹主动脉丛
上腹下丛
下腹下丛

讨论与思考题

1. 患者,男,14 岁。因踢球不慎与对方相撞致右肩部疼痛,活动受限来院就诊。X 线检查显示:右侧肱骨外科颈骨折。体格检查:右肩部肿胀,局部压痛明显,肩关节活动受限,尤以外展功能受限最为明显,不能做梳头动作,右肩及右臂上部皮肤感觉障碍。请回答:

(1) 何谓肱骨外科颈?

(2) 肱骨外科颈骨折易损伤哪条神经?该神经损伤后肩部会出现何种畸形?

2. 患者,男,12 岁。因骑自行车不慎摔倒致右侧臂部疼痛,活动受限来院就诊。体格检查:右臂中部肿胀、压痛明显,上肢活动受限,不能伸腕、伸指,前臂不能旋后,虎口区皮肤感觉障碍。X 线检查显示:右侧肱骨干中段骨折。请回答:

(1) 肱骨干中段骨折易损伤哪条神经?

(2) 该神经损伤后会出现何种畸形?

(郭庆河)

第十九章 神经系统的传导通路

重点内容提示

1. 躯干、四肢的深、浅感觉传导通路，视觉传导通路，头面部浅感觉传导通路。
2. 运动传导通路及锥体系的组成。
3. 主要传导通路各级神经元的位置及交叉部位。
4. 上、下运动神经元损伤后的不同表现。

导学关键词

感觉传导通路、运动传导通路、视觉传导通路、锥体束、核上瘫、核下瘫、瞳孔对光反射、角膜反射

人们在进行各种活动中，感受器可感受体内、外环境中的各种刺激，并将刺激转化为神经冲动，通过传入神经纤维将冲动传入，然后通过各级中间神经元的轴突所组成的上行（感觉）传导通路，传至大脑皮质高级中枢，从而产生感觉。大脑皮质发出的指令，经过中间神经元的轴突所组成的下行（运动）传导通路将指令传出，最后到达效应器，机体做出相应的反应。由此可见，在神经系统内存在两类传导通路：即感觉（上行）传导通路和运动（下行）传导通路。

第一节 感觉传导通路

一、意识性本体感觉和精细触觉传导通路

本体感觉是指肌、肌腱、关节等运动器官的位置觉、运动觉和振动觉，又称其为深感觉。在传导通路中还传导浅感觉中的精细触觉（如辨别皮肤两点间的距离和感受物体的纹理粗细等）。本体感觉主要描述躯干和四肢的深感觉传导通路（头面部本体感觉传导通路尚不清楚）。该传导通路由 3 级神经元组成。

第 1 级神经元是脊神经节的假单极神经元，其胞体在脊神经节内，周围突随脊神经分布于肌、肌腱、关节等处的本体觉感受器和皮肤的精细触觉感受器，中枢突经脊神经后根进入脊髓后索，其中，来自第 5 胸节以下的中枢突形成薄束；来自第 4 胸节以上的中枢突形成楔束。两束上行，分别止于延髓的薄束核和楔束核。

第 2 级神经元的胞体位于薄束核和楔束核内，由此二核发出的轴突向前绕过中央灰质的腹侧，并左右交叉（内侧丘系交叉），交叉后的纤维排列于延髓中线两侧、锥体束的后面，向上走行形成内侧丘系，向上止于丘脑的腹后外侧核。

第 3 级神经元的胞体在背侧丘脑腹后外侧核，其轴突形成丘脑中央辐射（丘脑皮质束），经过内囊

后肢,大部分纤维投射到大脑皮质中央后回的中、上部和中央旁小叶后部(图19-1,图19-2)。

若此通路不同部位(脊髓或脑干)损害,可使患者在闭眼时不能确定相应部位各关节的位置和运动方向以及两点间的距离。

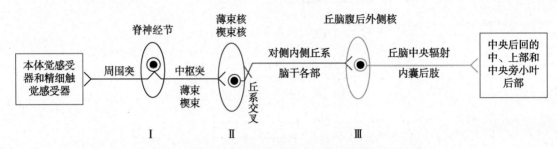

图 19-1 躯干、四肢意识性本体感觉和精细触觉传导通路

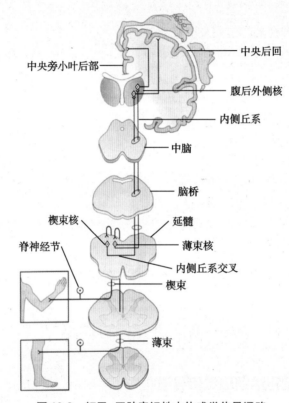

图 19-2 躯干、四肢意识性本体感觉传导通路

二、痛觉、温觉和粗触觉传导通路

痛觉、温觉和粗触觉传导通路传导躯体皮肤、黏膜的痛、温觉和粗触觉冲动,又称**浅感觉传导通路**。也是由3级神经元组成。

1. 躯干、四肢的痛、温觉和粗触觉传导通路

第1级神经元是脊神经节假单极神经元,胞体在脊神经节内。周围突分布于躯干、四肢皮肤内的感受器,中枢突经脊神经后根进入脊髓背外侧束,在束内上升1~2个脊髓节后进入后角,终止于第2级神经元。

第2级神经元的胞体位于脊髓灰质后角,发出的轴突经白质前连合,到对侧的外侧索和前索内上行,组成脊髓丘脑侧束和脊髓丘脑前束(侧束传导痛、温觉冲动,前束传导粗触觉和压觉冲动)。脊髓

丘脑束上行至脑桥和中脑,向上终止于背侧丘脑的腹后外侧核。

第 3 级神经元的胞体在丘脑的腹后外侧核,发出的轴突组成丘脑中央辐射,经内囊后肢,最后投射至大脑皮质中央后回中、上部和中央旁小叶后部(图 19-3,图 19-4)。

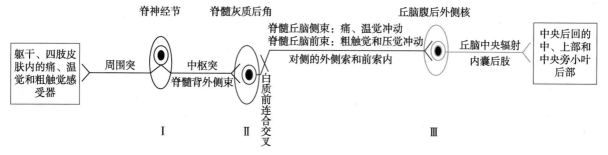

图 19-3　躯干、四肢的痛觉、温觉和粗触觉传导通路

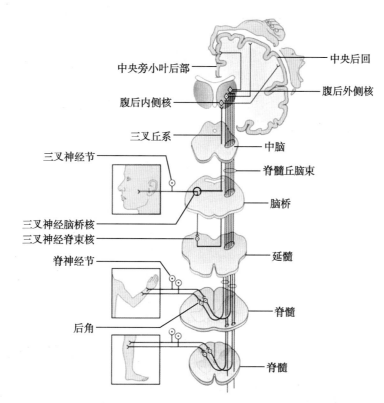

图 19-4　痛觉、温觉和粗触觉传导通路的走行

2. 头面部的痛、温觉和触压觉传导通路

第 1 级神经元是三叉神经节内的假单极神经元,其周围突组成眼神经、上颌神经和下颌神经,分布于头面部皮肤和黏膜的相关感受器,中枢突组成三叉神经感觉根,进入脑桥,传导痛、温觉冲动的纤维终止于三叉神经脊束核;传导触觉、压觉冲动的纤维终止于三叉神经脑桥核。

第 2 级神经元的胞体在三叉神经脊束核和脑桥核内,两核发出的纤维交叉到对侧形成三叉丘系,上行终止于丘脑的腹后内侧核。

第 3 级神经元的胞体在丘脑的腹后内侧核,发出的纤维形成丘脑中央辐射,经内囊后肢投射到大脑皮质的中央后回下部(图 19-4,图 19-5)。

上述传导通路的共同特点是:①传导通路由 3 级神经元组成;②第 2 级神经元纤维交叉到对侧;③第 3 级神经纤维经内囊再投射到大脑皮质躯体感觉区(中央后回或中央旁小叶后部)。

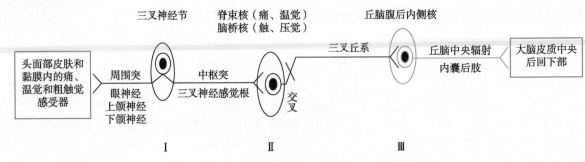

图 19-5 头面部的痛觉、温觉和触压觉传导通路

三、视觉传导通路

视觉传导通路由 3 级神经元组成。

第 1 级神经元是双极神经元,其周围突与视网膜内的视锥细胞和视杆细胞形成突触,中枢突与节细胞形成突触。

第 2 级神经元是节细胞,其轴突在视神经盘(乳头)处集合形成视神经。视神经由视神经管入颅后进行交叉(即视交叉)。视交叉属于不完全交叉:即来自两眼视网膜鼻侧半的纤维进行交叉,交叉后加入对侧视束;来自视网膜颞侧半的纤维不交叉,走在同侧视束内。这样交叉后的视束内含有同侧眼视网膜的颞侧半纤维和对侧眼视网膜的鼻侧半纤维。视束向后绕大脑脚终于外侧膝状体。

第 3 级神经元的胞体在外侧膝状体内。从外侧膝状体发出的纤维组成视辐射,经内囊后肢投射到大脑皮质距状沟周围的视觉中枢(图 19-6,图 19-7)。

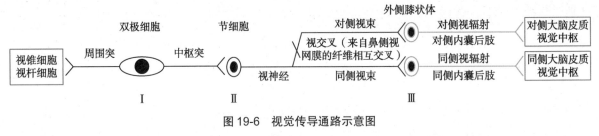

图 19-6 视觉传导通路示意图

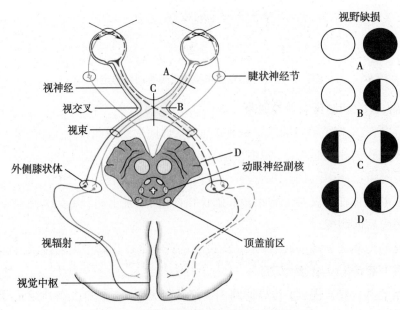

图 19-7 视觉传导通路及瞳孔对光反射通路

视野是指眼球向前平视时能看到的空间范围。由于眼球屈光装置对光线的折射作用，鼻侧半视野的物像投射到颞侧半视网膜，颞侧半视野的物像投射到鼻侧半视网膜，上半视野的物像投射到下半视网膜，下半视野的物像投射到上半视网膜。

视野缺损

当视觉传导通路在不同部位受损时，可引起不同的视野缺损（图19-7）：①一侧视神经损伤，该侧视野全盲；②视交叉中央部损伤（如垂体瘤压迫），双眼视野颞侧偏盲；③一侧视交叉外侧部的未交叉纤维损伤，出现患侧视野鼻侧偏盲；④一侧视束以后部位（视辐射、视觉中枢）损伤，引起双眼对侧视野同向性偏盲（患侧视野鼻侧偏盲和健侧视野颞侧偏盲）。

第二节　运动传导通路

运动传导通路是从大脑皮质到骨骼肌之间的神经联系，主要管理骨骼肌的运动，包括**锥体系**和**锥体外系**两部分。

一、锥体系

锥体系主要管理骨骼肌的随意运动，由上运动神经元和下运动神经元组成。上运动神经元的胞体位于中央前回和中央旁小叶前部皮质的锥体细胞，其轴突组成下行的锥体束。其中，下行到脑神经躯体运动核的纤维称**皮质核束**，下行到脊髓前角运动细胞的纤维称**皮质脊髓束**。下运动神经元的胞体位于脑神经躯体运动核和脊髓前角运动细胞，其轴突参与周围神经的组成。

1. 皮质脊髓束　由中央前回中、上部和中央旁小叶前部皮质中锥体细胞的轴突共同组成，经过内囊后肢的前部，下行经中脑的大脑脚底和脑桥基底部至延髓锥体。在锥体的下端，大部分纤维交叉到对侧，形成锥体交叉。交叉后的纤维在对侧脊髓外侧索内下行，称为**皮质脊髓侧束**。此束纤维在下行的过程中逐节止于同侧前角运动细胞，主要支配四肢肌。小部分未交叉的纤维在同侧的脊髓前索内下行，称为**皮质脊髓前束**。该束仅达上胸节，经过白质前连合逐节交叉至对侧，终止于前角运动细胞，支配躯干和四肢肌。皮质脊髓前束中尚有一部分纤维始终不交叉而终止于同侧前角运动细胞，支配躯干肌的运动。由于躯干肌是受两侧大脑皮质支配的，所以临床上一侧皮质脊髓束在锥体交叉前受损，主要引起对侧肢体瘫痪，而躯干运动没有明显影响（图19-8，图19-9）。

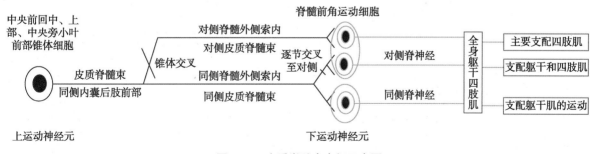

图 19-8　皮质脊髓束走行示意图

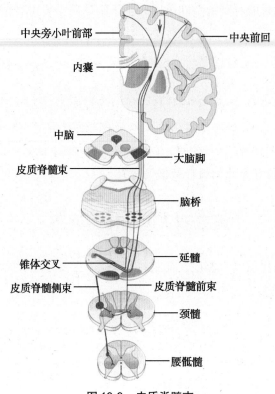

图 19-9 皮质脊髓束

2. 皮质核束 主要由中央前回下部皮质中锥体细胞的轴突集合而成,下行经过内囊膝部,继续下行至大脑脚。此后,陆续发出纤维,大部分终止于双侧**脑神经躯体运动核**(包括动眼神经核、滑车神经核、三叉神经运动核、展神经核、面神经核上部、疑核和副神经核),支配眼球外肌、眼裂以上的面肌、咀嚼肌、咽喉肌、胸锁乳突肌和斜方肌等。小部分纤维则交叉到对侧,止于面神经核下部和舌下神经核,支配眼裂以下的面肌和舌肌。由此可见,支配眼裂以下面肌的面神经核下部和舌下神经核为单侧(对侧)皮质核束的支配,其他脑神经运动核均接受双侧支配(图 19-10,图 19-11)。

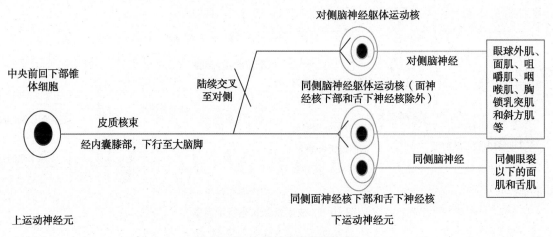

图 19-10 皮质核束走行示意图

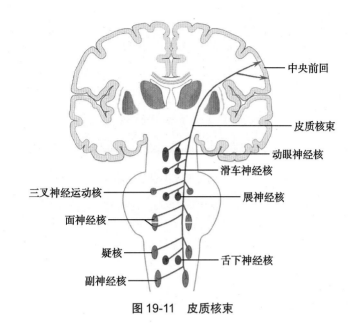

图 19-11 皮质核束

核上瘫和核下瘫

临床上一侧上运动神经元损伤时，使对侧眼裂以下面肌和对侧舌肌出现瘫痪，表现为病灶对侧鼻唇沟变浅或消失，流涎，不能鼓腮露牙；伸舌时，舌尖偏向病灶对侧，口角下垂并歪向病灶侧。而受双侧皮质核束支配的肌则不发生瘫痪。临床上常将上运动神经元损伤引起的瘫痪称之为核上瘫，而将下运动神经元损伤引起的瘫痪称之为核下瘫。面神经核下瘫可导致同侧面肌全部瘫痪，表现为除上述面神经核上瘫的症状外，还有额纹消失、不能皱眉，不能闭眼。舌下神经核下瘫的特点是损伤侧舌肌瘫痪，伸舌时舌尖偏向病灶侧（图 19-12）。

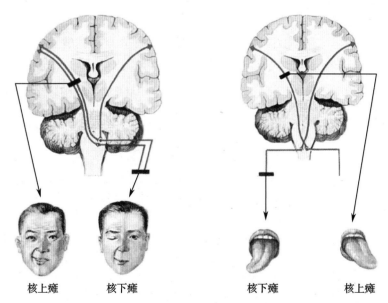

核上瘫　核下瘫　　　　核下瘫　核上瘫

图 19-12 核上瘫和核下瘫

硬瘫和软瘫

皮质脊髓束任何部位损伤都可引起肢体随意运动的障碍，其出现的运动障碍分为两类：

上运动神经元损伤导致对下运动神经元的抑制作用被取消，表现为随意运动障碍，肌张力增高，所以瘫痪是痉挛性的（硬瘫），这是因为肌尚有脊髓前角运动核和脑神经核发出的神经支配，不发生早期肌萎缩。因为失去了上运动神经元的控制而表现为深反射亢进，由于锥体束的完整性遭到了破坏，表现为浅反射（如腹壁反射、提睾反射等）减弱或消失，同时因为锥体束的功能受到破坏，因而出现了病理反射（如 Babinski 征）。

下运动神经元损伤是指脊髓前角细胞和脑神经躯体运动核以下的锥体系的损伤，表现为因失去神经的直接支配而肌张力降低，随意运动障碍，瘫痪是弛缓性的（软瘫）。损伤后由于神经营养受到了影响，导致早期肌萎缩，因为所有的反射弧均中断，使浅、深反射消失，因而不出现病理反射（表 19-1）。

表 19-1　上、下运动神经元损伤后的临床表现比较

症状与体征	上运动神经元损伤	下运动神经元损伤
瘫痪范围	常较广泛	常较局限
瘫痪特点	痉挛性瘫（硬瘫）	弛缓性瘫（软瘫）
肌张力	增高	减低
浅反射	减弱或消失	消失
腱反射（深反射）	亢进	减弱或消失
病理反射	有（+）	无（-）
早期肌萎缩	早期无，晚期为废用性萎缩	早期即有萎缩

二、锥体外系

锥体外系是指锥体系以外影响和控制躯体运动的下行传导通路，其结构复杂，包括了大脑皮质、纹状体、背侧丘脑、底丘脑、红核、黑质、脑桥核、前庭核、小脑和脑干网状结构等以及与它们联系的纤维（图 19-13）。锥体外系的主要功能是调节肌张力，协调肌活动、维持和调整体态姿势和习惯性、节律性动作（如在走路时人体双臂的自然协调摆动动作）等。

锥体外系的功能不是一个简单独立的系统，而是与锥体系在运动功能上互不分割的统一整体。只有在锥体外系使肌张力保持稳定协调的前提下，锥体系才能完成精确的随意动作（如写字等）。从另一方面讲，锥体外系对锥体系也有一定的依赖性（如有些习惯性动作开始是由锥体系发动的，然后再处于锥体外系的控制之下）。

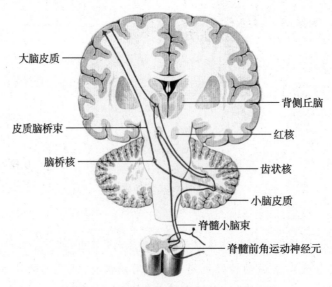

图 19-13　锥体外系（皮质 - 脑桥 - 小脑系）

第三节 常见的神经反射

反射是机体对内外界环境刺激产生的规律性应答,其生理意义在于维持机体内环境的相对稳定和使机体适应外环境的各种变化。在护理工作中,了解常见的神经反射,对于及时发现和处理涉及神经系统的某些疾病有重要意义。

一、瞳孔对光反射

用强光照射一侧瞳孔,引起两眼瞳孔缩小,光线移开,瞳孔立即散大,瞳孔随光照强度变化而出现缩瞳和散瞳的现象,称瞳孔对光反射。瞳孔对光反射的意义在于使眼睛尽快地适应光线的变化。光照侧的瞳孔缩小称直接对光反射,对侧的瞳孔缩小称间接对光反射。正常成人瞳孔直径为4mm,其变化范围在1.5～8.0mm,若小于2mm则为瞳孔缩小,大于5mm即为瞳孔散大。

瞳孔对光反射由视网膜起始,经视神经、视交叉至视束,视束的部分纤维经上丘臂至顶盖前区,与顶盖前区的细胞形成突触。顶盖前区为瞳孔对光反射中枢,发出的纤维与两侧动眼神经副核联系。动眼神经副核发出的副交感节前纤维经动眼神经至睫状神经节,自节发出的副交感节后纤维分布于瞳孔括约肌。当光线照射视网膜的感光细胞时,感光细胞将光线刺激转化为神经冲动,冲动经双极细胞→节细胞→视神经→两侧动眼神经副核→动眼神经→睫状神经节→睫状短神经→瞳孔括约肌,该肌收缩,瞳孔缩小。

瞳孔对光反射障碍有以下几种因素:①传入神经损伤:一侧视神经损伤时,传入信息中断,光照患侧眼时,两侧瞳孔均不缩小;但光照健侧瞳孔时,两眼的瞳孔都缩小,即两侧对光反射均存在(此时患侧直接对光反射消失,间接对光反射存在);②瞳孔对光反射中枢病变(中脑顶盖前区):两瞳孔对光反射均消失;③传出神经病变:一侧动眼神经损伤时,由于反射弧的传出部分中断,无论光照哪一侧眼,患侧眼的瞳孔都无反应,直接及间接对光反射均消失。意识障碍的患者直接和间接瞳孔对光反射均消失。

瞳孔对光反射通路(图19-7):视锥细胞、视杆细胞→双极细胞→节细胞→视神经→视束→顶盖前区→两侧动眼神经副核→动眼神经→睫状神经节→两侧瞳孔括约肌收缩→两侧瞳孔同时缩小

二、角膜反射

当一侧角膜受到刺激时,引起两侧眼轮匝肌收缩而出现急速闭眼,这种现象叫角膜反射。角膜反射为防御性反射,通过反射保护角膜以免受伤害。临床上通过角膜反射试验可判断患者意识障碍的程度。

角膜反射的感受器在角膜内。角膜含有丰富的感觉神经末梢,故感觉十分敏锐。传入神经为三叉神经眼支的睫状神经,经三叉神经传入,进入脑桥与三叉神经脑桥核和脊束核构成突触。从脑桥核和脊束核发出纤维进入脑桥网状结构,网状结构再发出纤维到达两侧的面神经核,面神经核的轴突构成面神经,分支分布于眼轮匝肌。当角膜受到刺激后冲动沿眼神经→三叉神经→三叉神经脑桥核和脊束核→脑桥网状结构→两侧面神经核→面神经颞支→眼轮匝肌,该肌收缩,出现闭眼动作。受刺激侧的角膜反射称**直接角膜反射**,另一侧的反射称**间接角膜反射**。

角膜反射是一种比较恒定和可靠的反射,反射减弱或消失有两种原因。一为深度麻醉、醉酒或深睡,由于中枢神经仅受到抑制,故反射障碍是暂时的。二为反射弧受到损伤。反射弧不同部位损

伤，反射障碍的类型也不同：①传入神经病变：如眼神经或三叉神经损伤，出现病变侧直接角膜反射消失，健侧间接角膜反射消失；如刺激健侧角膜，可出现正常侧的直接角膜反射和患侧的间接角膜反射；②传出神经病变：如面神经或其颞支和颧支损伤，可出现病变侧直接角膜反射消失，而健侧间接角膜反射依然存在，这是因为病变侧传出通路损坏，不能将中枢来的冲动传至眼轮匝肌。由于中枢支配两侧面神经，冲动可通过健侧面神经传至眼轮匝肌，故不论刺激哪一侧角膜，健侧的角膜反射都存在；③脑桥（中枢）病变：两侧的直接和间接角膜反射都消失；④高级中枢神经病变出现意识障碍时，两侧的直接和间接角膜反射都消失。

三、膝跳反射

叩击髌韧带引起快速伸小腿的现象称膝跳反射。该反射的感受器为股四头肌内的肌梭，传入神经为股神经的感觉纤维，中枢为脊髓 $L_{2\sim4}$ 节段，传出神经为股神经的运动纤维，效应器为股四头肌。刺激髌韧带，肌梭受牵张产生冲动→股神经感觉纤维→脊髓 $L_{2\sim4}$ 节段→股神经的运动纤维→股四头肌收缩→小腿抬起。

膝跳反射异常表现为减弱、消失或亢进。股神经受损或脊髓受损（常见于脊髓灰质炎），出现反射减弱或消失。上运动神经元受损，下运动神经元失去上运动神经元的控制，导致股四头肌张力增高，膝跳反射亢进。股四头肌病变也可能出现膝跳反射减弱。

四、排尿反射

当膀胱壁的牵张感受器受刺激时，可反射性出现尿意并将尿排出，这种现象称排尿反射。排尿反射除了受脊髓低级排尿中枢的控制外，更重要的是同时受高级排尿中枢的控制而具有随意性。

膀胱为一贮尿的肌性器官，构成膀胱壁的平滑肌称为逼尿肌，尿道口处的平滑肌构成尿道内括约肌，尿道穿过尿生殖膈处有横纹肌构成的尿道外括约肌。

膀胱的牵张感受器位于外膜和肌层内，部分传入纤维随副交感神经进入骶脊髓节段，传导膀胱壁的膨胀感和部分痛觉冲动，另一部分纤维则随交感神经进入腰脊髓节段，这些传入纤维除终止于脊髓低级中枢外，还随后索和脊髓丘脑束上行至脑。膀胱的交感神经节前纤维起自脊髓 $T_{11}\sim L_2$ 节段侧柱的交感核，经前根、白交通支至骶前丛及盆神经丛，在丛内与节后神经元构成突触，节后纤维分布于逼尿肌和尿道内括约肌。膀胱的副交感神经节前纤维发自脊髓 $S_{2\sim4}$ 节段侧柱的副交感核，经前根和盆神经丛入膀胱壁内，在壁内与节后神经元构成突触，节后纤维分布于逼尿肌和尿道内括约肌。阴部神经为躯体运动神经，起源于脊髓 $S_{2\sim4}$ 节段前角运动核，轴突分布于尿道外括约肌。

当膀胱充盈到一定程度时（400～500ml），膀胱壁的牵张感受器受到刺激而兴奋，冲动沿盆神经到达骶脊髓节段的排尿反射低级中枢，同时冲动还上升至大脑高级中枢，产生尿意。冲动使低级中枢内的副交感中枢兴奋，交感中枢抑制，从而使逼尿肌收缩和尿道内括约肌开放，意识的作用抑制阴部神经，使尿道外括约肌开放，尿液排出。正常情况下，高级排尿中枢对低级排尿中枢的控制主要表现为抑制作用。当膀胱内压增高时可产生尿意，如果客观情况不允许，高级排尿中枢即发出冲动，经下行纤维至低级排尿中枢，抑制副交感中枢、兴奋交感中枢和阴部神经，使逼尿肌松弛，尿道内、外括约肌收缩，抑制排尿。婴幼儿由于大脑皮层发育尚不完善，对低级排尿中枢的控制力弱，尿液达到一定量时即通过低级排尿中枢反射性地排尿，排尿次数多且不能随意，这种现象为生理性无抑制性排尿反射。随着年龄的增长，大脑皮层对低级排尿中枢的控制力增强，2岁后即能做到随意排尿。

排尿反射弧不同部位的病变可引起不同类型的排尿异常：①传入通路病变：多见于后索损伤（后

索传导膀胱的膨胀感觉冲动），中断了排尿反射的上行通路，膀胱虽已充盈，但膨胀感觉冲动不能上传至高级中枢，也就不能产生尿意；②传出通路病变：见于脊髓灰质炎等，由于传出神经麻痹，逼尿肌缺乏收缩力，患者虽有尿意，但不能排尿，出现尿潴留；③脊髓 S2 节段以上损伤：此类损伤中断了高级中枢与低级中枢间的联系，排尿过程仅受低级中枢影响，出现无意识的反射性排尿，表现为周期性排尿，尿蓄积到一定量时，即引起一次排尿过程。

五、咳嗽反射

当喉、气管和支气管受到刺激时，首先出现短促的深吸气，接着紧闭声门，随后出现强烈的阵发性呼气动作，这种现象称咳嗽反射。咳嗽反射为防御性反射。通过反射活动以排出呼吸道内的异物或过多的分泌物。

咳嗽反射的感受器位于喉、气管和支气管的黏膜内，传入神经随迷走神经进入延髓的孤束核。孤束核与延髓网状结构内的咳嗽中枢之间有纤维联系。咳嗽中枢发出纤维与疑核、脊髓颈段和胸段的前角运动细胞有广泛联系。传出神经为迷走神经运动纤维、膈神经和肋间神经。效应器位于呼吸道、膈、肋间肌及腹肌内。

当咳嗽反射的感受器受到刺激时，冲动经迷走神经传至延髓的孤束核及咳嗽中枢。咳嗽中枢通过与呼吸中枢的联系，首先使吸气神经元兴奋，通过与疑核、脊髓的联系，兴奋膈神经、肋间神经，使膈、肋间外肌收缩，出现短促深吸气。继而呼吸中枢中的呼气神经元兴奋，使膈和肋间外肌舒张、肋间内肌收缩。于是胸内压、肺内压迅速上升，然后声带开大肌收缩，声门突然打开，肺内气体以极快的速度从肺内呼出，存在于气道中的异物或多余分泌物随之排出体外。

适度的咳嗽可清除呼吸道内的异物和过多的分泌物，保证呼吸道的通畅。但剧烈的咳嗽可造成呼吸道黏膜和相关结构损伤，出现胸痛，影响休息，消耗体力。咳嗽反射异常的原因是多方面的：①感受器兴奋性改变：呼吸道急性炎症可使黏膜感受器兴奋性升高，咳嗽反射亢进；慢性呼吸道炎症可使反射减弱；②延髓病变：可损害咳嗽中枢；③脊髓颈、胸段前角运动神经元病变；④传出通路障碍：支配呼吸肌的膈神经或肋间神经损伤。中枢性镇咳药可抑制咳嗽中枢。

讨论与思考题

1. 患者，男，28 岁。两天前自觉左耳后区疼痛，今日午睡后发现口角向右偏斜，查体：左侧额纹变浅，闭目无力，左鼻唇沟浅，伸舌居中，心肺（−），四肢活动自如。请回答：

（1）该患者最有可能是哪条神经损伤？受损部位在何处？

（2）属于核上瘫还是核下瘫？两类瘫痪各有什么特点？

2. 患者，女，71 岁。有高血压病史 15 年。因情绪激动出现剧烈头痛、呕吐，继之昏迷送入院。身体评估：体温 36.3℃，血压 204/120mmHg，右侧上、下肢软瘫，肌力及肌张力消失。头颅 CT 示出血性病灶。诊断为脑出血。请回答：

（1）该患者脑出血的部位可能在哪里？

（2）内囊处有哪些传导通路经过？受到损伤会有哪些典型症状？

（黄阳生）

第二十章 脑和脊髓的被膜、血管和脑脊液循环

重点内容提示

1. 脑和脊髓的被膜名称、位置。
2. 硬脑膜的形态结构特点，硬脑膜窦的名称、位置和血流方向。
3. 脑的动脉来源、主要分支及分布；大脑动脉环的位置和构成。
4. 硬膜外隙、蛛网膜下隙、大脑动脉环的概念。

导学关键词

硬膜、蛛网膜、软膜、硬膜外隙、蛛网膜下隙、大脑动脉环、脑脊液循环

第一节 脑和脊髓的被膜

脑和脊髓的表面被覆三层由结缔组织构成的被膜，由浅入深依次为硬膜、蛛网膜和软膜，具有保护、支持、营养脑和脊髓的作用。

一、硬膜

硬膜被覆在脑和脊髓的表面，分别称为**硬脑膜**和**硬脊膜**，两者在枕骨大孔处相移行。硬膜厚而坚韧，由致密结缔组织构成。

1. 硬脑膜 硬脑膜包被在脑的表面，由内、外两层构成（图 20-1）。外层为颅骨内骨膜，脑膜的血管和神经行于两层之间。硬脑膜与颅顶诸骨连接疏松，此处骨损伤出血时，易形成硬膜外血肿。硬脑膜与颅底结合紧密，故颅底骨折时，易将硬脑膜与蛛网膜同时撕裂，使脑脊液外漏，如颅前窝中部骨折，脑脊液可流入鼻腔，形成鼻漏。硬脑膜在脑神经出、入颅处移行为神经外膜。

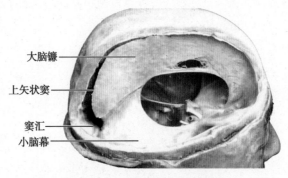

大脑镰
上矢状窦
窦汇
小脑幕

图 20-1 硬脑膜及硬脑膜窦

硬脑膜的内层折叠成若干板状结构，深入脑的各部间隙中，将脑的各部不完全分隔开，使脑不致移位而更好地得到支持和保护，主要有：①**大脑镰**：形如镰刀，伸入大脑纵裂内，下缘游离，达胼胝体上方，前端附着于鸡冠，后端连于小脑幕的上面；②**小脑幕**：呈半月形伸入大脑半球和小脑之间，形似幕帐，前缘成凹形游离，称**小脑幕切迹**，围绕中脑，后缘附着于枕骨横窦沟及颞骨岩部上缘。当颅内压增高时，位于小脑幕切迹上方的海马旁回和钩，可能被挤入小脑幕切迹，形成小脑幕切迹疝而压迫大脑脚。

硬脑膜在某些部位两层分开，内面衬有内皮细胞，构成含静脉血的腔隙，称**硬脑膜窦**。脑的静脉血直接注入窦内。硬脑膜窦内无瓣膜，窦壁不含平滑肌，无收缩性，故硬脑膜窦损伤时出血较多，易形成颅内血肿。主要的硬脑膜窦有：①**上矢状窦**：在大脑镰上缘、上矢状窦沟内，向后进入窦汇，再分流入左、右横窦；②**下矢状窦**：位于大脑镰下缘，小而短，走向与上矢状窦相似，向后注入直窦；③**直窦**：位于大脑镰与小脑幕连接处，由大脑大静脉（详见脑的静脉）与下矢状窦汇合而成，向后经窦汇通横窦；④**横窦**：成对，位于小脑幕后缘内，沿枕骨横窦沟向外前走行，至小脑幕附着于颞骨岩部处即弯向下方的乙状窦沟，续行于乙状窦；⑤**乙状窦**：成对，位于乙状窦沟内，是横窦的延续，在颈静脉孔处移行为颈内静脉；⑥**窦汇**：由上矢状窦与直窦在枕内隆凸处汇合而成。左、右横窦由窦汇分出；⑦**海绵窦**：位于颅中窝蝶鞍两侧，在两层硬脑膜间的腔隙内有许多结缔组织小梁，形似海绵，故称海绵窦（图20-2）。硬脑膜窦内血液流向如表20-1。

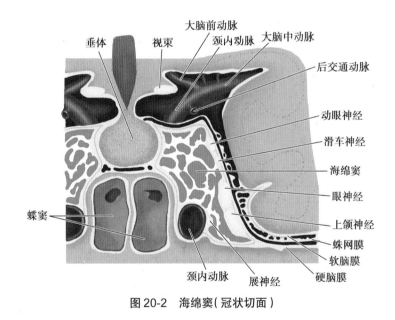

图 20-2　海绵窦（冠状切面）

表 20-1　硬脑膜静脉窦内血流方向

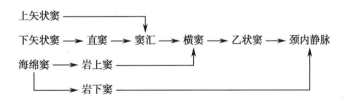

2. 硬脊膜　硬脊膜呈囊状包裹脊髓，上端附着于枕骨大孔边缘，与硬脑膜延续；下部在第2骶椎以下逐渐变细，包裹终丝，末端附于尾骨。硬脊膜与椎管内面的骨膜之间的间隙称**硬膜外隙**，内有疏松结缔组织、脂肪、脊神经根、淋巴管和静脉丛等，略呈负压。由于硬脊膜在枕骨大孔边缘与骨膜紧密相贴,因而硬膜外隙不通入颅内。临床进行硬膜外麻醉术时,就是将麻醉药注入此隙,以阻滞脊神经根的神经冲动传导。硬脊膜在椎间孔处与脊神经的被膜相连续(图20-3)。

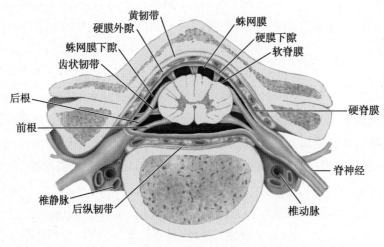

图 20-3　脊髓的被膜

二、蛛网膜

蛛网膜位于硬膜与软膜之间,为半透明薄膜,缺乏血管和神经。蛛网膜与硬膜之间有潜在的硬膜下隙,两膜借结缔组织小梁互相连结。蛛网膜与软膜之间有较宽的**蛛网膜下隙**,两膜间有许多结缔组织小梁相连。蛛网膜下隙内充满脑脊液,此隙在有些地方扩大,称为蛛网膜下池,较重要的有**小脑延髓池**,位于小脑与延髓之间,第四脑室内的脑脊液借正中孔和两个外侧孔流入此池。在脊髓下端至第2骶椎平面之间为终池,此池特别扩大,内有漂浮的马尾,为腰椎穿刺的理想部位。蛛网膜在硬脑膜窦附近,特别是在上矢状窦两侧,形成许多绒毛状突起,突入上矢状窦内,称**蛛网膜粒**,脑脊液由此渗入硬脑膜窦内,回流入静脉(图20-4)。

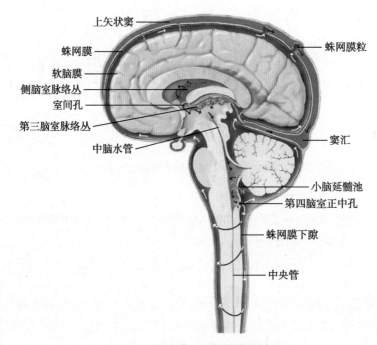

图 20-4　蛛网膜下隙与脑脊液循环

三、软膜

软膜薄而富有血管和神经，紧贴脑和脊髓表面并深入其沟、裂中，按位置将其分为**软脑膜**和**软脊膜**。在脑室的一定部位，软脑膜及其所含的血管与室管膜上皮共同构成脉络组织。脉络组织中某些部位，血管反复分支成丛，连同其表面的软脑膜和室管膜上皮，突入脑室形成脉络丛，脉络丛为产生脑脊液的结构。软脊膜在脊髓下端向下移行为终丝。软膜在脊髓侧面，脊神经前、后根之间形成锯齿状结构，称齿状韧带，韧带突起的尖端向外跨过蛛网膜下隙，顶着蛛网膜附着于硬脊膜的内面。齿状韧带和终丝均有固定脊髓的作用。

腰椎穿刺术的应用解剖

临床上部分神经系统疾病需抽取脑脊液进行检查或注入药物治疗时，可在第3、4腰椎或第4、5腰椎间隙处行腰椎穿刺术，操作时常以两髂嵴最高点连线为定位的标志。此处穿刺时，穿刺针依次一般需通过皮肤、浅筋膜、棘上韧带、棘间韧带、黄韧带进入硬膜外隙。当穿刺针穿过黄韧带时有明显的穿透感，再向前进针穿过硬脊膜和蛛网膜，即进入了蛛网膜下隙。此时拔出针芯，可见脑脊液流出（图20-5）。

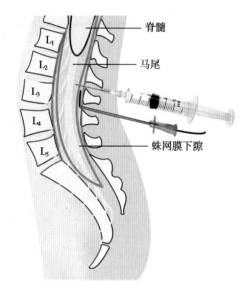

脊髓
马尾
蛛网膜下隙

图20-5　腰椎穿刺术

第二节　脑和脊髓的血管

脑和脊髓是体内代谢最旺盛的器官，因此，血液供应非常丰富。人脑的重量仅占体重的2%，但其耗氧量却占全身总耗氧量的20%，脑血流量约占心搏出量的1/6。

一、脑的血管

（一）脑的动脉

脑的动脉来自**颈内动脉**和**椎动脉**，两者以顶枕沟为界，大脑半球的前2/3和部分间脑由颈内动脉供应，大脑半球后1/3及部分间脑、脑干和小脑由椎动脉供应。两个来源的动脉在脑底吻合形成大脑动脉环。脑的动脉分支可分为皮质支和中央支，前者营养大脑皮质及其深面的髓质，后者供应基底核、内囊及间脑等。

1. 颈内动脉　起自颈总动脉，经颈部向上至颅底，穿颞骨岩部的颈动脉管入颅腔，通过海绵窦至视交叉外侧发出分支。颈内动脉的主要分支有：

（1）**大脑前动脉**：大脑前动脉在视神经上方，向前内进入大脑纵裂，与对侧的同名动脉借前交通动脉相连，然后沿胼胝体上面向后行（图20-6）。皮质支分布于顶枕沟以前的半球内侧面、额叶底面的一部分以及额、顶叶上外侧面的上部；中央支自大脑前动脉的近侧发出，经前穿质进入脑实质，供应尾状核、豆状核前部和内囊前肢。

（2）**大脑中动脉**：是颈内动脉的直接延续，向外进入外侧沟内，分出数条皮质支，营养大脑半球上外侧面的大部分和岛叶，其中包括躯体运动、躯体感觉和语言中枢。大脑中动脉发出一些细小的中央支,垂直向上穿入脑实质,供应尾状核、豆状核、内囊膝和后肢前上部,其中,沿豆状核外侧上行至内囊的动脉称**豆纹动脉**,在动脉硬化和高血压时容易破裂,故又名出血动脉(图 20-7,图 20-8)。

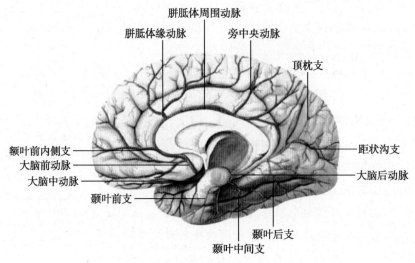

图 20-6　大脑前、后动脉的分布

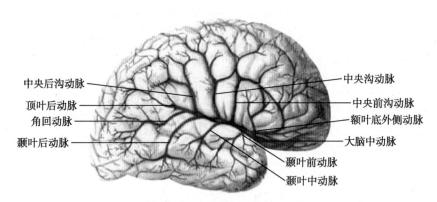

图 20-7　大脑中动脉的分布

(3)脉络丛前动脉:沿视束下面向后外行,经大脑脚与海马回钩之间向后进入侧脑室下角,终止于脉络丛。沿途发支供应外侧膝状体、内囊后肢、大脑脚底及苍白球等结构。因该动脉细小,行程较长,易被血栓阻塞。

(4)后交通动脉:在视束下面往后行,与大脑后动脉吻合,是颈内动脉与椎-基底动脉间的吻合支。

2. 椎动脉　起自锁骨下动脉,穿第 6 至第 1 颈椎横突孔,经枕骨大孔入颅腔。在脑桥与延髓交界处,左、右椎动脉汇合成一条**基底动脉**,后者沿脑桥腹侧面的基底沟上行,至脑桥上缘分为左、右大脑后动脉两大终支。

(1)椎动脉的主要分支:①脊髓前、后动脉;②小脑下后动脉:为椎动脉最大的分支,供应小

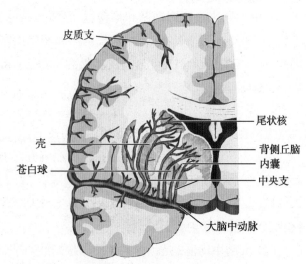

图 20-8　大脑中动脉的主要分支

脑下面后部和延髓后外侧部。

（2）基底动脉的主要分支：①小脑下前动脉：自基底动脉起始段发出，供应小脑下面的前部；②迷路动脉：很细，伴随面神经和前庭蜗神经进入内耳门，供应内耳迷路；③小脑上动脉：近基底动脉的末端分出，绕大脑脚向后，供应小脑上部；④**大脑后动脉**：是基底动脉的终末支，在脑桥上缘附近发出，皮质支分布于颞叶和枕叶内侧面，中央支供应背侧丘脑、内侧膝状体、外侧膝状体、下丘脑等。

3. 大脑动脉环 又称 Willis 环，由前交通动脉、两大脑前动脉起始段、两颈内动脉末端、两后交通动脉和两大脑后动脉起始段共同组成（图 20-9），位于脑底下方、蝶鞍上方，环绕视交叉、灰结节及乳头体。此环使两颈内动脉与椎 - 基底动脉互相交通。当构成此环的某一动脉血流减少或被阻断时，可通过大脑动脉环在一定程度上使血液重新分配和代偿，以维持脑的营养供应和机能活动。

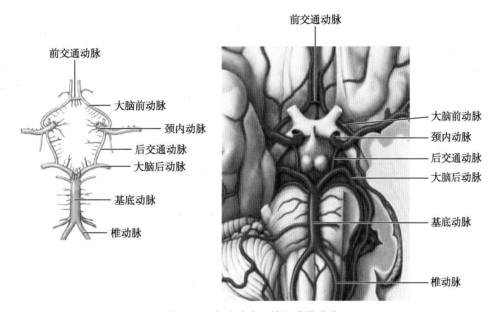

图 20-9 大脑动脉环的组成及分支

（二）脑的静脉

脑的静脉不与动脉伴行，可分为浅、深两组，两组之间互相吻合。浅静脉收集皮质及皮质下髓质的静脉血，并直接注入邻近的静脉窦（如上矢状窦、海绵窦、岩上窦、横窦等）（图 20-10）。深静脉收集大脑深部的髓质、基底核、间脑、脑室脉络丛等处的静脉血，最后汇成一条大脑大静脉，又称 Galen 静脉，于胼胝体压部的后下方向后注入直窦。

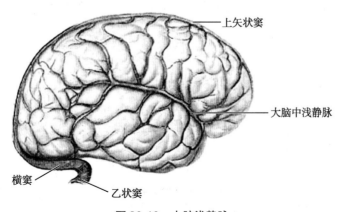

图 20-10 大脑浅静脉

二、脊髓的血管

1. 脊髓的动脉 脊髓的动脉来源于椎动脉和节段性动脉。来自椎动脉的脊髓前动脉沿延髓腹侧下降，并向中线靠拢，在枕骨大孔上方汇成一干，沿前正中裂下行至脊髓末端。来自椎动脉的脊髓后动脉向后走行，沿脊神经后根内侧平行下降，直至脊髓末端。脊髓前、后动脉在下行过程中，不断得到节段性动脉（如肋间后动脉、腰动脉的脊髓支）的增补，以保证脊髓有足够的血液供应（图 20-11）。脊髓前、后动脉之间借横行的吻合支互相交通，形成动脉冠，由动脉冠再分支进入脊髓。

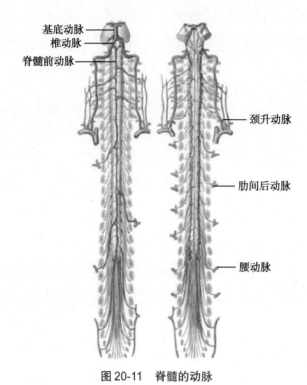

基底动脉
椎动脉
脊髓前动脉

颈升动脉

肋间后动脉

腰动脉

图 20-11 脊髓的动脉

2. 脊髓的静脉 脊髓的小静脉汇合成脊髓前、后静脉，通过前后根静脉注入硬膜外隙内的椎内静脉丛。

第三节　脑脊液及其循环

脑脊液是充满于脑室、脊髓中央管和蛛网膜下隙内的无色透明液体，对中枢神经系统起缓冲、保护、营养、运输代谢产物以及维持正常颅内压的作用。成人脑脊液总量约 150ml，处于不断产生、循行和回流的平衡状态。

一、脑脊液的产生部位和引流

脑脊液由脑室系统的**脉络丛**产生。侧脑室脉络丛产生，经室间孔流至第三脑室，与第三脑室脉络丛产生的脑脊液一道，经中脑水管流入第四脑室，再汇合第四脑室脉络丛产生的脑脊液经第四脑室正中孔和外侧孔流入蛛网膜下隙，使脑、脊髓和脑神经根、脊神经根均浸泡于脑脊液中。然后，脑脊液再沿蛛网膜下隙流向大脑背面，经蛛网膜粒渗透到硬脑膜窦（主要是上矢状窦）内，回流血液中（图 20-4）。如在脑脊液循环途径中发生阻塞（如室间孔阻塞），可导致脑积水和颅内压升高。

二、脑屏障及其意义

中枢神经系统内神经元的正常功能活动需要其微环境的稳定，而维持这种稳定性的结构称**脑屏障**。脑屏障能按照中枢神经系统代谢的需要，调节血脑间物质交换的质和量；当体内情况的稳定性发生紊乱时，将血液中的过剩物质或毒素截留住，不让其进入中枢神经系统，以保证中枢神经系统发挥正常功能。

脑屏障可分为 3 类：①**血 - 脑屏障**：位于血液与脑和脊髓的神经细胞之间，其结构基础是：脑和脊髓内的毛细血管内皮、毛细血管基膜和星形胶质细胞的终足围绕在毛细血管基膜的外面形成的胶质膜（图 20-12）；②**血 - 脑脊液屏障**：位于脑室脉络丛的毛细血管与脑脊液之间，其结构基础是脉络丛上皮细胞间隙顶部的闭锁小带；③**脑脊液 - 脑屏障**：位于脑室和蛛网膜下隙的脑脊液与脑和脊髓的神经细胞之间，其结构基础为室管膜上皮、软脑膜和软膜下胶质膜。由于室管膜上皮没有闭锁小带，因而不能有效地限制大分子物质通过，加上软脑膜和它下面的胶质膜的屏障作用较弱，因此，脑脊液的化学成分与脑组织细胞外液的成分大致相同。

脑屏障的屏障作用也并非天衣无缝，从结构上，在中枢神经的某些部位，如正中隆起、脉络丛、松果体、神经垂体等处缺乏血 - 脑屏障；另外，一旦受到有害因素的损伤，如脑缺血、缺氧、炎症、外伤、血管病等，这一屏障即可被破坏，其通透性发生改变，导致脑和脊髓受到致病因素的影响。

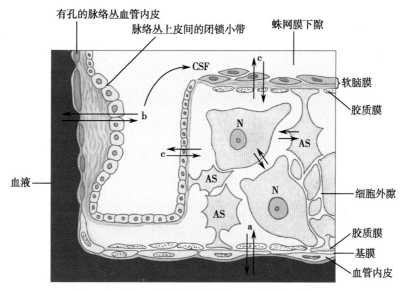

a. 血 - 脑屏障；b. 血 - 脑脊液屏障；c. 脑脊液 - 脑屏障；
AS. 星形胶质细胞；N. 神经元；CSF. 脑脊液。

图 20-12　脑屏障的结构

讨论与思考题

1. 患者，男，39 岁。劳动中突然出现剧烈头痛，喷射性呕吐，随后意识模糊被送入院。急行 CT 检查，图像上呈高密度影。查体：脑膜刺激征阳性，无肢体瘫痪。既往健康。初步诊断为蛛网膜下腔出血。请回答：

（1）何谓蛛网膜下腔？其内容物有哪些？

（2）如需抽取少量脑脊液进行检查，可在何处进针？穿刺时需经过哪些结构？

2．患者，女，28岁。于3小时前驾驶摩托车时头部跌伤，当时出现意识障碍，约8分钟后清醒，随后又陷入昏迷。查体：右侧外耳道出血，量较多，CT显示：右侧颞部硬膜外血肿，右侧颞骨骨折。请回答：

（1）何谓硬脑膜？它所形成的结构主要有哪些？

（2）脑疝常发生在哪些部位？

（黄阳生）

内分泌系统

重点内容提示

垂体、甲状腺、甲状旁腺、肾上腺的形态、位置和功能。

导学关键词

甲状腺、肾上腺、垂体

内分泌系统由内分泌器官（内分泌腺）和内分泌组织组成。

内分泌腺包括垂体、甲状腺、甲状旁腺、肾上腺、松果体、胰、胸腺等（内分泌系统图-1）。其功能是对机体的新陈代谢、生长发育、生殖活动以及对外界环境的适应等进行体液调节。内分泌腺在结构上具有以下特点：①没有排泄管，故又称**无管腺**。其分泌的物质称激素，经血液或淋巴循环运送到全身，影响靶器官的功能活动；②体积小，重量轻，但功能显著；③腺细胞通常排列成索状、团状或围成滤泡状；④腺组织有丰富的血液供应和内脏神经分布；⑤其结构和功能活动有显著的年龄变化（内分泌系统图-1）。

内分泌组织是位于其他组织器官内的内分泌细胞团，如胰内的胰岛、睾丸内的间质细胞、卵巢内的卵泡和黄体等。

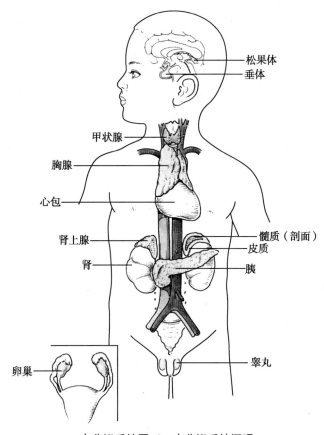

内分泌系统图-1　内分泌系统概观

一、垂体

垂体位于垂体窝内(图 21-1),借漏斗连于下丘脑,外包以坚韧的硬脑膜。垂体呈灰红色,椭圆形,重量不足 1 克,女性略大于男性,妊娠期更明显。根据发生和结构特点,垂体可分为腺垂体和神经垂体两部分:

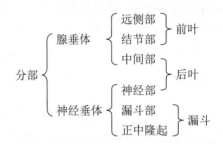

图中内容:

分部
- 腺垂体
  - 远侧部 —— 前叶
  - 结节部
  - 中间部 —— 后叶
- 神经垂体
  - 神经部 —— 后叶
  - 漏斗部 —— 漏斗
  - 正中隆起

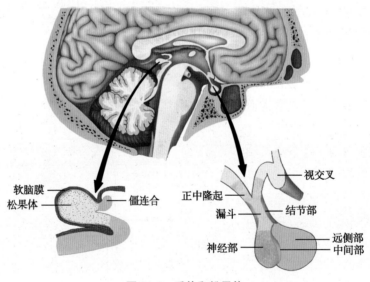

图 21-1 垂体和松果体

(一)腺垂体

腺垂体是垂体的主要部分,约占垂体 75%,包括远侧部、结节部和中间部。

1. 远侧部 腺细胞排列成团索状,少数围成小滤泡,细胞间具有丰富的窦状毛细血管和少量结缔组织。在 HE 染色切片中,依据腺细胞着色的差异,可将其分为嗜色细胞和嫌色细胞两大类。嗜色细胞又分为嗜酸性细胞和嗜碱性细胞两种(图 21-2)。

(1)嗜酸性细胞:数量较多,呈圆形或椭圆形,胞质内含嗜酸性颗粒。嗜酸性细胞分两种:①生长激素细胞，数量较多，电镜下见胞质内含大量电子密度高的分泌颗粒。此细胞合成和释放的生长激素能促进体内多种代谢过程，尤能刺激骺软骨生长，使长骨增长。在幼年时期，生长激素分泌不足可致侏儒症，分泌过多引起巨人症，成人分泌过多则发生肢端肥大症。②催乳激素细胞，男、女两性的垂体均有此种细胞，但在女性较多，特别是在妊娠和哺乳期，细胞数量增多、体积变大，分泌颗粒明显增多。此细胞分泌的催乳激素能促进乳腺发育和乳汁分泌。

（2）嗜碱性细胞：数量较嗜酸性细胞少，细胞大小不等，呈椭圆形或多边形，胞质内含嗜碱性颗粒。嗜碱性细胞分3种：①促甲状腺激素细胞，呈多边形，颗粒较小，分布在胞质边缘。此细胞分泌的促甲状腺激素能促进甲状腺激素的合成和释放；②促性腺激素细胞，细胞大，呈圆形或椭圆形，胞质内颗粒大小中等，该细胞分泌**卵泡刺激素**和**黄体生成素**。在女性，卵泡刺激素促进卵泡的发育，黄体生成素促进排卵和黄体形成。在男性，卵泡刺激素则促进精子的发生，刺激睾丸间质细胞分泌雄激素，故又称**间质细胞刺激素**；③促肾上腺皮质激素细胞，呈多边形，胞质内的分泌颗粒大，此细胞分泌促肾上腺皮质激素促进肾上腺皮质分泌糖皮质激素。

（3）嫌色细胞：细胞数量多，体积小，呈圆形或多边形，胞质少，着色浅，细胞界限不清楚。电镜下，部分嫌色细胞胞质内含少量分泌颗粒，因此认为这些细胞可能是脱颗粒的嗜色细胞，或是处于形成嗜色细胞的初期阶段。

2. 中间部 是位于远侧部与神经部之间的狭窄部分（图21-1）。人的中间部只占垂体的2%左右，是一个退化的部位，由嫌色细胞和嗜碱性细胞组成，这些细胞的功能尚不清楚。

3. 结节部 包围着神经垂体的漏斗（图21-1），含有很丰富的纵行毛细血管，腺细胞呈索状纵向排列于血管之间，细胞较小，主要是嫌色细胞，其间有少数嗜酸性和嗜碱性细胞。此处的嗜碱性细胞分泌促性腺激素。

（二）神经垂体

神经垂体位于后方（图21-1），主要由无髓神经纤维和神经胶质细胞组成，并含有丰富的窦状毛细血管和少量网状纤维。无髓神经纤维是由下丘脑核团（视上核、室旁核）的大型神经内分泌细胞的轴突经漏斗直抵神经部形成的。视上核和室旁核的神经内分泌细胞除具有一般神经元的结构外，胞体内还含有许多分泌颗粒，分泌颗粒沿细胞的轴突运输到神经部。

视上核细胞主要分泌**抗利尿激素**，主要作用是促进肾远曲小管和集合管重吸收水，使尿量减少；抗利尿素分泌若超过生理剂量，可导致小动脉平滑肌收缩，血压升高，故又称**血管加压素**。室旁核细胞主要合成**催产素**。催产素可引起子宫平滑肌收缩，加速分娩过程，并促进乳腺分泌。

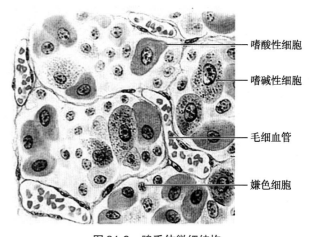

嗜酸性细胞

嗜碱性细胞

毛细血管

嫌色细胞

图21-2 腺垂体微细结构

（三）下丘脑与垂体的关系

1. 下丘脑与腺垂体的关系 腺垂体的血液供应主要来自垂体上动脉（大脑基底动脉环的分支），垂体上动脉从结节部上端进入神经垂体的漏斗形成袢样的窦状毛细血管网，称初级毛细血管网。初级毛细血管网汇集形成数条较大的垂体门微静脉（垂体门脉），沿漏斗柄和结节部下行入远侧部，在远侧部再次形成窦状毛细血管网，称次级毛细血管网。初级毛细血管网、垂体门微静脉、次级毛细血管网构成**垂体门脉系统**(图 21-3)。下丘脑视前区和结节区的一些神经内分泌细胞合成的多种激素经轴突释放入漏斗处的初级毛细血管网内，继而经垂体门微静脉输至远侧部的次级毛细血管网。这些激素分别调节远侧部各种腺细胞的分泌活动。其中对腺细胞分泌起促进作用的激素，称**释放激素**；对腺细胞起抑制作用的激素，则称为**释放抑制激素**。下丘脑通过所产生的释放激素和释放抑制激素，经垂体门脉系统，调节腺垂体内各种细胞的分泌活动，因而将此称为**下丘脑 - 腺垂体系**。反之，腺垂体产生的各种激素又可通过垂体血液环流，到达下丘脑，反馈影响其功能活动。

  2. 下丘脑与神经垂体的联系 神经垂体与下丘脑直接相连，因此两者是结构和功能的统一体。下丘脑的神经内分泌细胞的轴突构成了下丘脑神经垂体束，神经纤维下行至神经部，其终末分布于毛细血管附近。下丘脑视上核和室旁核神经内分泌细胞的分泌颗粒沿轴突运行到神经部，并沿途贮存于轴突及其终末内(图 21-3)。故神经垂体实为激素贮存及释放的部位，并无分泌激素的功能。

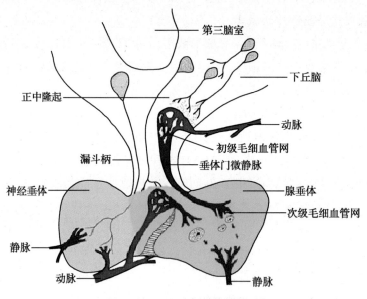

图 21-3 下丘脑与垂体的关系

二、甲状腺

  甲状腺是人体内最大的内分泌腺，由左、右侧叶和中间的甲状腺峡组成(图 21-4)。**甲状腺侧叶**呈锥体形，贴附在喉下部和气管上部的侧面，上端达甲状软骨中部，下端平第 6 气管软骨环。**峡部**多位于第 2～4 气管软骨环的前方。有的自峡部向上伸出锥状叶。甲状腺表面包有薄层致密结缔组织构成的纤维囊，称为甲状腺被囊。囊外还有颈深筋膜包绕，甲状腺侧叶与环状软骨之间常有韧带样结缔组织相连，故吞咽时，甲状腺可随喉向上、下移动。

  甲状腺表面包有结缔组织被膜，结缔组织被膜伸入腺组织，将其分成许多大小不等的小叶，每个小叶含有 20～40 个甲状腺滤泡和滤泡旁细胞。甲状腺实质由大量滤泡组成。滤泡之间和滤泡上皮之间有滤泡旁细胞。

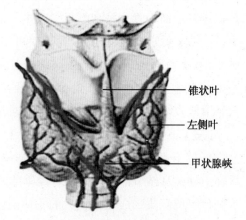

图 21-4 甲状腺的形态和位置

（一）甲状腺滤泡

滤泡是甲状腺的结构和功能单位，大小不等，呈圆形或不规则形，直径0.02~0.9mm。滤泡主要由单层滤泡上皮细胞围成，滤泡腔内充满胶质，胶质是滤泡上皮细胞分泌物在腔内的贮存形式。分泌物主要是甲状腺球蛋白，在HE染色切片上，呈均质嗜酸性（图21-5）。滤泡上皮细胞的形态可因其功能状态不同而有形态变化。功能活跃时的滤泡上皮细胞呈低柱状，腔内胶质较少；而功能不活跃的滤泡上皮细胞可呈扁平状，腔内胶质较多。电镜下，滤泡上皮细胞的游离面有微绒毛，胞质内有发达的粗面内质网，较多的线粒体和溶酶体。细胞顶部胞质内有体积较小的分泌颗粒，还有从滤泡腔内摄入的胶质小泡。

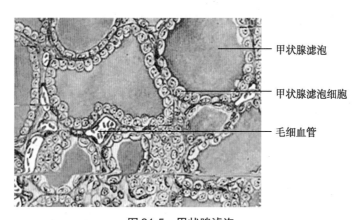

図21-5　甲状腺滤泡

甲状腺功能亢进

甲状腺功能亢进简称甲亢，主要是由于甲状腺合成、释放过多的甲状腺激素，导致机体代谢亢进的一种常见病。甲亢主要临床表现为甲状腺肿大，高代谢症及交感神经兴奋，如食欲亢进，体重减轻，怕热，多汗，皮肤潮湿；性情急躁，容易激动，心悸，失眠，脉快有力，脉压增大等。

甲状腺滤泡上皮细胞具有双相分泌活动，它一方面从细胞顶部向滤泡腔分泌甲状腺球蛋白，另一方面从细胞底部分泌**甲状腺激素**入血循环。

滤泡上皮细胞合成和分泌甲状腺激素。甲状腺激素的生成需经过合成、碘化、贮存、重吸收、分解和释放等过程。滤泡上皮细胞从血液中摄取氨基酸（主要是酪氨酸），在粗面内质网合成甲状腺球蛋白的前体，继而运至高尔基复合体加工成分泌颗粒，再排放到滤泡腔内贮存。另外，滤泡上皮细胞可从血液中摄取碘离子，在细胞内使其活化并排入滤泡腔内，与甲状腺球蛋白前体结合形成碘化的甲状腺球蛋白。在腺垂体分泌的促甲状腺素作用下，滤泡上皮细胞重吸收碘化的甲状腺球蛋白入胞质，由溶酶体将其分解为甲状腺素，即四碘甲状腺原氨酸（T_4）和三碘甲状腺原氨酸（T_3），T_3和T_4经细胞基底部进入毛细血管。

甲状腺素调节机体的基础代谢并影响机体的生长发育。甲状腺素分泌过剩时，可引起**突眼性甲状腺肿**，患者常有心跳加速、神经过敏、体重减轻及眼球突出等症状。分泌不足时，成人患黏液性水肿，患者皮肤变厚，并有性功能减退、毛发脱落等现象；小儿则患**呆小症**，患者身体异常矮小，智力低下。碘对甲状腺的活动有调节作用。缺碘时可引起甲状腺组织增生而导致腺体增大。

（二）滤泡旁细胞

滤泡旁细胞又称降钙素细胞。数量较少，位于滤泡上皮细胞和滤泡之间。细胞较大，在HE染色标本中胞质着色略淡，银染法可见胞质内有嗜银颗粒。位于滤泡上皮细胞之间的滤泡旁细胞基部附着于基膜,顶部被邻近的滤泡上皮细胞覆盖,因此,它不与滤泡腔内的胶状物接触。滤泡旁细胞合成和分泌**降钙素**。降钙素是一种多肽,可促进成骨细胞的活动,使骨盐沉积于类骨质,并抑制肾小管和胃肠道对钙的吸收,从而使血钙降低。

三、甲状旁腺

甲状旁腺呈棕黄色、扁椭圆形黄豆大小的腺体,通常有上、下两对,均贴附在甲状腺侧叶的后面。上一对位于甲状腺侧叶后面的上、中 1/3 交界处;下一对多位于甲状腺下动脉进入腺体的附近(图 21-6)。

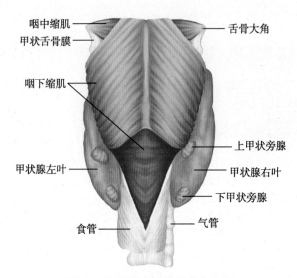

图 21-6　甲状旁腺的形态和位置

甲状旁腺表面包有结缔组织被膜,其伸入腺内形成小梁,腺的实质由主细胞和嗜酸性细胞构成(图 21-7),腺细胞间富含有孔毛细血管,少量的结缔组织及散在的脂肪细胞。

1. 主细胞　是构成甲状旁腺的主要细胞,体积较小,呈圆形或多边形,胞质着色浅,胞核圆,位于细胞中央。电镜下可见粗面内质网、高尔基复合体和分泌颗粒,还有一些糖原和脂滴。主细胞合成和分泌**甲状旁腺素**。甲状旁腺素能促进破骨细胞的活动,并能促进肠及肾小管吸收钙,从而使血钙升高。它与和降钙素的共同调节下,维持机体血钙浓度的稳定。

2. 嗜酸性细胞　在人 10 岁后开始出现,此后随着年龄的增长而增多,细胞体积大,核小染色深,胞质内含有许多嗜酸性颗粒,而糖原很少。电镜下嗜酸性颗粒乃是线粒体,其他细胞器均不发达,且无分泌颗粒。嗜酸性细胞是退化的细胞。

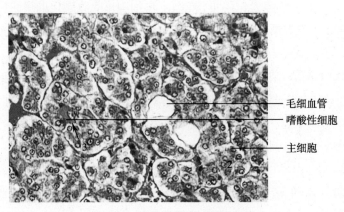

图 21-7　甲状腺旁腺的微细结构

四、肾上腺

肾上腺位于腹膜之后,居两肾的内上方,与肾共同包在肾筋膜内。肾呈淡黄色,左侧近似半月形,右侧呈三角形,重约 5g,肾上腺实质分为皮质和髓质。皮质在外,髓质在内。皮质腺细胞具有分泌类固醇激素细胞的超微结构特点;髓质腺细胞具有分泌含氮激素细胞的超微结构特点。

(一)皮质

皮质占肾上腺体积的 80%~90%,根据细胞的形态结构和排列等特征,可将皮质自外向内分为 3 个带,即球状带、束状带和网状带(图21-8)。

1. 球状带 紧贴被膜下,较薄,约占皮质的 15%。细胞排列成球状团块,细胞较小,呈矮柱状或多边形,核小,染色深,胞质少,含少量细小脂滴。细胞团之间为窦样毛细血管和少量结缔组织。球状带细胞分泌盐皮质激素,如醛固酮,可促进肾远曲小管和集合小管重吸收 Na⁺ 及排出 K⁺,因此对维持体内电解质和体液的平衡起着重要作用。

2. 束状带 位于球状带的深部,是皮质中最厚的部分,约占皮质的 78%。腺细胞排列成单行或双行的细胞索,索间为窦样毛细血管和少量结缔组织。细胞体积大,呈多边形,胞核圆形,着色浅,胞质内富含脂滴。在 HE 染色标本中,脂滴被溶解,故胞质成泡沫状。束状带细胞分泌糖皮质激素,主要为皮质醇和皮质酮,如氢化可的

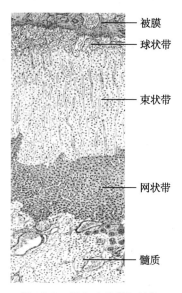
被膜
球状带
束状带
网状带
髓质

图 21-8 肾上腺的微细结构

松等。它们对糖、蛋白质和脂肪的代谢都有作用,可促使蛋白质及脂肪分解并转变为糖,还有抑制免疫应答及抗炎症等作用。

3. 网状带 位于皮质的最内层,紧靠髓质,占皮质的 7%,细胞排列呈索并相互吻合呈网,其间为窦样毛细血管和少量结缔组织。网状带细胞较小,形态不规则,胞质内含少量脂滴和较多脂褐素,故细胞染色较深。网状带细胞主要分泌雄激素、少量糖皮质激素和雌激素。

(二)髓质

髓质位于肾上腺的中央,主要由髓质细胞组成。髓质细胞体积较大,呈多边形,排列呈索或团状,细胞团索间为窦状毛细血管和少量结缔组织。如用含铬盐的固定液固定标本,胞质内出现黄色的嗜铬颗粒,故髓质细胞又称为**嗜铬细胞**。另外,髓质内还有少量的交感神经节细胞,胞体较大,散在分布于髓质内。

电镜下,嗜铬细胞最显著的特征是胞质内含有大量膜包的电子致密颗粒(嗜铬颗粒),根据颗粒内涵物的不同,可将髓质细胞分为两种:一种为**肾上腺素细胞**,数量多,约占髓质细胞的 80% 以上,肾上腺素细胞分泌肾上腺素,肾上腺素使心肌收缩力增强,心率加快。使皮肤和内脏的血管收缩,但使肌肉的血管扩张;另一种为**去甲肾上腺素细胞**,分泌去甲肾上腺素。去甲肾上腺素的作用与肾上腺素相同,但对心的作用不如肾上腺素,对血管的收缩作用较强,它使血压升高,心脏、脑和骨骼肌内的血流加速。

五、松果体

松果体为一椭圆形小体,形似松果而得名。位于丘脑的上后方(内分泌图 -1)。松果体在儿童期比

较发达，一般自 7 岁后开始退化。成年后松果体部分钙化形成钙斑。松果体可分泌褪黑激素，影响机体的代谢活动、性腺的发育和月经周期等。松果体有病变时，可出现性早熟或生殖器官过度发育。若分泌功能过剩，则可导致青春期延迟。

六、胰岛

胰岛是胰的内分泌部，属于内分泌组织，为许多大小不等的内分泌细胞团，散布在胰的腺泡之间，以胰尾为最多。胰岛产生的激素主要是胰岛素，可控制碳水化合物的代谢，降低血糖浓度。如胰岛素分泌不足则糖代谢障碍，出现糖尿病。

七、胸腺

胸腺位置、形态和结构见第十四章第三节。

讨论与思考题

1. 患者，女，68 岁，长期口渴，多饮，每日饮水量达 4 000～5 000ml，尿量和次数多，多食，消瘦，体重在 6 个月内下降 5kg。请回答：

（1）患者可能是哪个腺体的病变？

（2）与哪种激素的分泌异常有关？

2. 患者，女，35 岁，怕热，多食，易饥饿，体重减轻，脾气急躁，经常多汗伴心悸 6 个月，但无口渴、多饮、多尿现象。请回答：

（1）患者可能是哪个腺体的病变？

（2）与哪种激素的分泌异常有关？

（王　辉）

第二十二章 人体胚胎学总论

重点内容提示

1. 受精卵的形成。
2. 卵裂、胚泡和植入过程。
3. 胚胎的形成和早期分化，胚体的形成。
4. 胎盘的形态、结构和功能；胎膜的组成。
5. 胎儿血液循环和出生后的变化。
6. 常见的先天畸形及原因。

导学关键词

生殖细胞、受精、卵裂、着床、脐带、胎盘

人体胚胎学是研究从受精卵发育为新生个体的过程及其机制的科学，其研究内容包括生殖细胞的形成、受精、胚胎发育、胚胎和母体的关系、先天畸形发生的原因等。

人体胚胎从受精到娩出在母体子宫内发育的时间为 38 周（266 天），可分为 3 个时期：①**胚前期**：第 0～2 周，为胚胎发育前的准备时期，包括配子的发生、受精和受精到二胚层胚盘的形成；②**胚期**：第 3～8 周，指三胚层形成及早期分化至各器官原基的建立、胚体外观初具人体雏形，该期以细胞分化为标志的质变为主；③**胎期**：第 9 周～出生，胎儿各器官、系统继续发育，胎儿体积和重量明显增加，部分器官出现一定的功能活动，该期以细胞增殖和死亡（凋亡）为标志的量变为主。

由于胚前期和胚期的细胞增生分化极为显著，易受内、外环境因素的影响而发生死胎、流产或先天畸形，故这两时期的孕期保健非常重要，也是胚胎学及相关学科研究的重点。

第一节 胚胎的早期发育

一、受精卵的形成

（一）生殖细胞

具有生殖能力的生殖细胞又称**配子**，包括精子和卵子。

自青春期开始，在垂体促性腺激素作用下，睾丸生精小管内精原细胞发育为初级精母细胞。一个初级精母细胞经过两次减数分裂形成 4 个精子，精子为单倍体细胞，其中两个精子核型是 23，X；另外两个是 23，Y。精子形成后，在附睾内成熟并具有定向运动能力，但没有受精能力。精子在通过女性生殖管道时可获得受精能力，这一过程称获能。精子在女性生殖管道内可存活 1～3 天，但其受精能力只能维持 24 小时左右。

自青春期开始，在垂体促性腺激素作用下，卵巢原始卵泡生长、发育和成熟；同时，卵泡中的初级卵母细胞在排卵前完成第一次减数分裂，形成一个大的细胞称次级卵母细胞和一个小的细胞称第一极体。次级卵母细胞如未受精，则经 12～24 小时后即死亡；若受精，在精子穿入其内的激发下才完成第二次减数分裂，分为一个大而成熟的卵子和一个小的第二极体。第一极体也分裂为二个第二极体。因此，一个初级卵母细胞，经过两次减数分裂形成 1 个成熟卵子和 3 个第二极体，它们都是单倍体，核型为 23，X，极体最终退化消失。卵子若未受精，则在排卵后 12～24 小时退化。女性配子的发生持续到绝经，约 50 岁。

（二）受精

受精是指精子与卵子结合形成**受精卵**的过程（图 22-1）。

1. 受精的过程 受精发生于排卵后 12～24 小时之内。受精的部位通常是在输卵管壶腹部。次级卵母细胞由卵巢排出时，带着放射冠和透明带，经过腹膜腔进入输卵管，在输卵管壶腹部和大量精子相遇，大量获能的精子接触到卵子周围的放射冠时，即释放顶体酶，如蛋白分解酶、透明质酸酶等，溶解次级卵母细胞周围的放射冠和透明带，这一过程称**顶体反应**。经过顶体反应，透明带被溶蚀出现一个小孔道，精子与透明带上的精子配体蛋白 ZP3 受体结合后，经小孔钻入次级卵母细胞。次级卵母细胞受精子的激发，迅速完成第二次减数分裂，形成熟卵子。此时精子和卵子的细胞核，分别称雄原核和雌原核。两个原核逐渐靠拢并融合，失去核膜，结果来自两个单倍体细胞的染色体合在一起，重新组成二倍体细胞，即为受精卵。

在人类，当一个精子与卵子结合后，透明带上精子结合受体透明带结构随即发生改变，ZP3 分子变性，不能再与其他精子结合，从而阻止了其他精子再穿越透明带，这一过程称**透明带反应**。透明带反应保证了正常的单精受精，偶然有两个或两个以上精子同时进入卵子，形成的非二倍体胚胎终将不能存活。

2. 受精的基本条件 足量、发育正常（每 ml 精液中精子数不少于 2 000 万个，其中至少 40% 的精子活动良好，60% 的精子形态和大小正常）的获能精子与发育正常的卵子在一定时间内相遇是受精的基本条件。

3. 受精的意义 ①受精标志着新生命的开始。受精卵的物质代谢异常旺盛，显现出强大的生命活力，可不断地进行细胞分裂和分化，造就一个新个体；②受精保持遗传物质的稳定性和子

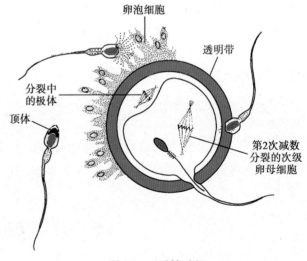

图 22-1 受精过程

代的特异性。受精卵的染色体数目恢复到 23 对，来自双亲各半，使新个体既保持了双亲的遗传特点，又表现出自身的特异性状；③受精决定新个体的遗传性别。含 X 性染色体的精子与卵子结合，受精卵的性染色体为 XX，核型为 46，XX，胚胎即为女性；若含 Y 性染色体的精子与卵子结合，受精卵的性染色体为 XY，核型为 46，XY，则胚胎为男性。

二、卵裂、胚泡和植入

（一）卵裂

卵裂是指受精卵早期进行的细胞分裂（有丝分裂），其子细胞称**卵裂球**。卵裂球仍被包裹在透明带内，导致卵裂球随数目的增加而胞体越分越小。这一过程是在受精卵向子宫方向的运动中进行的。受精后第 3 天，卵裂球达 12～16 个时，形成一个实心球，外观如桑葚，称**桑葚胚**（图 22-2）。

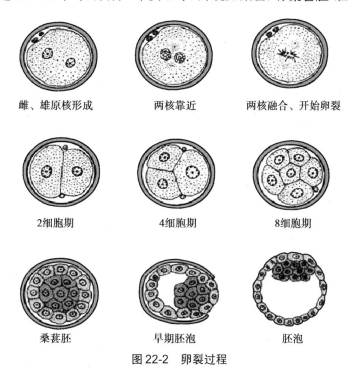

雌、雄原核形成	两核靠近	两核融合、开始卵裂
2细胞期	4细胞期	8细胞期
桑葚胚	早期胚泡	胚泡

图 22-2 卵裂过程

在卵裂的同时，由于输卵管壁平滑肌节律性的收缩，上皮纤毛的摆动，以及输卵管腔内分泌液的流动，使受精卵向子宫方向移动，到桑葚胚时，已接近子宫腔（图 22-3）。

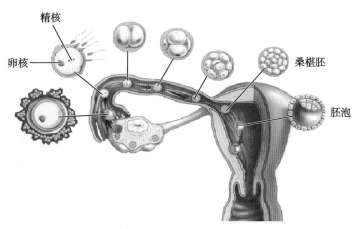

图 22-3 受精卵的移动和胚泡的植入

（二）胚泡的形成

桑葚胚向子宫腔移动的同时继续进行细胞分裂，当卵裂球达 100 个左右时，细胞之间出现一些小腔，随后融合成一个大腔，透明带消失。受精后第 4 天，在子宫腔内整个胚形似囊泡，称为**胚泡**，胚泡内的腔，称**胚泡腔**，腔内有胚泡液充盈（图 22-4）。在胚泡腔一侧的一群细胞，称**内细胞群**，为多能干细胞,将发育为**胚体**。胚泡壁为单层细胞,称**滋养层**,可吸收营养。覆盖在内细胞群表面的滋养层称极端滋养层,之后发育成胎盘等结构。

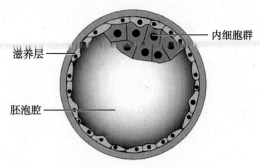

图 22-4 胚泡结构

(三)植入

胚泡埋入子宫内膜的过程称**植入**,又称**着床**(图 22-3)。

1. 植入过程 植入开始于受精后第 5～6 天,完成于第 11～12 天。植入是在多因素的调节下,胚泡与子宫内膜相互作用的结果。胚泡在植入时,极端滋养层首先接触子宫内膜。滋养层细胞分泌一些蛋白酶,将子宫内膜溶解成一个小缺口,胚泡便逐渐侵入并被包埋于子宫内膜中,植入完成(图 22-3)。胚泡植入部位一般是在子宫体和子宫底。如植入在子宫颈附近,以后胎盘位于子宫下段或覆盖于子宫颈内口,则形成**前置胎盘**。前置胎盘常引起孕妇胎盘早期剥离,造成子宫大出血或分娩困难。若植入在子宫以外的部位,称**宫外孕**,常发生在输卵管(约占宫外孕的 80%)、肠系膜等处。由于子宫外组织不能适应胚胎生长发育,胚胎早期死亡或引发植入处组织破裂,导致大出血,甚至危及生命。

植入同时,滋养层细胞增生分化为内、外两层:外层细胞相互融合,细胞界线(即细胞膜)不清,有溶蚀子宫内膜的能力;内层细胞界线清楚,有增生分裂能力,不断产生新细胞补充外层。植入正处于子宫内膜分泌期,内膜肥厚、松软,血液供应丰富,滋养层的细胞可以从子宫内膜吸收营养物质,供给胚胎生长发育,另外,滋养层细胞将参与胎盘和绒毛膜的形成。

2. 植入条件

(1)植入过程必须有雌激素和孕激素的精细调节,使子宫内膜保持分泌期状态。

(2)胚泡适时进入子宫腔,透明带准时消失。

(3)子宫内环境保持正常。

如果植入的主要条件不满足或受到外界因素的干扰,植入就不能完成,如宫内置入避孕环、口服避孕药或宫腔病变等。

3. 植入后子宫内膜变化 胚泡植入后,子宫内膜功能层在分泌期的基础上,发生**蜕膜反应**,即内膜进一步增厚,血液供应更加丰富,腺体分泌更加旺盛,基质细胞变得肥大,胞质中含有丰富的糖原和脂滴,形成**蜕膜细胞**。故植入后的子宫内膜称**蜕膜**。

根据胚胎与蜕膜的位置关系,可将蜕膜分为 3 部分(图 22-5):①**基蜕膜**,位于胚的深部,随着胚胎的发育而逐渐增厚,将来形成胎盘的母体部分;②**包蜕膜**,覆盖于胚的子宫腔面;③**壁蜕膜**,为其余部

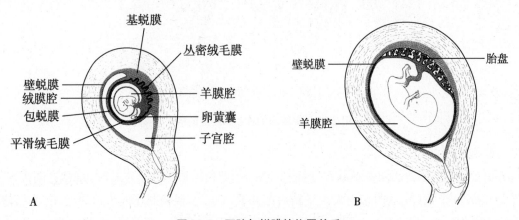

图 22-5 胚胎与蜕膜的位置关系

分的蜕膜（图22-5）。胚胎早期，壁蜕膜与包蜕膜之间可见子宫腔，随着胚胎的生长发育，壁蜕膜和包蜕膜融合，子宫腔消失。

三、胚层的形成和早期分化

（一）二胚层胚盘的形成

第2周，在胚泡植入子宫内膜的同时，内细胞群的细胞继续增殖分化，并排列成两层细胞：邻近滋养层的一层为**上胚层**，靠近胚泡腔侧的一层为**下胚层**。上、下胚层紧贴共同形成一个盘状结构，称**二胚层胚盘**。胚盘是人胚发育的**原基**。

同时，在上胚层与极端滋养层之间形成一个腔，称**羊膜腔**，内含羊水。羊膜腔的底是上胚层。下胚层周缘的细胞向腹侧生长延伸，逐渐围成一个腔，称**卵黄囊**。下胚层为卵黄囊的顶。此时，由细胞滋养层增殖分化来的胚外中胚层填充在胚泡腔内，继而胚外中胚层内出现胚外体腔，使胚外中胚层分别附着于细胞滋养层内面和羊膜腔、卵黄囊外面。随着胚外体腔的扩大，连接胚体和细胞滋养层的胚外中胚层变窄变细，称**体蒂**。体蒂为脐带发育的原基（图22-6）。

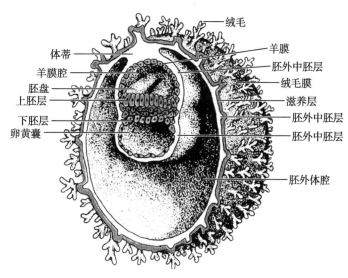

图22-6　二胚层的形成

（二）三胚层的形成

1. 原条　第3周初，在胚盘中轴线的一端，上胚层细胞形成一条增厚的细胞索，称**原条**。原条中线有一浅沟，称**原沟**。原条头端的细胞增生较快，形成一个细胞团，称**原结**。原结中心有一浅窝，称**原凹**。原条的出现确定了胚盘的中轴和头、尾方向，出现原条的一端为尾端，相对的一端为头端。原条的细胞继续分裂增殖，一部分细胞在上、下胚层之间，向胚盘周围扩展迁移，形成一新的细胞层，称**胚内中胚层**，即**中胚层**；另一部分逐渐替换下胚层。第3周末，上、下胚层分别演变为**外胚层**和**内胚层**，与中胚层构成三胚层的胚盘（图22-7）。由此可见，三个胚层均起自上胚层。

2. 脊索　在原条出现的同时，原结的细胞在内、外胚层之间增生，并向胚盘头端发展，形成一条细胞索，称**脊索**（图22-8）。在脊索的头端和原条的尾端各有一圆形区域没有中胚层，只有内、外胚层相贴的薄膜，前者称**口咽膜**，后者称**泄殖腔膜**（图22-7）。

脊索和原条是人胚早期发育阶段的中轴结构，脊索继续发育，对早期胚胎有支持作用并可诱导胚胎神经管的形成，以后脊索逐渐退化，最后成为人体椎间盘中央的髓核。原条相对缩短，最终消失。

若原条细胞残留,在骶尾部可分化形成由多种组织构成的畸胎瘤。由于脊索和中胚层向头端生长迅速,此时胚盘由圆形变成头端较宽大、尾端较窄小的梨形。

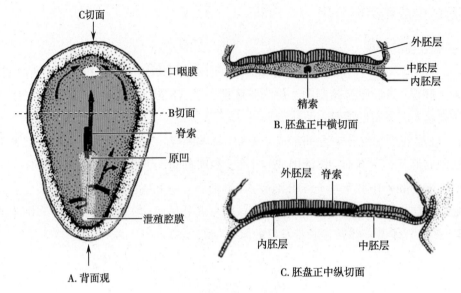

C切面

口咽膜

B切面

脊索

原凹

泄殖腔膜

A. 背面观

外胚层

中胚层

内胚层

脊索

B. 胚盘正中横切面

外胚层　脊索

内胚层　　　中胚层

C. 胚盘正中纵切面

图 22-7　三胚层的形成

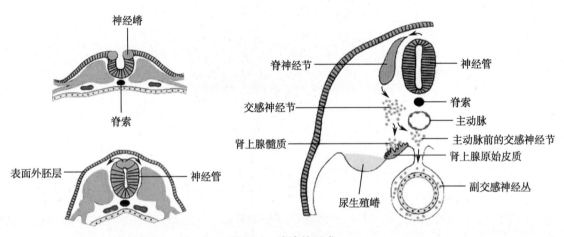

神经嵴

脊索

表面外胚层

神经管

脊神经节

交感神经节

肾上腺髓质

尿生殖嵴

神经管

脊索

主动脉

主动脉前的交感神经节

肾上腺原始皮质

副交感神经丛

图 22-8　脊索的形成

(三) 三胚层的早期分化

在第 4～8 周,三胚层的细胞经过增生、分裂和分化,逐渐建立起人体的各种器官原基。

1. 外胚层的分化　在脊索的诱导下,脊索背侧中线的外胚层细胞增生呈板状,称**神经板**,亦称**神经外胚层**,是神经系统发育的原基。神经板两侧的细胞增生较快而隆起,称**神经褶**。神经褶之间的凹陷,称**神经沟**,贯穿胚体头尾。神经褶从胚体颈部开始向中线愈合,并向头、尾两端进展,从而形成神经管。神经管头、尾端各有一孔,分别称**前、后神经孔**,第 4 周时闭合。神经管将分化为中枢神经系统,其头端膨大,形成脑;尾端细长,形成脊髓(图 22-9,图 22-10)。神经管以外的外胚层,包被于胚体表面,形成皮肤的表皮和其附属结构等(表 22-1)。

神经板外侧缘的一些细胞迁移到神经管的两侧,形成两条细胞索,称**神经嵴**,它将分化为周围神经系统、肾上腺髓质等。

若神经管发育过程中神经孔不闭合,可导致无脑儿或脊髓裂畸形。

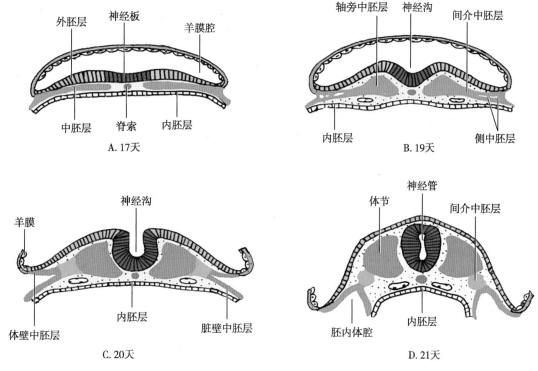

图 22-9　外胚层的早期分化和神经管的形成

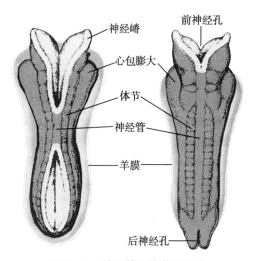

图 22-10　神经管和体节的形成

2. 中胚层的分化　脊索两侧的中胚层逐渐增生加厚，由中轴向两侧依次分化为轴旁中胚层、间介中胚层和侧中胚层（图 22-9）。间充质散在于其中，可分化结缔组织、肌组织和血管等。

（1）**轴旁中胚层**：紧邻脊索两侧一对纵行的细胞索，横裂呈细胞团块，称**体节**。体节左右成对出现，数目随胚龄增长而增多，由颈部向尾部依次形成，从第 16 天出现至第 5 周时全部形成，共 42～44 对。体节可推算早期胚龄。体节将分化大部分中轴骨、骨骼肌和皮肤的真皮。

（2）**间介中胚层**：位于轴旁中胚层（体节）与侧中胚层之间，将分化为泌尿和生殖系统的主要器官。

（3）**侧中胚层**：位于间介中胚层外侧。侧中胚层之间出现的腔隙称**胚内体腔**，从头到尾将分化为心包腔、胸膜腔和腹膜腔。由于胚内体腔的出现，将侧中胚层分为两层：紧贴内胚层的称**脏壁中胚层**，将分化为消化系统、呼吸系统的平滑肌、血管、间皮和结缔组织；紧贴外胚层的称**体壁中胚层**，将分化为体壁的骨骼、肌肉、血管和结缔组织。

3. 内胚层的分化 由于胚体从扁平状向圆柱状变化，人胚第 3 周时，胚胎两侧缘和头、尾部向腹面卷折弯曲，此时内胚层被包于胚体内形成原始消化管。原始消化管分为 3 部分：胚体头端的部分称**前肠**，由口咽膜封闭；胚体尾端的部分称**后肠**，由泄殖腔膜封闭；中部与卵黄囊相连，称**中肠**（图 22-11）。原始消化管将分化为消化系统和呼吸系统的上皮组织。

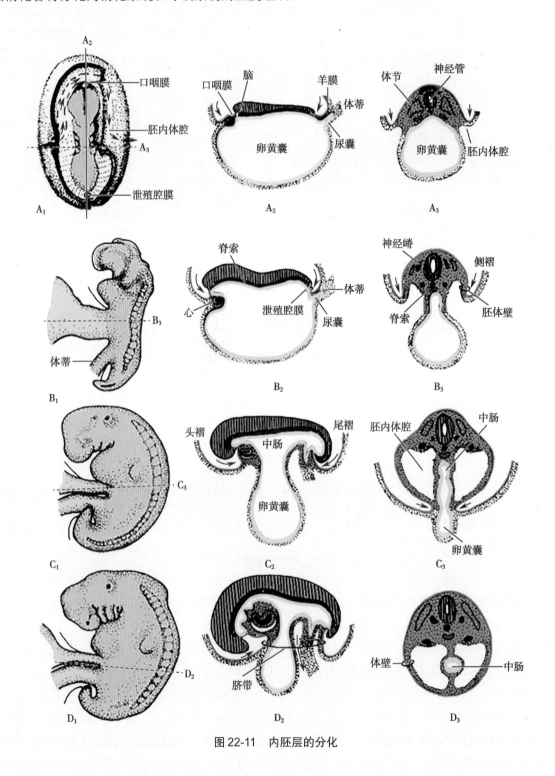

图 22-11　内胚层的分化

三胚层分化形成的主要结构如表 22-1 所示。

表 22-1　三胚层分化形成的主要结构

外胚层	中胚层	内胚层
表皮及附属结构,乳腺、口腔、鼻腔及肛门的上皮,角膜上皮、晶状体、视网膜,内耳,神经系统,垂体,肾上腺髓质等	结缔组织,肌组织,胸膜、腹膜,心血管、淋巴管,淋巴器官,肾、输尿管,睾丸、附睾、输精管、囊,卵巢、输卵管、子宫、阴道穹,肾上腺皮质等	咽到直肠的上皮、肝、胆囊、胆管及胰上皮,喉、气管及肺上皮,甲状腺、胸腺,中耳鼓室及咽鼓管上皮,膀胱和后尿道,阴道和阴道前庭上皮等

四、胚体的形成

在胚层分化的同时,外胚层生长速度快于内胚层,胚盘形成左右侧褶并向腹侧卷折,外胚层被覆外表,内胚层卷入胚体内,扁平圆盘状胚形成了圆筒状。又由于胚体头尾方向生长速度快于左右两侧,形成头褶和尾褶,口咽膜、泄殖腔膜移至胚体腹侧头尾部,而胚盘中轴生长速度快于两侧,胚体背侧凸入扩大的羊膜腔内,呈"C"字形。因外胚层边缘在胚体腹侧脐部聚拢,结果,卵黄囊、体蒂被包卷其中,以后形成脐带的结构。至第 8 周末,胚体已可辨认眼、耳、鼻的原基和肢芽,初具人形。以后,胎儿各器官系统发育进一步完善,外观表现更为成熟,直至胎儿娩出。

第二节　胎膜与胎盘

胎膜和胎盘是胚胎发育过程中出现的、胚体以外的附属结构,不参与胚胎本体的形成,对胚胎起保护、营养、呼吸、排泄等作用,有的还具有内分泌功能。分娩时,继胎儿之后排出子宫外。

一、胎膜

胎膜包括绒毛膜、卵黄囊、尿囊、羊膜和脐带(图 22-12)。

(一)绒毛膜

第 2 周,滋养层和衬于其内的胚外中胚层壁层形成**绒毛膜**。最初滋养层突向蜕膜,形成许多细小的绒毛。滋养层外层细胞产生蛋白酶,溶蚀子宫蜕膜,形成绒毛周围的绒毛间隙,内含来自子宫螺旋动脉的血液,绒毛浸浴在含有母体血液的绒毛间隙内,不断与母体血液进行物质交换。以后绒毛逐渐长大,成为绒毛干,表面发出许多小绒毛。第 3 周,胚外中胚层伸入绒毛干内,不久,胚外中胚层的间充质在绒毛内分化出了血管、结缔组织。随着绒毛干继续发育,绒毛内的血管逐渐与胚体内血管连通,故绒毛内血管含有胎儿血液。

随着胚胎的生长发育,绒毛膜也逐渐扩大,最后,包蜕膜和壁蜕膜合并,二者紧密相贴,因包蜕膜血液供应不足,导致面向包蜕膜的绒毛膜营养缺乏,绒毛逐渐萎缩,在第 4 个月左右完全退化,称**平滑绒毛膜**;因基蜕膜生长并增厚,血液供应丰富,则朝向基蜕膜的绒毛膜特别发达,绒毛分支繁密,称**丛密绒毛膜**(图 22-5,图 22-12,图 22-15),以后发育为胎盘的胎儿部分。

(二)卵黄囊

卵黄囊(图 22-5,图 22-6,图 22-7,图 22-12,图 22-13)为一囊状结构,位于胚盘的腹侧,壁由胚外内胚层和胚外中胚层形成。第 3 周,当胚盘向腹侧包卷内胚层形成原始消化管时,卵黄囊逐渐变小变细,形成**卵黄蒂**与中肠相连,至第 6 周闭锁,并且与消化管断离,包裹在原始脐带内。若卵黄蒂基部未退化消失,则在成人回肠上遗留一小盲囊,称**麦克尔憩室**。若卵黄蒂未退化闭锁,出生后,肠内容物由脐部溢出,称**脐粪瘘**。

（三）尿囊

第3周，由卵黄囊尾侧向体蒂内突入一个盲囊，称**尿囊**（图22-12，图22-13）。尿囊的近端将形成膀胱的一部分，尿囊的远端逐渐缩小变细，称**脐尿管**，包在脐带内，最终闭锁退化形成脐正中韧带。尿囊壁外表面的胚外中胚层形成尿囊动脉和尿囊静脉，以后发育为一对脐动脉和一条脐静脉，也包在脐带内。出生时，若脐尿管未闭，称**脐尿瘘**。

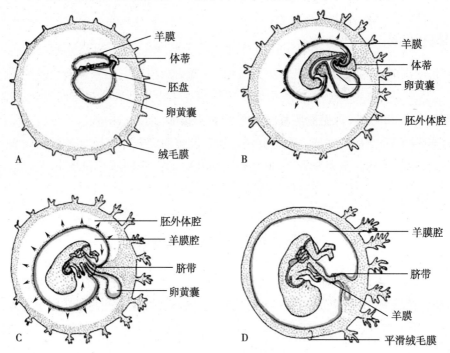

A. 第3周；B. 第5周；C. 第10周；D. 第20周。

图 22-12　胎膜的变化

（四）羊膜

羊膜是附着在胎盘胎儿面光滑的半透明薄膜，由一层羊膜上皮和薄层的胚外中胚层构成，内无血管（图22-6，图22-12，图22-13，图22-14）。最初，羊膜的边缘附着于胚盘的周缘与外胚层连续，当胚盘包卷弯曲时，羊膜的附着缘向胚胎腹侧包绕，最后，将卵黄囊、体蒂、尿囊等包裹其中，形成原始脐带。

羊膜、平滑绒毛膜、包蜕膜和壁蜕膜紧密相贴构成**衣胞**。衣胞内面，羊膜围成的密闭的腔隙为羊膜腔，羊膜腔内充满**羊水**，胚胎浸浴在羊膜腔内的羊水中，羊水是由羊膜组织分泌的液体和胎儿的排泄物组成。妊娠早期羊水呈无色透明状，由羊膜不断分泌和吸收。妊娠中期以后，胎儿开始吞咽羊水，其消化系统、泌尿系统的排泄物及脱落的上皮细胞液进入羊水，使羊水变浑浊。胎儿吞咽羊水经消化吸收后，部分废物经胎儿的血液循环运至胎盘，经母体排出，使羊水不断更新。羊水可以缓冲外力对胎儿的挤压；防止胎儿与羊膜粘连；当分娩时，羊水还可以扩张子宫颈、冲洗和润滑产道，有助于胎儿娩出。

足月分娩时的羊水1 000～1 500ml，若少于500ml，称羊水过少，易造成羊膜与胎儿粘连，影响正常发育；若多于2 000ml，称羊水过多，也可影响胎儿正常发育。羊水含量异常，还与某些先天畸形有关，如胎儿无肾或尿道闭锁可致羊水过少；无脑畸形或消化管闭锁可致羊水过多。通过羊膜腔穿刺抽取羊水，可进行胎儿染色体检查、DNA分析、测定羊水中某些物质含量，可以早期诊断某些先天性异常，为优生优育工作提供科学依据。

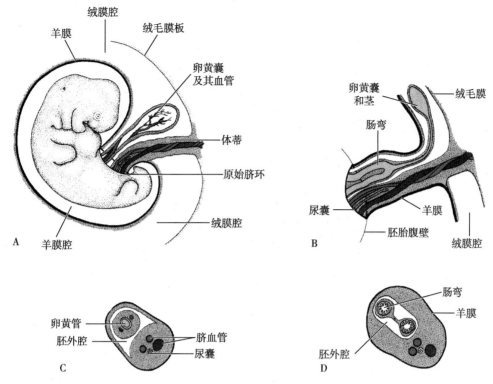

图 22-13　卵黄囊和尿囊

（五）脐带

当羊膜腔逐渐扩大、羊膜向腹侧包绕时，将体蒂、卵黄囊、尿囊以及尿囊动静脉等包绕成一条圆索状的结构，称**脐带**（图 22-14）。它连于胚体脐部与胎盘胎儿面之间，晚期的脐带外表覆盖有羊膜，内含有体蒂分化的黏液性结缔组织、闭锁的卵黄蒂、脐正中韧带、两条脐动脉和一条脐静脉。脐血管连接胚体血管和胎盘内绒毛血管。所以脐带是胎儿和母体间进行物质交换的唯一通道。

足月胎儿的脐带长 40～60cm，直径 1.5～2cm。若脐带在 30cm 以下，称脐带过短，胎儿娩出时易致胎盘早剥，造成出血过多；若脐带在 120cm 以上，称脐带过长，易缠绕胎儿颈部或肢体等，影响胎儿的发育，甚至使胎儿窒息、死亡。

二、胎盘

（一）胎盘的形态和结构

胎盘是由母体子宫的基蜕膜和胎儿的丛密绒毛膜共同组成的圆盘状结构。足月胎儿的胎盘重约500g，直径为 15～20cm，厚度 2～3cm，中央厚，周边薄。胎盘有胎儿和母体两个面。胎儿面因有羊膜覆盖而表面光滑，中央有脐带附着，透过羊膜可见呈放射状走行的脐血管分支；母体面粗糙，为剥脱后的基蜕膜，可见不规则略突起的**胎盘小叶**（图 22-14）。

胎儿丛密绒毛膜有 40～60 根绒毛干，干上发出许多细小绒毛，形成绒毛树。绒毛干末端的细胞滋养层增生，穿过合体滋养层伸抵子宫基蜕膜，形成细胞滋养层壳，将绒毛干固着于基蜕膜上。绒毛干之间为绒毛间隙。基蜕膜构成胎盘隔深入绒毛间隙内，将胎盘分割成 15～30 个胎盘小叶，每个胎盘小叶含有 1～4 根绒毛干（图 22-15）。

（二）胎盘的血液循环和胎盘屏障

胎盘内有胎儿和母体两套各自独立的血液循环，互不相通。胎儿血由脐动脉经过胎盘的小动脉，进入绒毛内的毛细血管,进行物质交换后,变成动脉血,再由胎盘的小静脉汇入脐静脉,回流胎儿体内。因母体子宫螺旋动脉经基蜕膜开口于绒毛间隙,故母体的血液在绒毛间隙内缓慢流动,进行物质交换后,再由基蜕膜的小静脉回流母体的子宫静脉(图22-15)。

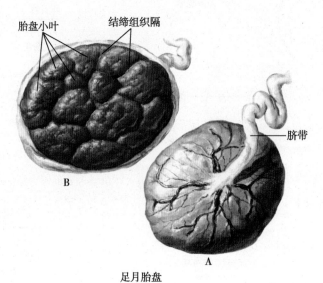

足月胎盘

A. 羊膜面;B. 子宫面。

图 22-14 胎盘的形态

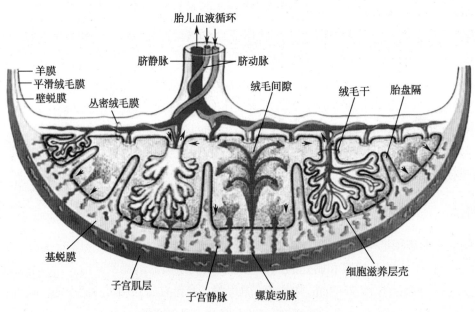

图22-15 胎盘的结构与血液循环

在胎盘内,胎儿血液和母体血液进行物质交换所通过的结构,称**胎盘屏障**或**胎盘膜**,其结构依次为:①绒毛表面的滋养层及其基膜;②绒毛内结缔组织;③绒毛内毛细血管的基膜及内皮。胎盘屏障能阻止母体血液中大分子物质等进入胎儿血液循环,对胎儿起保护作用,但肝炎、艾滋病、风疹等病毒和大部分药物可以通过此屏障,引起疾病的垂直传播和胎儿先天畸形。

(三)胎盘的功能

1. 物质交换　在绒毛间隙,胎儿通过胎盘屏障从母血中获得 O_2、营养物质并排出 CO_2、代谢产物。

母血中的免疫球蛋白G可通过胎盘屏障进入胎儿，使胎儿及新生儿具备一定的免疫力。某些药物、病毒和激素等可以通过胎盘屏障，影响胎儿发育，故孕妇用药必须慎重，孕期要注意预防感染。

2. 内分泌功能 胎盘的合体滋养层能分泌多种激素，对维持妊娠、保证胎儿正常发育有重要作用。主要有：**①人绒毛膜促性腺激素（HCG）**：其作用类似黄体生成素，能促进母体卵巢月经黄体发育为妊娠黄体，以维持妊娠。HCG在第2周开始分泌，受精后第3周，孕妇尿中开始出现，第8周达高峰，以后逐渐下降，产后消失。临床上检测孕妇尿中HCG，可协助诊断早期妊娠；**②人胎盘催乳素**：既能促进母体乳腺发育，又可促进胎儿的生长发育；**③雌激素和孕激素**：第4个月妊娠黄体开始退化时，胎盘开始分泌这两种激素，以继续维持妊娠。

第三节 双胎、多胎和联体双胎（联胎）

一、双胎

双胎又称**孪生**，是指一次娩出两个新生儿。孪生可发生于一个受精卵或两个受精卵。

（一）单卵双胎

单卵双胎又称**真双胎**，是由一个受精卵发育成两个胎儿。这两个胎儿遗传基因和性别相同，外貌和生理特征相似。孪生之间进行输血或器官移植，通常没有免疫排斥反应。

单卵双胎可发生在：①当一个受精卵分裂成两个卵裂球时，两个卵裂球分离，各自形成胚胎，有各自独立的羊膜腔和胎盘；②一个胚泡内形成两个内细胞群，发育为两个胚胎，各自有独立的羊膜腔，但共用一个绒毛膜和胎盘；③一个胚盘上出现两个原条，发育为两个胚胎，共用一个羊膜腔、绒毛膜和胎盘（图22-16）。

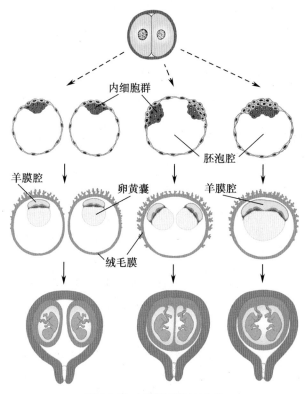

图22-16 单卵双胎的形成

（二）双卵双胎

两个卵子分别受精，发育为两个胎儿，称**双卵双胎**。这两个胎儿性别可以不同，遗传基因、外貌和生理特征的差异如同一般的兄弟姐妹。双卵双胎比单卵双胎多见，常有家族遗传倾向。

二、多胎

一次娩出两个以上新生儿称**多胎**。有单卵、多卵或既有单卵又有多卵混合几种类型。通常多胎发生率很低，若服用促排卵药或体外人工授精（试管婴儿）易发生多胎。多胎数目越多，畸形率、流产率、死亡率随之越高。

三、联体双胎（联胎）

在单卵孪生中，两个双胎不完全分离，导致胚体局部相连，称**联体双胎（联胎）**。联体双胎有对称型和不对称型两类。对称型指两个胚胎大小相同，根据联接的部位可分为头联体、臀联体、胸腹联体等。不对称型指两个胚胎一大一小，小的常发育不全形成寄生胎或被大的胚胎包裹入体内形成胎中胎。

第四节　胎儿血液循环和出生后的变化

一、胎儿血液循环

脐静脉从胎盘经脐带至胎儿肝。脐静脉血富含氧和营养，大部分血液经静脉导管直接注入下腔静脉，小部分经肝血窦再入下腔静脉。在此与腹、盆部及下肢回流的静脉血混合，并汇入右心房。由于胎儿肺未呼吸，故右心房血流压力高于左心房，大部分血液通过卵圆孔进入左心房，与由肺静脉来的少量血液混合后进入左心室。左心室的血液大部分经主动脉弓及其分支分布到头、颈和上肢；小部分血液流入降主动脉。从头、颈部及上肢回流的静脉血经上腔静脉进入右心房，经右心室进入肺动脉。肺动脉的血液仅小部分入肺，再由肺静脉回流到左心房。肺动脉大部分血液经动脉导管注入主动脉弓末段。降主动脉血液除经分支分布到腹、盆部和下肢外，经两条脐动脉将血液运送至胎盘，在胎盘内与母体血液进行气体和物质交换后，再由脐静脉送往胎儿体内（图22-17）。

二、胎儿出生后血液循环的变化

胎儿出生后，胎盘血循环中断。新生儿肺开始呼吸活动，动脉导管、静脉导管和脐血管均废用，血液循环遂发生一系列改变：①脐静脉（腹腔内的部分）闭锁，成为由脐部至肝的肝圆韧带；②脐动脉大部分闭锁成为脐侧韧带，仅近侧段保留分出膀胱上动脉；③静脉导管闭锁成为静脉韧带；④出生后脐静脉闭锁，从下腔静脉注入心房的血液减少，右心房压力降低，同时肺开始呼吸，大量血液由肺静脉回流进入左心房，左心房压力增高，于是卵圆孔瓣紧贴卵圆孔，并于出生后1年左右，完全融合封闭，形成卵圆窝；⑤肺循环量增大，动脉导管逐渐退化，出生后3个月左右闭锁成为动脉韧带。

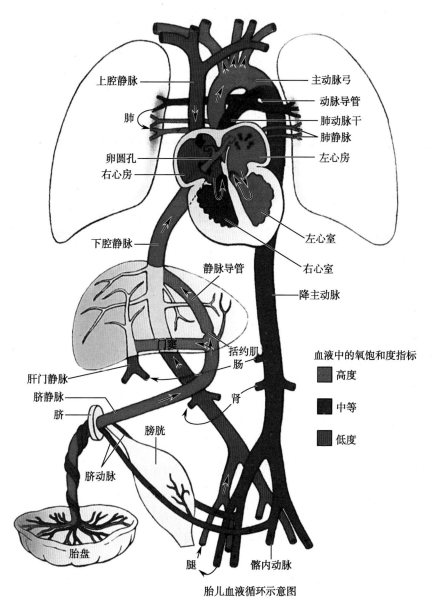

上腔静脉
肺
卵圆孔
右心房
下腔静脉
静脉导管
门窦
肝门静脉
脐静脉
脐
脐动脉
胎盘

主动脉弓
动脉导管
肺动脉干
肺静脉
左心房
左心室
右心室
降主动脉
括约肌
肠
肾
膀胱

血液中的氧饱和度指标
高度
中等
低度

腿   髂内动脉

胎儿血液循环示意图

图 22-17 胎儿血液循环途径

第五节 常见先天性畸形及原因

先天性畸形是指由于胚胎发育紊乱所致的出生时就存在的各种形态结构的异常。

一、常见先天性畸形

（一）颜面

1. 唇裂 常发生于上唇，多偏于人中一侧，也可见双侧唇裂。

2. 腭裂 常与唇裂同时存在，发生在硬腭部位。

（二）消化系统

1. 消化管狭窄或闭锁 消化管在发育过程中，上皮曾一度增生，使管腔狭窄或闭锁，然后细胞发生凋亡，逐渐退化吸收，重新开通。若增生的上皮细胞吸收不完全，导致相应部位管腔狭窄或闭锁。

2. 脐粪瘘 发生在脐部。由于卵黄蒂未退化，与脐孔之间留有管道，肠腔内容物从脐孔溢出。

3. 麦克尔憩室 由于卵黄蒂基部未退化，在回肠壁上遗留有小盲囊。

4. 先天性脐疝 原始消化管生长迅速，向腹部弯曲形成"U"字形肠襻，由于腹腔容积相对小，使肠襻突入脐带内的胚外体腔即脐腔。随着腹腔容积增大，肠襻返回腹腔，脐腔闭锁。若脐腔未闭锁，与腹腔遗留有一孔相通，腹压增高时，肠管从脐部膨出形成**脐疝**。

5. 肛门闭锁 又称不通肛。泄殖腔膜分化的肛膜未破裂，未与肛管相通而致。

（三）呼吸系统

1. 气管食管瘘 气管与食管同发生一处，随后完全分隔。若气管和食管分隔不全，两者间则形成气管食管瘘。

2. 透明膜变 由于肺泡Ⅱ型上皮细胞分化不良，肺泡表面活性物质缺乏，出生后胎儿肺不张。

（四）泌尿系统

1. 异位肾 肾最初形成于盆腔，以后移至腰部。若肾在上升过程中因某些原因未达到正常位置，称异位肾。多见盆腔肾。

2. 马蹄肾 左、右两肾下端互相连接形成马蹄铁形。

3. 脐尿瘘 脐尿管未闭锁，胎儿出生后，尿可经脐尿管由脐部流出。

（五）生殖系统

1. 隐睾 在胚胎发育过程中，睾丸由腹后壁经腹股沟管降入阴囊。若出生后睾丸仍留在腹腔或腹股沟管内，称**隐睾症**。

2. 先天性腹股沟斜疝 当睾丸经腹股沟降入阴囊时，腹膜下部形成一个囊状突起，包在睾丸外面形成鞘膜腔，以后，腹腔和鞘膜腔之间的通道逐渐变细并闭锁，若未闭锁，肠管可突入鞘膜腔，并常伴有鞘膜腔积液。

3. 两性畸形 分为真、假两性畸形。真两性畸形：患者染色体组型是46，有睾丸和卵巢，外生殖器不能分辨男女。假两性畸形有两种：①男性假两性畸形，患者染色体为46，XY，体内有睾丸，但由于雄激素分泌不足，致使外生殖器似女性；②女性假两性畸形，患者染色体为46，XX，体内有卵巢，但由于雄激素分泌过多，致使外生殖器似男性。

（六）循环系统

1. 房间隔缺损 常见卵圆孔未闭，使左、右心房相通。

2. 室间隔缺损 室间隔分隔不完全，使左、右心室相通。

3. 法洛四联症 包括四种缺陷：室间隔缺损、肺动脉狭窄、主动脉骑跨和右心室肥大。

4. 动脉导管未闭 主动脉和肺动脉之间留有通道。

（七）神经系统

1. 脊膜膨出 常伴有腰骶部脊柱裂，是神经管发育异常所致。

2. 脑积水 由于脑室系统发育异常，脑脊液不能正常循环致大量脑脊液积存于脑室内。

二、先天性畸形发生的原因

（一）遗传因素

1. 基因突变 染色体某基因突变而引起的疾病。

2. 染色体异常 在生殖细胞减数分裂过程中，发生某一对染色体不分离或染色体某部分缺失，使子细胞染色体数目或结构异常。如先天愚型患者多了一条常染色体。

（二）环境因素

1. 生物因素 风疹病毒、梅毒螺旋体等可通过胎盘膜，影响胚胎发育。如风疹病毒可致先天性耳聋等。

2. 化学因素 某些苯类、亚硝基化合物和某些重金属如铅、砷都有明显的致畸作用。

3. 物理因素 大量的 X 射线照射可引起基因突变，导致畸形发生。

4. 药物因素 大多数抗肿瘤药物、某些抗生素等都有明显的致畸作用。如四环素引起胎儿牙釉质发育不全。

5. 其他因素 酗酒、严重营养不足、缺氧等也可致畸。环境因素与遗传因素相互作用引起先天性畸形是非常明显的（图 22-18）。

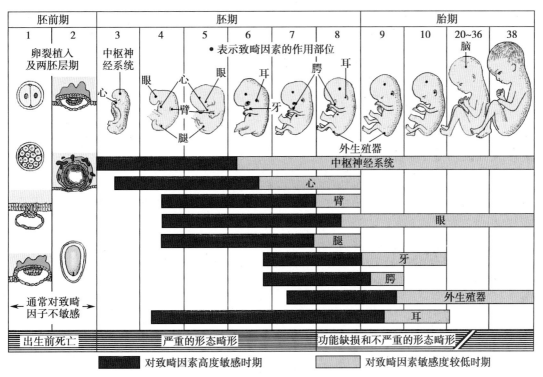

图 22-18　人胎主要器官致畸敏感因素

讨论与思考题

1. 患者，女，28 岁，已婚，停经 2 个月，突感下腹部剧烈疼痛 1 小时，急诊入院，检查：尿妊娠实验阳性，血压 80/50mmHg，脉搏 120 次 /min，面色苍白，大汗淋漓，阴道后穹穿刺抽出不凝血液 15ml。请回答：

（1）患者最可能的诊断是什么？

（2）正常植入的部位在何处？

（3）宫外孕常发生于何处？

2. 产妇李 XX，顺产一女婴，婴儿头面部发育异常，大部分颅骨缺失，后脑塌陷，只有少量脑组织，双眼球突出，生命体征不稳定，诊断：多发性先天畸形（无脑儿、唇裂），家属放弃治疗，随后婴儿死亡。请回答：

（1）何谓先天畸形？

（2）常见的先天畸形的原因有哪些？

（3）何谓无脑儿？病因是什么？

（王　辉）